AF648036

Carl-Auer

Dieses Buch ist meinem Großonkel,
dem expressionistischen Schriftsteller Georg Kaiser (1878–1945),
und meinem Großvater,
dem Förster und Lyriker Fritz Amsler (1896–1954),
gewidmet.

Agnes Kaiser Rekkas

Agnes Kaiser Rekkas

Die poetische Sprache der Hypnose

Therapeutisch wirksame Trance in ihrer sinnlichsten Form

2020

Themenreihe »Hypnose und Hypnotherapie«
hrsg. von Bernhard Trenkle
Reihengestaltung: Uwe Göbel
Umschlaggestaltung: Heinrich Eiermann
Umschlagmotiv: © John Curran
Satz: Verlagsservice Hegele, Heiligkreuzsteinach
Printed in Germany
Druck und Bindung: CPI books GmbH, Leck

MIX
Papier aus verantwortungsvollen Quellen
FSC® C083411
www.fsc.org

CPI klimaneutral
Mehr Bäume. Weniger CO_2

Erste Auflage, 2020
ISBN 978-3-8497-0362-2 (Printausgabe)
ISBN 978-3-8497-8251-1 (ePub)

Bibliografische Information der Deutschen Nationalbibliothek:
Die Deutsche Nationalbibliothek verzeichnet diese Publikation
in der Deutschen Nationalbibliografie; detaillierte bibliografische
Daten sind im Internet über http://dnb.d-nb.de abrufbar.

Informationen zu unserem gesamten Programm, unseren Autoren
und zum Verlag finden Sie unter: **https://www.carl-auer.de/**.
Wenn Sie Interesse an unseren monatlichen Nachrichten haben,
können Sie dort auch den Newsletter abonnieren.

Carl-Auer Verlag GmbH
Vangerowstraße 14 • 69115 Heidelberg
Tel. +49 6221 6438-0 • Fax +49 6221 6438-22
info@carl-auer.de

Inhalt

Worte können zaubern – Ein Vorwort

So aufgeklärt, modern, nüchtern und vernünftig wir sein mögen, wohnt uns dennoch eine romantische Seele inne: Wir lieben den Duft von Blüten, lassen uns vom Vollmond verführen, von Musik stimulieren und geraten durch schöne Erinnerungen ins Träumen. Auch Worte – zumal, wenn sie in Trance erklingen –, die uns vom Duft der Blüten, vom Silber des Vollmondes, von harmonischen Melodien und glücklichen Momenten erzählen, berühren und bringen uns in Schwingung.

Worte projizieren spontan Bilder. Sie wecken Assoziationen und kreieren so innere Wirklichkeiten. Auf diese Weise bauen sie innere Gefühlswelten auf und stimulieren die Hormonausschüttung. Diese Botenstoffe beeinflussen ihrerseits körperliche Vorgänge, von den seelischen ganz zu schweigen, während sich auf geistiger Ebene verloren geglaubte Erinnerungen, ungeahnte Erkenntnisse und Ideen hervorrufen. Überraschend löst sich Anspannung, Zeit nimmt andere Maße an, die Stimmung steigt, Kräfte wachsen, Ressourcen treten zutage, Schmerz vergeht und das Herz öffnet sich.

Worte können zaubern. Und von diesen Worten möchte ich Ihnen hier erzählen. Mit Worten und Texten zu spielen machte mir schon immer große Freude. Das habe ich unter anderem gleich zwei meiner Vorfahren zu verdanken: meinem Großvater mütterlicherseits und meinem Großonkel väterlicherseits, beides Schriftsteller, die in meiner Familie große Beachtung fanden, und mit deren Wirken ich mich seit meiner Jugend beschäftigte:

Mein Großvater *Fritz Amsler* (* 1896 in Biel, † 1954 in Langenthal) war Oberförster in den Berner Alpen und Schriftsteller. Er schrieb sowohl Lyrik als auch Theaterstücke, unter anderem als Kriegsgegner und Pazifist *Das Vermächtnis*, und war mit einer Gruppe von Literaten befreundet, die sich regelmäßig bei ihm trafen. Ich liebte meinen Großvater sehr, denn er konnte zaubern. Das tat er aber nur für mich. Leider erlebte ich diesen still-bescheidenen Mann selten, da er weit entfernt lebte, in dem Land mit der leckeren Schokolade und den Almen voller Enziane und Alpenrosen. Und ich verlor ihn früh, als ich gerade mal 5 Jahre alt war. Mein Großvater litt unter schweren Depressionen und stürzte sich aus schwindelnder Höhe in den Abgrund, um sich und die Seinen zu befreien.

> »Doch Sappho singt nicht mehr, sie singt nicht mehr.
> Das leichte Lied, das vogelleichte Lied
> Singt Sappho nicht mehr. Als sie von uns schied
> Sang sehnsuchtsvoll entgegen ihr das Meer.«
>
> *Fritz Amsler,* Klage um Sappho, *Bern 1947*

Weitaus berühmter war »Onkel Georg«, den ich nur aus Erzählungen kenne. Für *Georg Kaiser* (* 25. November 1878 in Magdeburg, † 4. Juni 1945 in Ascona), einen hochbegabten, scharfsinnigen Exzentriker, galten keine Regeln. Sechzehnjährig brach er 1895 seine schulische Laufbahn ab und resümierte damals:

> »Den Schulzwang erfüllte ich im Gymnasium *Zum Kloster unserer lieben Frauen.* Nach den großen Anstrengungen des Vergessens aller unfreiwillig erworbenen Kenntnisse, fasste ich – von nun an von außen unbehindert – unbeschränktes Vertrauen zu mir selbst.«

Zum Entsetzen seiner großbürgerlichen Familie verdingte er sich daraufhin als »Kohletrimmer« auf einem Frachtschiff unterwegs nach Südamerika. In Buenos Aires fand er zunächst Arbeit als Büroangestellter in einem Kaffeekontor, dann bei der Firma AEG. Doch kehrte er im Jahre 1901 halbtot, weil schwer an Malaria erkrankt, nach Deutschland zurück, wo ihm allerdings 1914 mit seinem Theaterstück *Die Bürger von Calais* der literarische Durchbruch gelang. Dank seiner geistvoll-pointierten Sprache, seinen Metaphern und Wortneuschöpfungen sowie seinem typisch expressionistischen Bild vom neuen Menschen wurde er – vollkommener Autodidakt – bald der erfolgreichste Dramatiker des Expressionismus und neben Gerhart Hauptmann in Deutschland der meistgespielte Bühnenautor seiner Zeit!

Kein Wunder, dass ihn das NS-Regime für seine Propagandapamphlete einspannen wollte. Doch mein Onkel verweigerte sich. Am 18. Februar 1933, während der Uraufführung seines Dramas *Der Silbersee,* stürmte die Sturmabteilung (SA) das Leipziger Schauspielhaus. Das Stück wurde vom Spielplan gestrichen und ein Publikationsverbot gegen ihn erlassen. Im Mai 1933 brannten seine Bücher. Georg Kaiser fand über Umwege Zuflucht in der Schweiz, wo seine Stücke aufgeführt wurden und er neue verfasste, wie *Der*

Soldat Tanaka und *Das Floß der Medusa.* Bis zuletzt arbeitete er an dem Roman *Ard,* in dem er unter anderem Bezug auf das Konzentrationslager Theresienstadt nahm. Verarmt starb mein Großonkel kurz nach Kriegsende im Schweizer Exil.

»Kannibalismus – Militarismus – Nationalismus.«

»Revolution? Der Besitz wechselt die Taschen.«

»Sein Denken formen – das allein ist Glück.«

»Lasse keiner sich vom Wahn verführen, dass er mehr als jeder andre gelt‹:
Cäsar wollte mit dem Schwert regieren, und ein Messer hat ihn selbst gefällt.« (geschrieben 1932)

»Das Drama schreiben ist: einen Gedanken zu Ende denken.« (Georg Kaiser, 1966)

Nicht nur meine Vorfahren inspirieren mich, sondern auch andere Menschen. Michelangelo, zum Beispiel, gab die Initialzündung für die Hypnose *Meine wahre Gestalt* zum Thema Übergewicht, mit seinem berühmten Ausspruch:

»La figura era già nella pietra grezza. Ho solo dovuto buttare via tutto ciò che era superfluo.«

(Die Figur war schon in dem rohen Stein. Ich musste nur noch alles, was überflüssig war, wegmeißeln.)

Mein Gastroenterologe lehrte mich, wie ironische Absurdität den Geist erst durcheinanderwirbeln und anschließend in umso bessere Verfassung katapultieren kann. Mit verschmitztem Lächeln verkündete er mir direkt nach dem Aufwachen aus der Narkose das Ergebnis der Koloskopie: »Ich konnte beim besten Willen nichts finden« – so als ob er in den Höhlengängen meines Darms nach Goldvreneli (einer Schweizer Goldmünze) gesucht hätte. Total verwirrt brauchte ich einige Zeit, bis ich verstand, dann aber umso größere Entlastung empfand.

Meine erste bewusste Lektion in Reframing und Ressourcensprache erhielt ich vor 40 Jahren auf Trinidad in der Karibik durch einen fürsorglichen Vater der besonderen Art: Auf einer Gartenparty im Freundeskreis wurde mir ein prachtvoller Mann vorgestellt. Gewinnend lachte er mich mit blitzend weißen Zähnen an. Sein nackter Oberkörper schien ein Paket spielender Muskeln zu sein, seine Arme waren durchtrainiert und seine Hände angenehm fleischig, sodass einem spontan der verrückte Wunsch überkommen konnte, sich wie Däumelinchen in eine dieser Handflächen zu kuscheln. Sein Untergestell war verpackt in kanarienvogelgelbe Bermudashorts, eine Farbe, die mit dem Ton seiner Haut einzigartig harmonierte. Aus den Shorts lugten herrlich pralle Oberschenkel heraus, die in wohlgeformte Knie übergingen. Seine Waden ließen demgegenüber etwas zu wünschen übrig, und die Füße waren platt, doch das verzieh man gerne. Unübersehbar, der Kerl war ein unschlagbarer Womanizer! Deshalb staunte ich auch nicht, als eine Freundin mir zuraunte, wie er seiner Manneskraft überall auf der Insel freien Lauf gelassen hatte: Mit knapp 30 Jahren hatte er schon sieben Frauen ein Kind angehängt. Er selbst schien das anders zu sehen und verkündete voller Stolz: »I have seven children, and each of them has its own mother.«

Meine Mutter, die ich – eher zu meinem Leidwesen – nicht mit einem Geschwister teilen musste und die wie alle guten Mütter nicht fehlerfrei war, hat sich ohne Zweifel ebenfalls um meinen schier unbegrenzt sprudelnden Ideenreichtum verdient gemacht: Ich ging gerne zur Schule, und meine mittelmäßigen Noten bereiteten mir nicht den mindesten Stress. Waren Prüfungen angesagt, schickte meine Mutter mich immer mit dem liebevollen, schweizerisch gefärbten Satz los: »Ach, Agnesli, du hast doch so viel Fantasie!« Ermutigt machte ich mich auf den 3 Kilometer langen Fußmarsch zur Schule – genug Zeit, in der diese Suggestion ihre volle Wirkung entfalten konnte. Später machte ich daraus: »Sie dürfen alles denken, Sie dürfen aber auch alles Denken Ihrem Unbewussten überlassen.«

So wurde Sprache mein Interessengebiet und Hypnosesprache meine Bestimmung. In Trance die richtigen Worte zu sprechen, vor allem aber zu hören, bekommt eine andere Dimension in Bezug auf Nähe, Dichte, Resonanz. Hierfür bedarf die Sprache der Klarheit und Ausdruckskraft, aber auch der Fantasie und Poesie, will heißen: expressionistisch-klarer, suggestiver Momente sowie romantischer, ja mystischer Akzente.

Erst eine stimmige Komposition der Worte mit sinnlicher Nuancierung und vielfältigen offenen Angeboten verleiht Hypnosetexten ihre außergewöhnliche therapeutische Tiefenwirkung. Unbewusste kreative Prozesse kommen dabei wie von selbst ins Fließen. Denn ebenso wie wir die schöne Sprache in Literatur, Kunst, Theater oder Film schätzen, tun wir dies in der hypnotischen Trance. Ja, wir genießen die kunstvoll formulierte Hypnosesprache sogar noch intensiver, sind wir doch in einem veränderten Bewusstseinszustand und somit offen und zugänglich für eine ganz neue Art des inneren Erlebens und Empfindens.

Zum Aufbau dieses Buches

Das vorliegende Buch verdeutlicht in den Teilen 1 und 2 die der poetischen Hypnose innewohnende dynamische Kraft. Anhand unzähliger Textbeispiele zeichnet es didaktisch ihre wesentlichen Elemente sowie die Struktur ihrer Organisation auf. Sie als Leser[1] erfahren minutiös und bildhaft, was es bedeutet, Sprache bedacht, positiv, verständlich und zugleich permissiv poetisch zu nutzen. Durch die detailgenaue Beschreibung der Bausteine wirkungsvoller Hypnosetexte werden sie im Weiteren instruiert und angeregt, selbst Texte aus dem Stegreif zu entwerfen.

Die 95 poetischen Hypnoseanleitungen in Teil 3 sind Therapieanleitungen für den unmittelbaren Gebrauch in der Praxis. Zugleich dienen sie als Lehrtexte. Denn hier finden sich mit jeweils unterschiedlicher Zielsetzung alle vorher beschriebenen Merkmale wieder: pittoreske Titel, einprägsame Reime, gezielte Wiederholungen, überraschende Wortschöpfungen, Bildmalereien, Doppeldeutigkeiten, Anspielungen und Suggestionen, die wie Geschenke verpackt sind. Märchenhafte Szenen, »verträumte Fragen« und magische Momente werden ebenso beispielhaft gezeichnet wie die Choreografie auf der hypnotischen Bühne und die hochwirksame Abschlusssuggestion mit Depoteffekt durch eine nochmalige Prise Hypnopower.

Der Schluss schließlich ermutigt mit praktischen Tipps zur Entwicklung und Gestaltung eigener Hypnosetexte.

1 Auf Wunsch des Verlages wird in diesem Werk darauf verzichtet, jeweils die männliche und die weibliche Form (hier: Leserinnen und Leser) anzuführen. Gemeint sind jeweils beide Geschlechter, unabhängig davon, ob die männliche oder die weibliche Form benutzt wird.

Es liegt in der Natur des Lernens mit Hypnoseliteratur, dass diese ohne unser Zutun einen leichten Trancezustand evoziert, in dem sich Inhalte unbewusst abspeichern. Und erstaunlicherweise tauchen diese automatisch genau dann wieder auf, wenn sie nützlich sein können. Lassen Sie sich überraschen!

Agnes Kaiser Rekkas
München, im April 2020

Teil 1: Poetik im hypnotischen Raum

Die Kraft der poetischen Hypnose

Sobald wir in positive, therapeutische Trance gehen, betreten wir einen fantastischen Ort, den »hypnotischen Raum«. Dieser ist energetisch hoch aufgeladen und voll ungeahnter Freiheiten. Typisch ist das sich schnell einstellende Gefühl von Wohlbehagen, Geborgenheit und Angenommensein. Kaum entkrampft und innerlich zurückgelehnt, verändern sich, durch stimmige Suggestionen angeregt, Perspektiven und innere Muster. Wahrnehmungen entzerren sich, und rigide Strukturen werden elastisch. Zeit kann sich be- oder entschleunigen, rückwärts- oder vorwärtslaufen, in die Vergangenheit springen, um Ressourcen aufzutanken, und ebenso in die Zukunft, um dieselben auf der inneren Bühne gleich mal auszuprobieren.

Die Trancelogik (Orne 1959) lässt, vordergründig harmlos wirkend und klug zugleich, Widersprüchliches friedlich nebeneinander existieren, und das typische Wörtlichnehmen lässt den Hörenden wortwörtlich jedes Wort einzeln auskosten. Ja, die innere Welt gerät angenehm aus den Fugen, mit dem insgeheim verpackten Ziel eines besseren Konzepts unseres Selbst und unserer Möglichkeiten. Innere Bewertungen und Einschätzungen sowie die Beurteilung unserer Erfahrungen und Geschichte vermögen sich zum Positiven zu verändern, immer im Sinn von Befähigung, Entwicklung, Meisterung und Heilung. Empfindet sich jemand als nicht liebenswert, unattraktiv und lebensuntüchtig, vermag er im Raum der Hypnose innere Zustände auf neue Weise zu betrachten und seine Ressourcen zu erkennen. Dabei spielt die Erwartungshaltung – auch des Therapeuten – eine große Rolle:

»Nun seien Sie einfach erwartungsvoll ...
und legen schon mal ein feines Lächeln über Ihr Gesicht ...
denn ... Sie werden ... wenn Sie denn mögen ...
bald in angenehme Hypnose sinken ...«
(*Lavendelblau*)[2]

2 Der in Klammern angeführte Name jeweils am Ende des Auszugs verweist auf den (Haupt-)Titel des zugehörigen vollständigen Trancetexts in Teil 3.

»… und legen schon mal ein feines Lächeln über Ihr Gesicht!« Ja, da steigt die freudige Erwartung an Hypnose und erhöht sich die Motivation, während im Moment schon eine Veränderung erlebt wird, nämlich ein Lächeln im Gesicht. Erfolgreicher als die neutrale Aufforderung »Entspannen Sie bitte Ihr Gesicht!« löst dieses heiter-offene Angebot ein spontanes Lächeln aus und glättet angestrengte Gesichtszüge, ohne diese zu erwähnen.

Eine »Hypnosewunderpille« war der ausdrückliche Wunsch eines Herrn mit einem psychosomatischen Leiden. Und da nicht nur der Kunde König ist, sondern auch der Patient, erhielt er diese – selbstverständlich gleich in der ersten Sitzung. Die zugehörige Audioaufnahme diente ihm für die Selbsthypnose zu Hause. Und, kein Wunder, die »Hypnosewunderpille« wirkte:

»Ihre erste Hypnose … Ihre Wunschhypnose … Ihre Wunderhypnose …
Ihre, wie Sie es sich ausdrücklich wünschen, ›Hypnosewunderpille‹
wird womöglich anders sein, als Sie es sich ausmalen …
denn Sie werden immer wissen, wo Sie sind …
Sie werden immer hören, was ich zu Ihnen spreche …
Sie werden sicher meinen, alles zu hören, und hören jedes Mal doch etwas anderes … … und … vielleicht … nach geraumer Zeit …
hören Sie mir nur noch mit einem Ohr zu … oder schalten einfach ab …
und sind an einem wunderschönen Ort …«
(*Die Hypnosewunderpille*)

Je höher die sprachliche Kompetenz – natürlich auf der Basis fachlichen Wissens um Psychodynamik, neuronale Plastizität und hypnotische Prinzipien –, umso leichter lässt sich in Trance ein Höchstmaß an Wirkung erzielen. Im besten Falle bietet der hypnotische Raum dem Eintretenden – unter sorgfältiger Führung des Therapeuten – eine ungeahnte Fülle an offenen Angeboten von Bildern und Gefühlen, Möglichkeiten und Handlungsstrategien.

»Die beiden wandern durch die Stadt … die Fee zeigt auf die federleichten Wolken am Himmel … gerade in dem Moment, als sie unbemerkt an einem Geschäft (*mit Süßigkeiten*) vorbeischlendern … sie plaudern miteinander … entdecken neue Dinge … schmieden Pläne … interessieren sich für etwas ganz anderes …

Glückliche Stunden …«
(*Die Zähmung des süßen Monsters*)

Jede gute Hypnose besteht aus einer Vielfalt von unterschiedlichen, wirkungsvollen Elementen, die sich, abgestimmt auf die betreffende Person, frei kombinieren lassen. Dabei offeriert die poetische Hypnose durch die ihr eigene Sprachform ihre Angebote besonders permissiv, offen, vielschichtig. Deshalb wird der Hörende, beziehungsweise der sich in Hypnose Befindende, auf ungewöhnliche Weise in ihren Bann gezogen. Er wird verführt. Verführt, sich einzulassen, um zum Beispiel auszuprobieren, wie es sich auf der Sonnenseite des Lebens spazieren lässt oder auch wahlweise an der See.

»Sind Sie auch so gerne an der See?
Viele Menschen lieben die See ... mit ihren hohen Wellen ...
der Brandung ... der unendlichen Weite ...
Gischt auf den Wangen ... und Salz auf den Lippen ...
Wind in den Haaren ... und Meeresbrise in der Nase ...
das Auge erkennt die Küstenlandschaft wieder ...
die sanft geschwungenen Dünen ... die endlose Fläche des Wassers ...
am Himmel wilde Wolkengebilde ...«
(*Go with the flow*)

Natürlich eröffnet auch die folgende nüchterne Variante ein Geruchserlebnis mit beruhigendem Lavendel und eine Gefühlsoase der Erdung und Stärke:

»Sie riechen den Duft von Lavendel und fühlen sich seelisch ruhig und ausgeglichen ...«

Aber um wie viel intensiver erleben wir die ätherischen Öle, wenn sich diese direkt in der Nase versprühen, und um wie viel kraftvoller wird die Seele, wenn sie sich farbig ausmalt:

»In Ihrer Nase Duft von Lavendel ...
in Ihrer Seele das kraftvolle Rot des Hibiskus ...
das zarte Rosa des Oleanders ...
das klare Weiß der frischen Zitronenblüte ... und ...
das geheimnisvolle Blau des Lavendels ...«
(*Lavendelblau*)

Völlig in Ordnung ist:

»Stellen Sie sich vor zu lächeln, und spüren Sie nach, wie sich das anfühlt!«

Aber um wie viel leichter kann ein Lächeln aufblühen, wenn die Gesichtsmuskeln sich in Eigenregie aktivieren:

»Feine Impulse steuern Ihre Gesichtsmuskeln ...
und diese entwerfen ein feines Lächeln ... und ...
dieses feine Lächeln macht sich genüsslich breit ...
und wirkt bald in die Tiefe ...«

Nicht schlecht ist die folgende Prophezeiung mit suggestivem Charakter:

»Sie werden nachts gut träumen und morgens frisch und erholt aufwachen ...«

Doch ist die Vorstellung nicht einfach herrlich, dass schöne Träume mich schon erwarten? Dann aber nix wie ab in die Heia und schnell einschlafen!

»Schöne, gute Träume ...
heiter und frei ...
werden Sie erwarten ...
lassen Sie am Morgen ...
leicht und beschwingt ...
in den jungen Tag starten ...«
(*Die lachenden Träume*)

Auch das hört sich nicht unangenehm an:

»Sie fühlen sich ruhig und bleiben in der Zeit Ihrer Wechseljahre stabil und zuversichtlich.«

Mehr Anregung auf unbewusster Ebene gibt die poetische Version:

»Sie sind ganz in Ihrer Ruhe ... und ... Ihnen ist bewusst wie nie zuvor:
Ich erlaube mir, diesen Lebensabschnitt zu genießen ...
und lass mich überraschen, wie ...
ich bin die schöne Kriegerin ...
Stabilität ... Kraft ... Zuversicht ... sind meine drei treuen Begleiter.«
(*Die schöne Kriegerin*)

In Hypnose hören wir anders als im Wachbewusstsein. Worte werden direkt rezipiert und »übersetzt«. Sie gehen unter die Haut. Ja, sie werden real, zeitnah und vital:

»Ich fühle meinen Körper herrlich schweben ...
und meine Seele lustvoll schwingen ... denn ...
ich tanze auf dem Berg ... ausgelassen ... heiter ... frei ...
die Stimmung ist wundervoll ... und alles spielt sich von alleine ab ...
oben auf dem Berg ... und unten im Tal ... in der Tiefe ...
ich tanze mich fröhlich frei ... und erlebe, wie herrlich anders es ist!
ich werde davon träumen ... und in den Träumen lernen ...
und mich in den Träumen freisprechen ... freileben ... und freilieben ...
und es wird einfacher sein, als ich denke ...
ich tanze mich einfach frei ...«
(*Ich tanze mich frei*)

Weiter unten in diesem Text erhält das Unbewusste durch sensible Formulierung vollkommen freie Hand:

»Unten im Tal ... ist mein Unbewusstes tätig ... hält alte Szenen an ...
spult sie zurück ... spielt sie in neuer Version ... in einer guten, neuen Aufführung ...
... lustvoll ... spannend ... frei ... spontan ...
... löst die Nebel auf ...«
(*Ich tanze mich frei*)

Um Hypnose zu verstehen, muss sie *erfahren* werden. Um Hypnosetexte wirklich zu erfassen, sollten sie im veränderten Bewusstseinszustand der Trance aufgenommen werden. So ist es von Vorteil, die Beispiele in diesem Kapitel nicht nur durch normales Lesen aufzunehmen, sondern in leichter Trance oder zumindest mit geschlossenen Augen zu vernehmen und dabei selbst zu testen, wie unterschiedlich die zwei Versionen jeweils wirken. Dafür kann man die Sätze laut sprechen und dann noch mal mit geschlossenen Augen wiederholen. Oder man lässt sich die Textstellen von einer anderen Person vorlesen. In diesem Sinne setze ich auf implizites Lernen, Lernen durch Erleben und Verinnerlichen.

Deshalb sind die Erläuterungen zum Spektrum und zur Struktur der poetischen Hypnose eher knapp gehalten, dafür aber an einer großen Anzahl an beispielhaften Textfragmenten aus den Hypnosen in Teil 3 verdeutlicht. Lassen Sie sich diese Textstellen auf der Zunge zergehen, schließen Sie die Augen, lassen sie nachklingen und genießen einfach!

Eine weitere Möglichkeit, meine in Teil 3 präsentierten Hypnosetexte intensiv zu erleben, ist das Hören der zahlreichen von mir gesprochenen und im Carl-Auer Verlag veröffentlichten CDs. (Siehe dazu die vollständige Liste im Anhang.) Diese erweisen sich nicht nur als erfolgreich in der Anwendung der Hypnose in Eigenregie, sondern bieten im Zusammenhang mit dem vorliegenden Buch reiches Lehrmaterial bezüglich der hypnotischen Sprachtechnik und Sprachgestaltung bezüglich Intonation, Sprachfluss, Sprachmelodie, Lautstärke, Timing (Pausen) und Untermalung. Bei guter Artikulation der Laute lässt sich durch ein einzelnes Wort spontan ein Gefühl oder ein Bild erzeugen. Kleines Beispiel: Wenn Sie »Luft« mit einem sehr luftigen *f* sprechen, ist tatsächlich ein leichter Wind zu spüren.

Das Spektrum der poetischen Hypnose

Eine gute, poetische Hypnoseanleitung ist die Komposition aus 21 verschiedenen Elementen, die ich Ihnen in diesem Kapitel vor Augen führen möchte.

Malerische Namen geben der Hypnose ihr Gesicht

Hypnosen sollten ein Unikat sein, entworfen in einer einmaligen Situation mit einem und für einen einmaligen Menschen. Hypnosen mit einem individuellen Titel oder Namen bahnen sofort Assoziationen und nehmen in der Fantasie Gestalt an. Welche Bilder und Assoziationen kommen Ihnen beim Lesen folgender Titel?

Aphrodite
Eiswürfel & Wassermelone
Ein herrlich grauer Novembertag
Einfach mal chillen
Die nachtblauen Samtvorhänge
Die Insel der Selbstklarheit
Der Ressourcentank
Der Lindenbaum
Die weiße Taube
Der Schlafkokon
Die lachenden Träume
Die venezianische Maske
Paradise is now
Wie eine Möwe im Aufwind
Die Nikolaushypnose
Aufrecht wie eine Zypresse
Erdbeeren, sinnlich und süß
Das Seepferdchen

Stimmt! Sie sind auf dem richtigen Pfad!

Einprägsame Reime hallen im Gedächtnis nach

Reime wickeln ein, bleiben hängen und verselbständigen sich auf hübsch-abenteuerliche Weise. Lassen Sie sich doch mal ein wenig einwickeln!

»Die Arbeit geht gut voran ...
kaum begonnen ist sie getan ...«
(*Das Seepferdchen – beim Zahnarzt entspannt am Strand*)

»Nun ... wenn Sie denn mögen, schlummern Sie selig davon ...
Ihre lachenden Träume erwarten Sie schon ...«
(*Die lachenden Träume*)

»... mit guten Träumen ... die Ihren Kopf aufräumen ...«
(*Eine kleine Nachthypnose*)

»... immer im Sinn ... die schöne Kriegerin ...«
(*Die schöne Kriegerin*)

»... im Kopf die Devise: ›Siehe ... rieche ... schmecke ... genieße!‹«
(*Zu viel Gewicht? Steig heraus!*)

»Gönnen Sie sich viel Zeit ...
um das Neue im Traum zu erahnen ...
und so für das Morgen zu bahnen ...«
(*Die Giraffe*)

»Und Ihr Apfel macht Sie so ...
apfelmunter ... apfelfroh ...
apfelsatt ... und apfelrund ...
apfelfit ... und kerngesund ...«
(*Die Apfelhypnose*)

»Meine Seele ... gelöst ... und frei ...
meine Stimmung ... heiter ... und leicht ...
ich lebe mich schon ein ...
in mein neues Sein ...«
(*Mein Körper von morgen*)

»Ihr flexibles Gehirn weiß, wo es steht ...
Ihr kreatives Unbewusstes weiß, wie es geht ...«
(*Wie eine Möwe*)

»Und das, was aus dem Ruder gelaufen ist …
weil alles viel … und zu groß die Not …
das regelt sich wieder ein … kommt wieder ins Lot …«
(*Rückfall? Reset in die Ressourcen!*)

»Das ist die … Wassermelone … fein püriert …
in grüner Limette keck garniert …
mit frischer Minze dekoriert …
von Rosenwasser parfümiert …
und auf zerstoss'nem Eis serviert«
(*Eiswürfel & Wassermelone*)

Von besonderem Tiefgang sind verständlicherweise Reime, die jemand für sich selbst findet. Nach einer lebensbedrohenden Erkrankung fand ein junger Mann für seine große Reise dieses Motto:

»Ich bin nicht Eilender, sondern reisend Heilender.«

Gezielte Wiederholungen vertiefen die Trance

Wiederholungen potenzieren die suggestive Wirkung der Worte. Zum diesem Thema haben Bärbel und Walter Bongartz langjährige Forschung betrieben. Wie Ihre Studien ergaben – und in bestimmten Details die Ergebnisse anderer Studien bestätigte –, hat unter anderem das sogenannte *Blending* (engl. *to blend*, dt. »mischen«) eine wichtige Funktion. Dabei handelt es sich um leichte Veränderungen im Wortlaut der Wiederholung, die eine komplexere neuronale Verschaltung und somit tiefere Einprägung des Gesagten hervorruft (Bongartz u. Bongartz 2019).

»Und Sie empfinden auf einmal diese wunderbare Weite in den Nasengängen …
die kühle Weite im Hals … die elastische Weite in der Brust … und … sogar …
eine ruhige Weite in Ihrem Herzen … weit und frei …
vollkommen entspannt … weit und frei …«
(*Golden Beach*)

»Beim Einatmen tankt sich kühles Himmelsblau auf ...
beim Ausatmen rauscht es erfrischend durch Ihren Körper ...
... und alle Hitze fliegt hinweg ...
ein ... und aus ... und alle Hitze fliegt hinweg ...«
(*Die schöne Kriegerin*)

Vier Mal wiederholt im Text an unterschiedlichen Stellen:

»Schritt für Schritt nach vorne laufend ... Kilo um Kilo hinter sich lassend ...«
(*... und eine Portion genügt!*)

»Und die Luft bläst alle Anspannung hinaus ... bläst Entzündung hinaus ...
bläst Schwellung hinaus ... bläst Beschwerden hinaus ...
bei jedem Ausatmen mehr und mehr ... hinaus damit!«
(*Golden Beach*)

Bei der zeitlichen Annäherung an den hypnotischen Zustand wird mit Worten wie *bald, gleich, jetzt* auf ein In-Hypnose-Gehen hingearbeitet, verbunden mit der Aussage, wofür es gut ist. Das entspricht dem Vorgehen, der Suggestion eine Bedeutung zu geben, sodass sie in der Wirkung dynamischer wird:

»Sie werden *bald* in eine angenehme Hypnose sinken ...
... damit Ihr Zahnarzt konzentriert und zügig arbeiten kann ...
Sie werden *gleich* in eine angenehme Hypnose sinken ...
... damit Ihr Nervenkostüm sich stärkt ...
Sie werden *jetzt* in eine angenehme Hypnose sinken ...
... damit Ihre Zähne schön werden ... Ihr Lächeln attraktiv ... und Ihr Lachen befreit ...«

Hier eine einfache Wiederholung im Rhythmus der Atmung für tiefe Beruhigung:

»Er (*der Körper*) schwebt dahin ... und Sie mit ihm ...
er schwebt dahin ... und Sie mit ihm ...
er schwebt dahin ... und Sie mit ihm ...«
(*Die heilende Haut*)

Auch hier ist das Ziel tiefe Ruhe:

»Sie schauen ruhig auf Ihre Schultern ... und Ruhe erfüllt Ihre Schultern ...
und schauen ruhig auf Ihre Brust ... und Ruhe erfüllt Ihre Brust ...
und schauen ruhig auf Ihre Hände ... und Ruhe erfüllt Ihre Hände ...
Sie schauen ruhig auf Ihren Bauch ... und Ruhe erfüllt Ihren Bauch ...
Sie schauen ruhig auf Ihre Hüften ... und Ruhe erfüllt Ihre Hüften ...
Sie schauen ruhig auf Ihre Schenkel ... und Ruhe erfüllt Ihre Schenkel ...
und schauen ruhig auf Ihre Füße ... und Ruhe erfüllt Ihre Füße ...
Sie schauen ruhig auf Ihr Herz ... und Ruhe erfüllt Ihr Herz ...
Sie blicken sich ruhig in die Augen ... und mit Ruhe erfüllte Augen blicken Sie an ...
und Sie schauen ruhig in sich hinein ... und Ruhe erfüllt Ihr Sein ...«
(*Meine wirkliche Gestalt*)

Wiederholungen, die im Text nicht direkt aufeinanderfolgen und deren Inhalt minimal verändert sind, sind wie das Hinwandern zu einem inhaltlichen Höhepunkt:

»Am Strand mit dem schönen weichen Sand ...
am Strand mit dem schönen weichen Sand ...
am Strand mit dem schönen weichen Heilsand ...«
(*Die kleine Sanitäterin*)

Überraschende Wortschöpfungen fördern positive Assoziationen

Hatten Sie schon mal Lavendelblau im Gemüt? Nicht? Das müssen Sie unbedingt gleich mal ausprobieren! Natürlich in Kombination mit Lavendelduft! Schließen Sie doch kurz die Augen und lassen sich in drei Atemzügen beruhigend lavendelisieren!

»Lavendelduft in der Nase ... Lavendelblau im Gemüt ...«
(*Lavendelblau*)

Und wussten Sie schon, woher das Wort Sanitäter kommt? Karl Valentin, der immer alles so wörtlich nahm, hätte es gleich sagen können:

»Sie heilt, das sagt ja schon ihr Name ›Sani-Täterin‹,
die Gesundmacherin.«
(*Die kleine Sanitäterin*)

Die Lateiner unter Ihnen mögen mir bitte verzeihen!

Die »Glückspraline« macht nicht dick, nein, sie macht glücklich. Ist ja auch nur eine und nicht ‹ne ganze Schachtel. Sie verspricht pralles Glück.

Und der »Schlafkokon« spricht für sich.

Bildmalereien lösen fantastische Momente aus

Lassen Sie sich doch mal ins Museum der Romantiker entführen!

»Und Sie entdecken ihn wieder ... den natürlichen ... gesunden ...
erquickenden Schlaf ...
er ist jetzt da ... und reicht Ihnen im Moment wohl gerade die Hand ...«
(*Wie eine Feder*)

»Ihre Gedanken aber bekommen Flügel ...
sie steigen auf ... kreisen in den Lüften ...
und schreiben zehn Fragen in den Himmel«
(*Meine wahre Gestalt*)

»... und Sie streuen ... wie Puderzucker ... ein Lächeln über Ihr Gesicht ...«
(*Die lachenden Träume*)

»... aber Sie spüren nur dieses himmlische Schweben ...
Schweben wie auf Wolken ... und durch Wolken hindurch ...«

»Sehr schön ... eins mit dir ... tiefer und tiefer im Schlaf ...
... gleitest du einfach dahin ...
... in der Ferne das friedliche Rauschen des Waldes ...«
(*Das friedliche Rauschen des Waldes*)

»Das hitzige Rot tauscht sich aus in warmes Orange ...
das warme Orange in zitronenfarbenes Gelb ...
das zitronenfarbene Gelb in frisches Türkis ...
und das frische Türkis in kühlendes Hellblau ...«
(*Eiswürfel & Wassermelone*)

»... am Himmel wilde Wolkengebilde ...«
(*Go with the flow*)

»... und in der Hand des Herzens ... der Diamant der Stärke ...«
(*Der Diamant der Stärke*)

Verlockende Angebote laden zum Abheben, Untertauchen und Stranden ein

Lassen Sie sich doch auch mal freizügig einladen!

»Und in diesen Flugzeugen sitzen Menschen ... und gucken Filme an ...
oder lesen ... andere sind vertieft in ein Spiel ...
vielleicht auch betrachtet der eine oder andere die Wolken draußen ...
und tief unter sich das Land mit den Bergen so hoch ...
aber die meisten schlafen wohl ...
ja, viele schlafen und träumen ...«
(*Wie eine Feder*)

»Ein Delfin lädt Sie zum Tauchen ein ... ein Manta schwebt elegant vorbei ...
und auf Aufforderung machen Sie den Mund mehr auf oder mehr zu ...
wie ferngesteuert arbeiten Sie mit ... wie eine Puppe ...
Ihre Aufmerksamkeit aber ist hier ...
in der Muschel rauscht das Meer ... erzählt Geschichten ...
Seesterne winken mit roten Armen ... das Seepferdchen frisst Gras ...
Seegras ... versteht sich ...
... und Sie sinken in einen Traum ...«
(*Das Seepferdchen*)

»Und auf Ihrer ›Insel der Selbstklarheit‹ ... ist die Atmosphäre ein einziges Fluidum aus Licht und angenehmer Luftfeuchte ... heilenden Düften und fliegenden Lüften ... und einem besonderen Element, das gar nicht in Worte zu fassen ist; etwas Besonderes, das Ihre gesamte Haut von oben bis unten einhüllt ... wie eine seidige, luftig-laue Tunika ... die lindert und hilft abzuheilen und zu regenerieren ... bis in die Tiefe ...«
(*Die Insel der Selbstklarheit – klares Selbstgefühl, reine Haut*)

»Ihr Auge gleitet über die weite Wasserfläche ...
bis zum Horizont ... und über den Horizont hinaus ...
... die Zehen tauchen ein in den feinen, weißen Sand ... genussvoll ...
... die Hände kreisen durch sein körniges Fell ... lustvoll ...
... die Haare wehen im Atem des Meeres ... verspielt ...
... das Ohr gibt sich dem Hauch des Windes hin ... verträumt ...
... die Stirne erfrischt sich am kühlen Nass ... froh ...

… die Zunge leckt an salzbestäubten Lippen … entzückt …
… die Nase inhaliert vitalisierende Meeresbrise … intensiv …«
(*Der Diamant der Stärke*)

»Vergnügen Sie sich noch ein wenig auf diesem bunten Markt der
Vielfalt …
die Luft voller Duft:
Limette … Basilikum … Minze … Muskat …
Vanille … Zimt … Koriander …
Kardamom … Anis … und Rosenöl …«
(*Auf dem Gemüsemarkt*)

»Dieses ›Zentrum der Lust‹ ist ganz fantastisch ausgestattet …
sinnenfrohe Farben: samtig-rote Himbeere, frisch-grüne Limette, tintenblaue Heidelbeere, sonnenorangene Persimone, flirrendes Gold der Sonnenstrahlen auf dem Meer … Kleckse vom frechen Rot der Mohnblume … eingebettet in schwarze Spitze …
betörender Duft: Jasmin und Rose … Kamelie und Blume der Nacht … ein Hauch von Zimt und Nelke … eine Ahnung von Meeresalge und Moschus …
verzaubernde Stoffe wie aus ›Tausendundeine Nacht‹: verschleiernde Seide … betörende Spitze … kühlender Batist … hauchdünne Strümpfe …
Accessoires nach Lust und Laune: Perlen … Puder … Parfum…«
(*Im Zentrum der Lust*)

Verschmitzter Humor gewährt Abstand von Problem und Symptom

Schmunzeln in Hypnose ist ein gutes Zeichen, denn es bedeutet den Blick von anderer Ebene und vermutlich schon eine neue Erkenntnis oder zumindest die Ahnung einer solchen:

»Sie streifen herum … wo immer es Ihnen gefällt …
und vielleicht flaniert der Kopf ganz woanders als der Bauch …
der Bauch ganz woanders als der Kopf …
der Kopf chillt in romantischen Gärten …
der Bauch spaziert in lebendigen Gassen …
oder andersrum …

der Kopf schlendert abenteuerlustig auf der Promenade am
Strand ...
und der Bauch relaxt, faul wie ein Hund, im Sand ...«
(*Einfach mal chillen*)

»Und wieder flanieren Gurken, Tomaten und Wassermelonen ...
schöne Früchte des Feldes ... in bunten Farben und gut in Form ...
vielversprechend fröhlich an Ihnen vorbei ...
Sie beleben Ihre Träume ... und die Träume beleben Ihr Gemüt ...
während Ihr Unbewusstes in der Tiefe sondiert und sortiert ...
Muster erkennt ... und Muster verändert ...
Dinge neu regelt ... und sinnvoll ergänzt ...«
(*Zu viel Gewicht? Steig heraus!*)

»Und die Gedanken?
Sie fliegen mit den Vögeln entlang der Küstenlinie ... amüsieren sich durch die Nacht ... und kehren erst am Morgen zurück ... aufgetankt und reich an Abenteuern ... Bildern und Gefühlen ... und neuen Ideen für viele andere tolle Nächte ...«
(*Im Zentrum der Lust*)

Doppeldeutigkeiten und Anspielungen irritieren und öffnen für Neues

Eine eigentlich konservative Trancevertiefung verbunden mit Zählen kann Denkvorgänge ins Stolpern bringen. Hey, was war das?

»1 ... mit sich ...
2 ... ganz dabei ...
3 ... schweben Sie frei ...
4 ... öffnen die Tür ...
5 ... zu wohligem Sein ... und ...
6 ... kehrt wieder ein ... berührt kühl die Stirn ... wonnige Wärme dort, wo gewollt ...
7 ... in tiefer Trance ... tiefer als tief ... erholt!«
(*Die schöne Kriegerin*)

Auch das Spiel mit dem Feuer scheint nicht so eindeutig zu sein:

»Sie schauen ins Feuer ... angenehm traumverloren ... die Flammen spielen miteinander ... lodern in die Höhe ... lecken aneinander ...

umzingeln sich gierig ... um dann wieder – wie im Schmusetanz – eng umschlungen zärtlich vor sich hinzubrennen und Wärme abzugeben ... bis sich auf einmal wieder ein neues Stück Holz entflammt und leidenschaftlich eine heftige Flamme nach oben schickt ...«
(*Die venezianische Maske*)

Eine kleine Nacht... nein, nicht Nacht*musik*!

Eine kleine Nachthypnose

Und: In der Rachenhöhle? Oder doch in der Drachenhöhle?

Worte wörtlich zu nehmen verleiht Worten neuen Sinn

Im Trancezustand birgt das wörtliche Verstehen Risiken, ermöglicht aber auch den Treffer ins Schwarze. Mein griechischer Mann spricht sehr gut Deutsch. Nur manchmal schleichen sich kleine Fehler ein, wie kürzlich während eines Telefonats: Er ist in den Bergen Messeniens und ich in der Stadt mit Herz. Zwischen uns nicht nur die Alpen, sondern vor allem die Folgen eines verheerenden Virus, denn wir sind im März 2020. Er beteuert, wie sehr er mich vermisse, und ich schwebe auf »Sehnsuchtswolke sieben«, bis ich hochschrecke: »... wenigstens bin ich gut mit Kaffee zugedeckt.« – Der stillt seine Sehnsucht mit Kaffeebohnen?

Das wörtliche Auffassen in Trance hat so seine Tücken. Sich »die Zeit um die Ohren zu schlagen« kann die Frage aufwerfen, ob das schmerzhaft sei. Auch »Wurzeln schlagen« kann in die falsche Richtung gehen. Mit Bedacht eingesetzt, ist die bewusste Nutzung des Phänomens des wörtlichen Verstehens sehr effektiv und lässt glaubhaft werden, dass ein Kostüm seine Nerven wiederfindet, Mantelstoff aus Zuversicht gewebt ist, Zähne vor Glück strahlen, bei jedem Schritt nach vorne überflüssige Kilos purzeln und eine Person aus der Waagerechten wieder in die Senkrechte gelangt, wie mit den folgenden suggestiven Ansagen:

»Sie sind in der Lage, sich selbst ins Lot zu bringen ...«
(*Der innere Diamant*)

»Das Nervenkostüm findet seine verloren geglaubten Nerven wieder ...«
(*Entspannende Ruhe ... klare Kühle ... ruhiger Herzschlag ... sichere Gefühle*)

»Tränen trocknen im Wind ... gelassene Zuversicht hüllt Sie wie ein Mantel ein ...«
(*Go with the flow*)

»Und wieder erklingt: ›Ich bin willkommen hier ... willkommen in mir!‹ Alles wird gut ... Ihr Körper wird in tief gelösten Schlaf zurückfinden ... Ihre Zähne werden gesund und schön bleiben ... und einfach glücklich sein ...«
(*Wer seiner Kraft vertraut, braucht nicht verbissen zu sein*)

Und so kann man in Trance, mit der ihr eigenen Logik, buchstäblich über den eigenen Schatten springen.

Entlastende Stellvertreter regen zur Identifizierung an[3]

Wir sehen die Surfer und surfen spontan selbst dahin, genießen die sanften Wellen oder das Getragenwerden in der Luft, erleben die Veränderung der inneren Nebellandschaft, wenn wir in Trance hören:

»... und siehst die Surfer ... die auf den Wellen dahingleiten ... mal ins Wasser plumpsen ... und dann wieder hochklettern auf ihr Board ... um neu loszulegen ...«
(*Golden Beach*)

»Zart wie eine Vogelfeder liegt ein Birkenblatt auf dem Wasser ... wiegt sich auf den Wellen ... und scheint dies richtig zu genießen ...«
(*Aphrodite*)

»Noch halten Sie sie in der Hand ...
fühlen sie warm und mit lebendig pochendem Herzen ...
Dann lassen Sie sie ihre schönen Flügel ausbreiten ... und sich in die Luft erheben ...
zu ihrer großen Freude ...
und es ist nicht nur ein Schubs ... es ist ein Start ...
die Flügel ausbreiten und abheben ... die Sonne auf dem Gefieder spüren ...
die Taube liebt das Getragenwerden in der Luft ...
sie genießt die Sonne auf ihrem Gefieder ...
sie genießt die Sonne auf ihrem Körper ... und ihr Körper wird sich kräftigen ...

3 Für die Beschreibung der Stellvertretertechnik siehe Bongartz u. Bongartz (1998, S. 193 ff.).

er wird tanzen ... und lieben ... und laufen ... und lachen ...
tanzen ... lieben ... laufen ... lachen ... heiter und frei ...«
(*Die weiße Taube*, Sie-Form)

Verspielte Übertreibungen distanzieren

Aversion in Reinkultur. Bei so schön fiesen Bildern ist schon manchem schlecht geworden. Sorry! Aber manchmal hilft es, zumal wenn diese Neonzuckerwabbelungeheuer in Trance erlebt werden. Probieren Sie mal *Die Sandburg* aus!

»Und dann erst die Nachspeisen!

Riesige Becher voll glimmernder Eiscreme mit stark gezuckerter Sahne frisch aus der Spraydose ... ein ungeheuer wabbelnder Wabbelpudding ... marmeladig gefüllte fette Krapfen mit dick Zuckerguss ... Cremetorten mit riesigen Aufbauten ... rosa Waffeln in grüner Schokolade ... Zuckerwatte, aufgequollen wie Unwetterwolken ... quietschsüße Limo in grellen Neonfarben ... Lutscher und Lollies ... Schokoriegel mit wenig gutem Kakao, aber viel künstlicher Pulvermilch ... Fruchtgummikrokodile mit weit aufgerissenen Schlünden ...

Ein moppeliges Wesen mampft da schon eifrig vor sich hin und schlingt ächzend in sich hinein ... scheinbar ohne Genuss ... eher wie mit Verdruss ...«
(*Die Sandburg – Lust an Spiel und Spaß*)

Natürlich braucht es nach so viel Satire eine gute Auflösung:

»So läufst du schnurstracks an der übervollen, vor Fett triefenden und in Zuckerguss getunkten Essenstafel vorbei, um dich wirklich zu amüsieren ...
du spielst mit Wellen und Sand ... Muscheln und Steinen ...
und baust eine tolle Sandburg ... die Burg deiner heimlichen Wünsche ...
mit Türmen ... und Brücken ... Terrassen ...
und schönen großen Räumen ...
und kleinen Plätzen zum Verstecken ...
und Träumen ...«
(*Die Sandburg – Lust an Spiel und Spaß*)

Das direkte Du fordert zum liebevollen Selbstgespräch auf

Siezen wir eine Person außerhalb der Hypnose, tun wir das konsequent auch innerhalb. Außer wir möchten ihr etwas explizit sehr nahebringen:

»Und vielleicht ... während ich jetzt schweige ... mögen Sie sich im Stillen sagen:
›Geh die Dinge in Ruhe an, gönn dir Zeit!‹
›Steh zu dir!‹
›Erlaube dir ...!‹
›Lass es endlich gut sein!‹
›Schau auf dich!‹«

Körpernahe Texte in Ich-Form sind näher dran

Texte in Ich-Form sind wie innere Dialoge, hier wohlgemerkt mit positivem, supportivem Inhalt. Eine Möglichkeit ist, mitten in der Hypnose einen Teil einzubauen mit Worten, die der Klient oder Patient in dem Moment zu sich selbst sagen kann.

»Und Sie wissen auf einmal intuitiv:
›Je mehr ich brauche, umso mehr ist für mich da!‹
Und tief im Inneren wissen Sie:
›Mein Lebensabschnitt jetzt bietet die Phase des ruhigen Glücks ...
mit interessanten Menschen, mit denen ich mich interessant fühle ...
mit wertvollen Menschen, mit denen ich mich wertvoll fühle ...
klugen Menschen, mit denen ich mich klug fühle ...
begeisterungsfähigen Menschen, mit denen ich mich begeisterungsfähig fühle ...
mit liebenswerten Menschen, mit denen ich mich liebenswert fühle ...‹«
(*Ein herrlich grauer Novembertag*)

Die Einführung einer ganzen Tranceanleitung in Ich-Form könnte zu Beginn so formuliert werden:

»Diese Hypnoseanleitung ist in der Ich-Form gesprochen.
Vielleicht gefällt Ihnen das, weil es damit lebendiger ist und intensiver wirkt.
Sie können die Worte, Bilder und Gefühle sozusagen ...
eins zu eins auf sich übertragen.«
(*Mein Körper von morgen*)

Vor allem für die Selbsthypnose ist die Ich-Form ideal:

»Schritt für Schritt bin ich vorwärtsgegangen ...
von Anbeginn des Lebens ... unbeirrt ...
mit festem Glauben in mich ... Schritt für Schritt vorwärts ...
ich habe keine Mühe gescheut ... immer weiter bergauf ... weiter und weiter hoch ...
geleitet von einer Vision ... immer weiter ... egal, was um mich herum war ...
Schritt für Schritt hinauf ... unermüdlich ... den Blick nach vorne gerichtet ...
mit ungeheurer Lebenskraft ... immer höher ...
... und jetzt ... endlich ... hoch auf dem Berg ....
auf dem Gipfel des Berges ... lasse ich sie endlich fliegen ...«
(*Die weiße Taube*)

Die Ich-Form spricht aus der inneren Mitte:

»Ich bin am Strand im feinen, weichen Sand ...«

Poetische Suggestionen sind verheißungsvolle Angebote

Die besten Suggestionen sind die nonverbalen: ein Kopfnicken, die besondere Betonung eines Wortes, ein aufmunterndes Lächeln oder auch ein bedeutungsvolles beziehungsweise gewährendes Schweigen. Wollen wir Suggestionen in klare Worte packen, sprechen wir sie am besten im dritten Drittel der Hypnose aus, wenn die Trance am tiefsten ist und die Aufnahmebereitschaft am höchsten. Muten die suggestiven Angebote dann noch an wie selbst gewählt und nur vom Therapeuten in Worte gefasst, kommen sie wie Geschenke an sich selbst daher. Obwohl verpackt, sind sie in der Wirkung eindeutig direktiv und unwiderstehlich. Solche Suggestionen verheißen Angenehmes und werden leicht absorbiert.

Deutlich, fast expressionistisch, weil lebensnotwendig: »Eine Portion genügt!« und »Sie setzen auf die Wirkung!«

»Und Ihnen wird deutlich und klar: Eine Portion genügt!!«
(... *und eine Portion genügt!*)

»Sie haben die Kompetenz dazu und den unbeugsamen Willen.
Und Sie nutzen die Wirkung ...
Nebenwirkung ist unwichtig ... unbedeutend ... Nebensache ...
Sie setzen auf die heilsame Wirkung!«
(*Kraftort Portovenere*)

Unerschütterlich:

»Sie gehen Ihren Weg unbeschadet durch alles hindurch ...
in Ihre Zukunft ... unbeirrt ... zuversichtlich ... stabil ...
immer präsent das sichere Gefühl, dass alles gut wird ...
der Glaube, fest wie ein Fels, dass Ihnen die Zukunft gehört ...
die Zuversicht, unerschütterlich, dass Sie Ihren Weg gehen ...
der ganz anders sein kann ... als der der anderen ...«
(*Mit unbeirrbarem Glauben*)

Zurückgelehnt geht es dagegen beim Zahnarzt zu, denn der ist es ja, der arbeiten muss:

»Sobald Sie die Praxis betreten, sind Sie die Ruhe in Person ...
kaum lehnen Sie sich auf der Strandliege zurück ...
sinken Sie in Hypnose ... sind am Strand ...«
(*Das Seepferdchen*)

Abnehmen? Bitte kein Stress, kein Frust! Aber Leichtigkeit und Lust!

»Sie gehen die Dinge mit Leichtigkeit an ...
Sie führen mit Lust Regie bei Ihrem Projekt ...
Sie blenden aus, was ihm nicht dient ...
Sie beherzigen, was es gelingen lässt!«
(*Beschwingt*)

Klare Suggestionen werden leicht verinnerlicht, wenn sie in komplexen Wiederholungen versteckt sind:

»Wird es so sein ... dass ich vergesse zu essen?
Essen einfach vergessen?
Werde ich Speisen, die schwer sind und dick machen ...
auf einmal fad finden und nicht mehr mögen?
Einen neuen Pfad finden?
Werde ich zu wenig Geduld haben für große und schwere Mahlzeiten,
weil sie mich abhalten, Dinge zu tun ... die attraktiver sind?
Attraktive Dinge tun?
Was werde ich sonst noch tun, um meine Gestalt zu befreien ...
damit sie so wird, wie sie wirklich ist? Werde ich endlich ein altes
Thema abschließen und mich frei für neue Erfahrungen machen?
Altes abschließen und frei für Neues werden?«
(*Meine wahre Gestalt*)

Metaphern spazieren frohgemut durch die Hintertür direkt ins Gemüt

Mit dem Angebot der breiten Identifikationsfläche vollzieht sich Veränderung unbemerkt in der Stille:

»Als unser Bäumchen größer wurde, bemerkte es,
dass es in einem Park aufwuchs,
der nach ganz bestimmten Regeln geordnet und gepflegt wurde
und in dem es nicht einfach so draufloswachsen konnte,
sondern in dem es lebensnotwendig war,
sich in bestimmte Formen, Muster und Strukturen einzufügen.

Es war auch nicht erlaubt,
dass Vögel einfach nach Belieben in ihm Nester bauen durften
oder dass seine Äste im Herbst die bunten Drachen der Kinder
einfingen.

Auch durfte es sich nicht in die Richtung ausbreiten,
wo die Sonne am wärmsten und wohligsten schien.

Es sollte für die Belange von anderen gefällig sein.«
(*Der Baum, der weinte*)

»Ich weiß nicht, ob Sie einen Garten haben und ob in diesem Garten
Maulwürfe, die ihre berühmten Erdhaufen machen, leben oder ob
sogar manchmal Wildschweine hereintoben. Diese wilden Kerle,

die die Grasnarbe hochheben, alles durchpflügen und unansehnlich machen, weil sie nach etwas Bestimmtem suchen, was sie vielleicht gar nicht finden. Und nachher sieht das ganze Grundstück zerfurcht aus, abgedeckt, bloßgelegt, die empfindlichen Wurzeln dem Frost ausgesetzt ...«
(*Die heilende Haut*)

Märchenhafte Szenen auch für Große

... auch für solche mit Arthrose. Da kommt zum Beispiel die liebenswerte Frau Holle zum Einsatz:

»So können auch diese kleinen Kissen zwischen den Wirbelkörpern aufatmen und bald wieder so wunderbar abfedern ... aufgeschüttelt wie die Kissen von Frau Holle ... die schüttelt seit Märchenzeiten lachend die Kissen auf, dass die Federn fliegen ... so leicht und frei ... und die Kissen sind wieder luftig und aufgeplustert und federn elastisch ab ... mit genau der gewissen Portion Flüssigkeit und der nötigen Portion Halt gebender Strukturen ...«
(*Sonnenwarmes Moorbad für Rücken und Gelenke*)

Hier entdeckt das Auge die wahre eigene Schönheit:

»... all das Zuviel an Ihrem Körper wird durchsichtig wie Wasser ...
all die Speckpolster und -pölsterchen ... durchsichtig wie Wasser ...
all die Speckrollen und -röllchen ... durchsichtig wie Wasser ...

Sie sehen durch all das hindurch ...
und ... Sie erspähen es erst vage ...
nehmen aber bald ... immer klarer ...
das bisher Verborgene wahr ... ja, tatsächlich ...

Sie entdecken die wahre Gestalt, die sich in Ihrem Körper verbirgt ...
Sie erkennen Ihre Silhouette ... die klaren Formen ... die geschwungenen Linien ...«
(*Meine wahre Gestalt*)

Und der Wanderer im nächtlichen Wald versteht, dass er nirgendwo sicherer ist als hier:

»Zauber des nächtlichen Waldes ... das Moos duftet ... die Tiere schlafen ... die Häschen ... die Rehe, eingekuschelt in ihrer Mulde ... alles friedvoll ... feines Rauschen ...

Du bist der einzig Wache hier ... und ganz im Vertrauen öffne all deine Sinne!

Du fühlst dich so sicher ... und bist so froh, dass du jetzt hier in der Nacht im Wald bist ... und nicht irgendwo ... in ‹nem Stadtviertel, wo der Bär tobt ... nein, du bist bei den ruhig schlafenden Tieren ... und wanderst da durch ... sehr achtsam, um sie nicht zu wecken ... und genießt es richtig ...«
(*Im Zauberwald bei Nacht – Licht ins Dunkel bringen*)

Erst die Tagesreste versorgen, dann selig einschlummern:

»Und jetzt packen Sie alles, was Ihren Schlaf stört, in die jeweils passende Blüte ...
wie in ein Körbchen ...
die Sorgen ... vielleicht in rote Blüten?
Die Gedanken ... in violette?
Die Bilder ... in eine blaue?
Den Ärger ... in eine gelbe?
Die Frage ... in eine weiße?
Alles in seine passende Blüte ... und Sie verschließen jede umsichtig ...«
(*Sieben Schritte in tiefen Schlaf*)

Und manches gelingt besser ohne bewusste Mitarbeit:

»Goldwarm sinkt der Sonnenball ... sinkt und sinkt ... wird dabei immer größer ... ein Schauspiel ... nur für Sie ...

Goldfarben ergießt sich ein glitzernder Teppich aus Licht übers Meer ... einladend ... verlockend zum Träumen ... zum Schweben ... und Tanzen mit quirligen Sonnenreflexen ...

Und unbemerkt und leise machen die Gedanken sich auf die Reise ... sie wollen mehr erleben ... Neues erfahren ... sie schwingen sich auf ... jagen ausgelassen den Küstenvögeln nach ... und fliegen vergnügt mit ihnen die Küstenlinie entlang ... weiter Richtung Westen ... um das Abendrot noch lange zu genießen .... und ... Sie für Ihre Erlebnisse vollkommen in Ruhe zu lassen ... auch weil ihnen das Fliegen so viel mehr gefällt ... die Leichtigkeit ... das Abenteuer ... die Weite ...«
(*Im Zentrum der Lust*)

Poetische Hypnose – große Chance für kleine Ich-Anteile

Hypnose erleichtert auf schönste Weise eine positive innere Neuorganisation. Wenn es um ungezogene, zerstörerische oder ängstliche Seiten in uns geht, wie das Süßigkeitenmonster, können wir diese Anteile betrachten, mit ihnen verhandeln, eine gute Fee engagieren und uns gemeinsam in die Hypnoseschaukel legen. Innere Teufel werden auf einmal zahm, zahme kleine Teufelchen, die die Ohren anlegen und Pfötchen geben. Sie erhalten neue Chancen, verlieren ihre Bedrohlichkeit, und reifen manchmal sogar noch nach:

»Aber in mir wohnt leider ein kleines Monster, das ist oft bockig und trotzig und kräht: ›Das gönne ich mir jetzt aber ... das hab ich mir aber verdient ... ich hab doch so 'n Stress ... ist eh alles egal ... ich geh jetzt in den Laden und kauf ‹nen Haufen Süßes!‹

Das kleine Monster will alles ›jetzt‹ ... es will alles ›sofort‹ ... boxt es durch ... kann nicht warten ... und dann? Es schlingt alles runter ... huppsdiwupps ... und ... ? ... schon ist der Spaß vorbei ... und schlechte Laune hoch drei ...

Puuuh! Das kleine Monster hat oft Macht über mich ...
und das finde ich gar nicht gut ...

Aber auch mein kleines Monster weiß, dass es neben Süßigkeiten viele andere schöne Dinge im Leben gibt ... und wenn ich jetzt in Hypnose sinke ... sinkt es auch in angenehmes Sein ... es kann nicht anders ... mit tiefen Atemzügen ... und ruhigen Herzschlägen ...

Mein kleines Monster kuschelt gerne mit mir ... und deshalb lehne ich mich jetzt einfach zurück ... und mit einem Aufatmen ... und einem Seufzer ... sinken wir ein in süßes Sein ... ich zähle nur bis drei ... und schon sind wir in der Hypnoseschaukel

... 1 ... 2 ... 3 ...«
(*Die Zähmung des süßen Monsters*)

Und das freche Ding, das es endlich mal wissen will? Wir schicken es in ein Abenteuer, während wir selbst gemütlich am Kaminfeuer sitzen, die Schenkel leicht geöffnet ...:

»Schön gekleidet in zarte Seide ... schwarze Spitze ... zärtlichen Samt ...
erotisch ... sinnlich ... beobachtet die kleine Marilyn hinter der
venezianischen Maske das geheimnisvolle Treiben ... und was sie
sieht, lockt Gefühle hervor ... in den Fingerspitzen ... in den Zehen ...
es kribbelt ... wird warm ... auch in den Händen ... und in den Füßen ...
und irgendwann fängt es an zu fließen ...

Das Sexy-Ich, die kleine Marylin, hört Flüstern ... Lachen ... Glucksen ...
Laute neckischer Küsse ... sinnlicher Küsse ...
Laute des Frohsinns und der Lust ... Laute der Liebe ...

Mit dem Abstand hinter der Maske ... ist sie leicht irritiert ...
irritiert auf angenehme Art und Weise ... überrascht ...«
(*Die venezianische Maske*)

Zaubereien zähmen Monster ...

... so geht es mit dem Monster weiter. Die innere Instanz der guten Fee kennt sich aus. Sie besänftigt und beruhigt das kleine Monster. Die Essattacke löst sich in ein wunderbares Nichts auf. Die Schlacht ist gewonnen, der erste Schritt getan.

»So macht die gute Fee mit ihrem feinen, zarten Gewand ›Psst! ... gib Ruhe
mein Kleiner ... ich zaubere für dich!‹

Und die Fee bezaubert das Monster mit lustigen Zaubertricks ... sie lässt
etwas verschwinden ... holt etwas hervor ... taucht das Zimmer
in magisches Licht ... erfüllt es mit Musik ... und dem Duft von
Maiglöckchen ... und versetzt in Staunen ...«
(*Die Zähmung des süßen Monsters*)

Wer braucht sie nicht ab und an, die unsichtbare, aber wehrhafte Schutzhülle?

»Und wenn Sie dieses Gebilde vorsichtig von innen mit den Fingerspitzen
berühren ...
fühlt es sich samtig-zart an ... wie ein Blütenblatt ... einer Rose ...
von außen aber ist es robust und fest ... so prallt ab, was nicht gut
ist ...
prallt zurück ...

Und wenn es notwendig ist, ist Ihre Schutzhülle wehrhaft ...
blitzartig kann sie Krallen ausfahren ... wie eine wütende Katze ...
Krallen aus Licht ... Miniblitze ... weisen zurück ... halten ab ...
verteidigen Sie wehrhaft ...«
(*Die Schutzhülle*)

Liebevolle Selbstakzeptanz bahnt unbewusste Arbeit

Dies geschieht durch innere Wertschätzung. So können im hypnotischen Zustand tiefe, oft unausgesprochene Wünsche behutsam erfüllt werden:

»Sie atmen ruhig und tief ... und beim Ausatmen nennen Sie Ihren Namen ...
den Namen, den Sie für sich mögen ... vielleicht sogar Ihren Kosenamen ...
oder einen Wunschnamen ...
bei jedem Ausatmen ... immer, wenn die Luft gleichmäßig hinausströmt, nennen Sie sich beim Namen ... liebevoll ... wertschätzend ... jetzt!«
(*Wie eine Feder*)

»Alles um Sie herum unwichtig ... die Sicherheit des Lebens ist da ...
alles ist für Sie da ... und mit allem Recht erlauben Sie sich Ihren Schlaf ...
gönnen ihn sich, tiefer als tief ... einfach wegdriften ... und erholen ...
tiefer als tief ... in wunderbar wohltuendem Sein ...«
(*Wie eine Feder*)

»Ich verspüre die innere Kraft, die in mir strömt und mir hilft,
leichter auf mich zu schauen und Stress besser abzuwehren ...
ich verspüre die innere Liebe, die in mir strömt und mir hilft,
mich auf reifere Art zu verwöhnen ...«
(*Mein Körper von morgen*)

»Ich gehe gut mit mir um ... ich spreche liebevoll mit mir ...
ich ermuntere mich ... und spiele in dieser fröhlichen Art, die mir eigen ist ...
und meinem Temperament entspricht ...«
(*Die weiße Taube*)

»... ich traue mich, denn ich habe Vertrauen in mich ...«
(*Fruchtstärke*)

Verträumte Fragen wollen keine Antwort

Diese Fragen zielen nicht auf eine Antwort. Sie übermitteln eine Botschaft. Die Frage »Wie wird es mir gelingen?« stellt als gegeben hin, *dass* es gelingen wird. Es geht nur um das Wie:

»Wie wird es mir gelingen, aus meinem Körper von heute meine wirkliche
Gestalt ...
die besondere Form und meine verborgene Schönheit
herauszuschälen ...
herauszumodellieren wie ein Bildhauer?«
(*Meine wahre Gestalt*)

Und hier gibt es einen Weg, und wirklich, trotz unguter Prognose, gibt es ein neues Leben:

»Welches ist Ihr erfolgreicher Weg ... in Regeneration und Kräftigung ... ?
Wie ist Ihr erfolgreicher Weg ... andere in Erstaunen zu versetzen ... ?
Wo ist Ihr erfolgreicher Weg ... in die Genesung ... ?
Und der Geist ... ohne bewusstes Wissen ...
forscht ... unablässig ... feinfühlig ...
und findet genau heraus:

Wo sind die Verbindungen ... die Brücken und Wege ...
in die Zukunft ... eine lebendige ... Zukunft ...?

In ein neues Leben!«
(*Mit unbeirrbarem Glauben*)

Magische Momente faszinieren

»Eine Möwe fliegt über das weite Meer ...
und am Horizont zieht ein Segelschiff mit strahlend weißen Segeln
vorüber ...
gemeinsam wirken sie wie ein Versprechen ...«
(*Die kleine Sanitäterin*)

Weißes schwebt anmutig über blaue Weite, Weißes segelt am weiten, blauen Horizont dahin. In Hypnose aufgenommen und in innere Bilder umgesetzt, mag diese Farbkomposition tiefe innere Ruhe auslösen und sich auf magische Weise einprägen, zudem noch gekoppelt mit einem verheißungsvollen Versprechen. In diesem Fall das der Gesundung der kleinen Valentina.

Wasserseide klärt die Haut:

»Berühren Sie doch mal vorsichtig den glitzernden Vorhang aus Wasser
mit den Fingerspitzen! ... Betasten Sie das sprühende Nass!
Gleiten die Finger durch das fallende Wasser nicht wie durch feine Seide?

So schön ... so weich ...
diese wassergetränkten Perlen, die in der Sonne funkeln ...
wie verzaubert ... ?«
(*Träum dich schön!*)

Sterne rieseln Silberstaub:

»Und solange es notwendig ist, lassen Ihre Sterne nachts im Schlaf
feinen Silberstaub herniederrieseln. Es fühlt sich an wie eine zarte Berührung, ein leichtes Kitzeln. Dabei passiert immer ein kleines Wunder.
Es löst sich Altes, Untaugliches, und Neues erhält Raum.«
(*Sternbild*)

Schokolade umschmeichelt Gelenke:

»Das Moorwasser mit seinen Mineralien trägt dich ...
meine Stimme trägt dich ... dein Atem trägt dich ...
und du bewegst dich in weichen Bewegungen durch die schokoladige Masse ...
fühlst die feinen Substanzen der Natur direkt auf deinem Körper ...
die feinen Fasern des Torfes streifen dich ... streicheln dich ...
und du weißt: ›Hier im Schoß von Mutter Erde bin ich für meine Heilung richtig!‹«
(*Sonnenwarmes Moorbad für Rücken und Gelenke*)

Während in der Blauen Grotte das einzigartige Echo den heilsamen Ton angibt:

»Und wenn du deinen Namen rufst, dann bringt das Echo ihn zurück ...
mit einem wunderbaren Klang ...
so klar und rein ... wie ein besonderer Gesang ...«
(*Die Blaue Grotte*)

Und das Reh hinterlässt geheimnisvolle Zeichen im weichen Waldboden:

»... und wieder tritt das Reh aus dem Wald hervor, den Kopf erhoben wittert es und schaut Sie ruhig an ... es streift sehr dicht und zutraulich an Ihnen vorbei ... fast können Sie sein samtiges Fell berühren ... den warmen, lebensvollen Atem spüren, der aus seinem Windfang (*seinen Nasenlöchern*) strömt ... es schreitet anmutig über die Lichtung ... verschwindet wieder im Dickicht ... und hinterlässt im weichen Boden des Waldes nur die Trittsiegel seiner schmalen Schalen (*Hufe*) ... gleich einer Botschaft an Sie ...«
(*Das Reh des Unbewussten – romantische Heiltrance*)

Die Struktur der Hypnose, poetisch angereichert

In diesem Kapitel wird die Gestaltung einer Hypnoseanleitung in den folgenden 13 Schritten chronologisch aufgezeigt und wiederum anhand von Textbeispielen illustriert:

- *Schritt 1:* Persönliche Anrede und Eröffnung des hypnotischen Raumes
- *Schritt 2:* Benennung der Zielsetzung, der Aufgabe oder des Themas der Hypnose
- *Schritt 3:* Erwecken von Neugierde und Hoffnung, was Hypnose bewirken kann
- *Schritt 4:* Induktion – Die Einladung auf die Trancebühne
- *Schritt 5:* Dissoziation, vor allem aber Assoziation
- *Schritt 6:* Positive Altersregression
- *Schritt 7:* Erleben von Ressourcen und Stärken
- *Schritt 8:* Utilisation, die Nutzung der Trance
- *Schritt 9:* Altersprogression, der Sprung in die Zukunft
- *Schritt 10:* Suggestion und posthypnotische Suggestion
- *Schritt 11:* Abrundung und Vertiefung der Hypnose – Die Integrationsphase
- *Schritt 12:* Hochwirksame Abschlusssuggestion mit Depotwirkung
- *Schritt 13:* Chronologische Abfolge einer Textreihe im Laufe einer längeren Therapie

Schritt 1: Persönliche Anrede und Eröffnung des hypnotischen Raumes

»Liebe Valentina, jetzt machen wir eine schöne Hypnose für dich, damit es dir und deinem Darm besser geht!«

»Lieber Herr Überflieger, diese Hypnose wird Sie sicher durch Ihre Prüfung begleiten!«

Die persönliche Anrede am Anfang der offiziellen Trance wird sehr geschätzt, bedeutet sie doch: Diese Hypnose gilt ausschließlich mir, ist abgestimmt auf mich. Gleichzeitig wird der hypnotische Raum eröffnet und auf die Trancebühne eingeladen, was bedeutet: Diese Situation ist Hypnose. Allein die Definition der Situation als Hypnose wirkt wie eine Tatsache. Hypnotische Reaktionen erfolgen zügig, und willkommene hypnotische Phänomene treten leicht zutage.

Wenn wir Therapeuten in diesem Moment unsere Atmung beruhigen, uns zurücklehnen und unsere Stimme verändern, ist in Sekundenschnelle eine atmosphärische Veränderung im Raum, die den Übertritt in einen anderen Bewusstseinszustand ermöglicht. Nach Jeff Zeig (2015, S. 131) soll Erickson in dem Moment, wenn er mit der Hypnose begann, nach unten geguckt und Richtung Boden gesprochen, und damit den Eindruck erweckt haben, als käme seine Stimme von überall her. Tatsächlich ist besonders das Spiel mit der Stimme ein machtvolles Instrument in der Hypnose. Die Situation wird als hypnotisch wahrgenommen.

Schritt 2: Benennung der Zielsetzung, der Aufgabe oder des Themas der Hypnose

Ein einleitender Satz oder Prolog informiert kurz und benennt klar und deutlich die Aufgabe der Hypnose, wie die folgenden Beispiele zu den Themen zeigen, die den Auszügen jeweils vorangestellt sind.

- Ausgeglichenheit und Standfestigkeit im Klimakterium:

  »In dieser Hypnose werden Sie erleben, wie es Ihnen dank Ihrer Fantasie und Vorstellungskraft ... aber vor allem unbewusster Vorgänge ... gelingt, sich besser zu fühlen ... wieder ins Lot zu kommen ... und in Ihre Stärke ...«
  (*Die schöne Kriegerin*)

- Selbstachtung ... Selbstwert ... Selbstbewusstsein ... Lebensfreude ... im Nikolaussack:

  »Heute ist der 6. Dezember, und der verspricht die ... Nikolaushypnose ...«

- Freies Durchatmen bei chronischer Sinusitis, allergischem Asthma, Pollenallergie:

  »Jetzt werden Sie eine wunderbare Hypnose erleben, damit sich Ihre Atemwege klären, Ihre Schleimhäute beruhigen und die Atemmuskeln entspannen.

  Sie werden danach besser Luft holen, freier und leichter durchatmen können …
  und sich insgesamt wohler fühlen.«
  (*Golden Beach*)

- Heilsamer Abstand zwischen Kopf und Bauch bei Colon irritabile:

  »Eine wundervolle Hypnose für Sie … für Ihren Kopf … Ihren Bauch … und im Besonderen für Ihren Darm …«
  (*Einfach mal chillen*)

- Beim Zahnarzt entspannt am Strand:

  »Sie wünschen sich, dass es Ihnen vor, während und auch nach der Behandlung beim Zahnarzt gut geht. Dafür machen wir jetzt eine schöne Hypnose mit auf Sie abgestimmten Suggestionen.«
  (*Lavendelblau*)

- Begegnung eines Rückfalls, ausgelöst durch aktuelle Probleme, Konflikte, Belastungen:

  »Sie durchleben momentan eine Zeit der großen Belastung …
  der großen Herausforderung und der großen Gefühle …
  und da ist es wichtig, dass sich das Symptom schnell wieder auflöst …
  Ihr System sich beruhigt … und Sie wieder stabil werden …«
  (*Rückfall? Reset in die Ressourcen!*)

- Hypnotische Abkühlung klimakterischer Hitzewallungen:

  »In dieser Hypnose lernen Sie, sich selbst so zu beeinflussen, dass Sie sich sowohl psychisch entspannter und stabiler als auch körperlich ausgeglichener und wohler fühlen. Sie werden die Hitzewallungen reduzieren, weil Sie dank Ihrer Vorstellungskraft und hypnotischer Phänomene Ihre Körpertemperatur selbst herunterkühlen, bis es angenehm für Sie ist.«
  (*Eisblumen*)

- Gewichtsabnahme:

»Sie haben den großen Wunsch, überflüssiges Gewicht zu verlieren ...
und ... Wünsche sind dafür da, erfüllt zu werden ...
und ... der erste Schritt dahin ist die ... Apfelhypnose ...«
(*Die Apfelhypnose*)

- Nebenwirkungen der Chemotherapie im Positiven beeinflussen:

»Jetzt kommt der Frühling, die Sonne scheint kräftiger, die ersten grünen Blättchen zeigen sich, die Vögel zwitschern und fangen an, ihre Nester zu bauen. Es riecht nach frischer Erde, und da ist es doch nur folgerichtig, dass es Ihnen besser gehen sollte, wo Sie doch so viel überwunden haben und das Erwachen des neuen Lebens in sich mehr und mehr wahrnehmen können.«
(*Die heilende Haut*)

- Guter Schlaf mit schönen Träumen:

»Gute, schöne und heitere Träume können uns bereichern und beflügeln. Schlechte Träume und Albträume dagegen können unseren Schlaf empfindlich stören und den kommenden Tag beeinträchtigen. In Hypnose ist es aber möglich, unser Traumgeschehen positiv zu beeinflussen, ja, wir können heitere, schöne und sogar wegweisende Träume anregen ...
So lehnen Sie sich einfach genüsslich zurück und schließen die Augen, falls Sie sie nicht schon geschlossen haben.«
(*Die lachenden Träume*)

- Unterstützung körperlicher Heilung:

»Dies ist Ihre hochwirksame Doppelhypnose für Loslassen und Neuorientierung ... Wanderung durch den Körper und heilsame Begegnung ... Sie liegen da ... Sie atmen ruhig und sind offen dafür, dass sich ereignet, was sich ereignen soll, weil es für Sie gut ist ...
und es ist gut, weil es sich unbewusst ereignet.«
(*Das Reh des Unbewussten – romantische Heiltrance*)

- Stimmungsaufhellung:

»An einem herrlich grauen Novembertag ist es draußen ungemütlich ... kalt ... stürmt und regnet ... genau richtig, um es sich im Haus gemütlich zu machen ...

Eine Kerze brennt ... und Sie schauen in die Flamme der Kerze ...
Ihre momentanen Gedanken und Gefühle sind Basis für diese Hypnose ...
stimmen auf Ihr Thema ein ... sind Voraussetzung für Veränderung ...«
(*Ein herrlich grauer Novembertag*)

Schritt 3: Erwecken von Neugierde und Hoffnung, was die Hypnose bewirken kann

Das Ankündigen schöner Überraschungen und das Säen guter Ideen leiten auf angenehmste Weise die Hypnose ein:

»Hypnose ist ein schöner Zustand ...
in dem wir uns wohlig getragen fühlen ...
in Hypnose sind wir unseren Stärken ganz nah ...
wir empfinden glasklare Kontrolle über unser Sein ...
so stellen Sie sich jetzt auf Genießen ein!«
(*Hypnoseperlen – Hypnose spielend lernen*)

»Denn wenn Sie die Augen geschlossen haben ... und sich zurücklehnen ...
und mir zuhören ... können Sie auf besondere Art und Weise ...
interessante Dinge erleben:
tiefe Ruhe ... großes Behagen ... schöne Bilder ... gute Gefühle ...
neue Sichtweisen ... und erstaunliche Erfahrungen ...
einfach schön!«
(*Die goldfarbene Wolke*)

Schritt 4: Induktion – Die Einladung auf die Trancebühne

Abgesehen davon, dass der hypnotische Prozess schon beginnt, sobald der Klient oder Patient mit dem Therapeuten zusammentrifft, ermöglicht die literarische Sprache, sich die traditionelle, langweilige Induktionstechnik über Fokussierung der Aufmerksamkeit, Zählen, Atemtechnik und gängige Suggestionen zu sparen. Angebote, die schmunzeln lassen, erlauben, der Kontrolle über sich immer gewahr zu sein und auf selbst gewählte Weise den Trancezustand zu vertiefen. So treten leicht hypnotische Phänomene auf, verbunden mit lebendigen Bildern und eventuell starken Gefühlen:

»Und nun liegen Sie ganz entspannt ... sehr schön ...
und Sie brauchen nichts mehr zu tun ... und nichts mehr zu verstehen ...
nichts muss ... alles kann ...
denn in Hypnose zu gehen ist wie weg vom Alltag zu sein ...
keine Verpflichtungen ... einfach Urlaub ... egal wo ...
am Meer ... auf einer Insel ... auf einem anderen Stern ...
einfach sein ... und genießen ...«
(*Die nachtblauen Samtvorhänge*)

»Sie sind gemütlich zurückgelehnt ... schmunzeln leicht ...
die beste Voraussetzung für Hypnose ...
für die besondere Hypnose heute ...
Sie atmen ruhig ... ein tiefer Atemzug ... schön ...
und schon sind Sie auf dem Weg ...«
(*Die venezianische Maske*)

Hier wird auch gezählt, aber ein bisschen anders:

»Und während ich von eins bis sieben zähle ... fühlen Sie sich immer wohler ...
1 ... Sie verspüren Leichtigkeit ... für ein Thema, das Leichtigkeit liebt ...
2 ... Ihr Unbewusstes freut sich schon ...
es hat sich vorbereitet und setzt sich nun in Gang ...
3 ... denn eine Hand wird gleich leichter ... so beginnt unbewusste Arbeit ...
leichter und leichter ... während Sie hier ruhen ...
4 ... und vielleicht gleichermaßen ... in den Frühling hinausschweben ...
wo schon Blumen blühen ... sie verkünden eine wunderbare Zeit ...
erfüllen die Luft mit ihrem Duft ... und dem romantischen Klang des Frühlings ...
5 ... ›Frühling lässt sein blaues Band ... wieder flattern durch die Lüfte‹ ... und was geschlafen hat ...
6 ... erwacht wieder ... die Vögel wärmen sich im Sonnenbad ... zwitschern ...
7 ... und Sie, Sie fühlen sich einfach nur noch wohl.«
(*Wenn der Frühling kommt ...*)

Schritt 5: Dissoziation, vor allem aber Assoziation

Ziel ist hierbei das Wegführen vom äußeren Hier und Jetzt oder vom Schmerz und Symptom und das Hinführen auf die Trancebühne: weg vom Problem und hin zur Lösung. An einem sicheren, schönen Ort, wo Wohlbefinden erlebt wird, um Kraft zu tanken und Heilung zu stimulieren oder Potenz und Potenziale wachzurütteln.

Hier geht es nur ums Segeln, oder vielleicht doch nicht?

»Sie sind ganz in Ihrem Schiff ... mit geblähten Segeln ... Geknatter ...
Geruch von Wasser ... Kraft des Windes ... zuverlässige physische Kraft ...
der Körper eins mit Ihnen ... und Sie mit ihm ...
zusammen fühlt ihr euch doppelt gut ... hervorragend!

Sie gleiten auf dem Wasser dahin ... ruhig ... gelassen ... gelöst ... sehr schön ...
in entspanntem Körper ... in angenehmer Erregung ... in schönem Gefühl ...
lustvoll und sinnlich ...«
(*Dahingleitend ...*)

Auch hier sind wir am Wasser:

»In Wirklichkeit sind Sie am Strand ... wandern am Saum des Wassers ...
und fühlen sich so richtig wohl ... leicht und frei ... vogelfrei ...«
(*Das Seepferdchen*)

Hier aber auf dem Berg:

»Und immer wieder blasen Sie die feine Feder an ...
sie schwebt in der Luft ...
gleitet auf dem Luftstrom dahin ...
und trägt Sie mit ... nicht ohne Sinn ...
Sie brauchen nicht zu wissen wie ...
die Vogelfeder allein lässt Sie schweben ...
und Sie schweben an einen Ort ... wo Sie so gerne sind ...
in den Bergen, die Ihnen so guttun ...
an einem schönen, warmen Herbsttag ...
genau dahin, hin zu dem schönsten Ort, wo Sie sich am wohlsten fühlen ...

da schweben Sie mit Ihrer Feder hin ...
bis auf die Wiese, die so gut duftet ...«
(*Wie eine Feder*)

Hier floaten wir wieder auf dem Meer und in die Blaue Grotte:

»Wie die Wellen in der Sonne glitzern!
und vielleicht magst du die Hände seitlich ins Wasser halten ...
um ein bisschen zu paddeln ... um ein wenig zu floaten ...
und du atmest ruhig ... langsam und tief ...
und eine sanfte Strömung ... bewegt deine Luftmatratze ...
und damit auch dich...
weiter die Bucht entlang ... hin bis zum Eingang einer
geheimnisvollen Grotte ...
und es ist die Blaue Grotte ...

Neugierig paddelst du hinein in die Blaue Grotte ...
das Wasser ist ganz wundervoll blau ... tiefblau ...
mit lichten Strahlen der Sonne, die fein durchs Wasser gleiten ....
die Luft so klar ... und du füllst deine Lungen mit dieser klaren Luft ...«
(*Die Blaue Grotte*)

Schritt 6: Positive Altersregression

Die positive Altersregression nutzt eine gute Erfahrung oder Situation in der Lebensgeschichte zum Auftanken, Wiederbeleben persönlicher Stärken und zum Erkennen von Kompetenzen, die daraufhin in einen anderen Kontext übertragen werden können:

»Und ... obwohl du hier bist, bist du wirklich mehr in deinem inneren
Erleben ... in dieser Erfahrung: ›Ich bin einfach klasse ... ich kann das ...
ich steh da wie eine Eins ... ich trau mich, denn ich vertrau in mich ...
handlungsfähig und frei.‹«

Schritt 7: Erleben von Ressourcen und Stärken

Ressourcen und Stärken in Hypnose zu erleben, verhilft der Überwindung eines Hindernisses oder der Bewältigung einer Herausforderung:

»Sie sind eine lebendige, tätige Person ... in vielen Bereichen aktiv ... alles anspruchsvoll ... und jetzt sind Sie dran ...«
(*Die Insel der Selbstklarheit – klares Selbstgefühl, reine Haut*)

»Und der Tank füllt sich ... Sie sehen, wie der Pegel steigt ... mit Szenen ... mit Worten ... Sätzen ... Musik ... Farben ... Überraschungen ... Düften ... Sonnenschein ... Erfolgen ... Bildern über Bildern ... Klängen ... Gerüchen ... Gefühlen ... Tagesausflügen ... Sonnenuntergängen ... Vollmondnächten ... dem Gesang der Nachtigall ... beglückende Zeiten ... der Tank füllt und füllt sich ... der Pegel steigt weiter ... bald randvoll ... voll, fast übervoll ... *(Pause)*

Jederzeit und überall sind diese schönen, wunderbaren, beglückenden Erfahrungen abrufbar ... fließen spontan in Sie ein, womit Sie ganz von selbst ... träumend einen schönen Traum träumen ... um alles Äußerliche auszublenden ...
und innere Vorgänge im Guten zu beeinflussen ...«
(*Der Ressourcentank*)

Schritt 8: Utilisation, die Nutzung der Trance

In guter Trancetiefe wird im Gefühl äußerer Sicherheit und innerer Stärke am Ziel der Hypnose gearbeitet: Heilung körperlicher oder seelischer Art, Bewältigung einer Aufgabe, Klärung eines Konflikts, Veränderung schädigenden Verhaltens, Erfüllung eines Wunschs, Entfaltung und Wachstum.

Heilung:

»So probieren Sie doch vorsichtig mehr von dem heilsamen Wasser!
Vielleicht erst mal mit dem Fuß ...
mag sein, das Gesicht erhoben, fallen vereinzelte Wasserperlen direkt auf Ihre Stirn ...
spüren Sie das?
Sie kühlen die Augenlider, benetzen dann die Nase, befeuchten die Wangen,
treffen auf die Lippen und – köstlich – rinnen ein wenig in den leicht geöffneten Mund ... dann, Tropfen für Tropfen ... den Körper hinunter ... besänftigend ... lindernd ...«
(*Träum dich schön!*)

Durchhaltevermögen:

»Glaube und Zuversicht ... lassen – vollkommen unbeirrt – ... die dunklen
Wolken an Ihnen vorübersegeln ... lösen die Schatten auf ... weil Licht
auf sie fällt ... verwehen Sorgen ... mit dem Wind des Südens ... «
(*Mit unbeirrbarem Glauben*)

Tiefe Erholung:

»Sie fühlen um sich belebendes Sprudeln ...
Sie fühlen in sich pulsierendes Strömen ...
Wie lange schon haben Sie sich danach gesehnt ... jetzt erleben Sie es:
... herrlich nachlassen ... erleichternd aufatmen ...
tief auftanken ... vorsichtig aufblühen ...
und während Sie immer noch tiefer in Hypnose sinken ...
wird Ihnen wohler und wohler ...!«
(*Die goldfarbene Wolke*)

Selbstakzeptanz:

»Und während Sie immer tiefer und tiefer in Trance gleiten ...
geschieht etwas wirklich Beeindruckendes:
all das Zuviel an Ihrem Körper wird durchsichtig wie Wasser ...
all die Speckpolster und -pölsterchen ... durchsichtig wie Wasser ...
all die Speckrollen und -röllchen ... durchsichtig wie Wasser ...
Sie sehen durch all das hindurch ...
Und ... Sie erspähen es erst vage ...
nehmen aber bald ... immer klarer ...
das bisher Verborgene wahr ... ja, tatsächlich ...
Sie entdecken die wirkliche Gestalt, die sich in Ihrem Körper verbirgt ...
Sie erkennen Ihre Silhouette ... die klaren Formen ... die
geschwungenen Linien ...«
(*Meine wahre Gestalt*)

Gesund abnehmen:

»Ihr Unbewusstes führt Sie jetzt auf den schönsten Markt Ihrer Wahl ...
die Sonne lacht ... die Stimmung ist heiter ...
Sie spüren den Henkel des geflochtenen Einkaufskorbes überm Arm ...
in der Luft liegt würziger Duft ...
Karotten ... Lauch ... Kohlrabi ... Brokkoli ... Kürbis ... Rote Bete ...
Rettich ... Aubergine ... Tomate ... goldene Maiskolben ... zarte Salate ...
Kullererbsen ...

erdige Kartoffeln ... was auch immer das Herz begehrt ...
von heimischen Landen ... aus exotischer Ferne ...
Sie schlendern entlang den bunten Ständen ... erfreuen sich ...
herrlich selbstvergessen ...
Sie schlendern ... klug geführt ...
Ihre Hand wählt ... klug gelenkt ...
Sie legt intuitiv in den Korb ... was mit feinem Gespür für richtig
erachtet wird ...
und der Korb füllt sich ...«
(*Auf dem Gemüsemarkt*)

Entfaltung und Wachstum:

»Zu Ihrer Überraschung finden Sie hier einen kleinen Kasten aus Holz ...
aus einem schönen Holz ... vermutlich Lindenholz ...
Auf dem Kasten steht Ihr Name ...
Es liegt darin ein Same ... geformt wie ein kleiner Segelflieger ...
mit kostbarer Fracht in einem pelzigen Kügelchen ...
wohl der Same einer Linde ...

Sie nehmen den Samen an sich ... fühlen ihn zart in Ihrer Hand ...
gehen hinaus in den Park ...
finden den richtigen Platz für einen Baum ...
und graben ein kleines Loch ...
Sie befeuchten den Samen mit Ihrer Spucke ...
und setzen ihn in die Erde ...
Sie füllen das Loch mit Erde auf und drücken sie liebevoll fest ...«
(*Der Lindenbaum*)

Schritt 9: Altersprogression, der Sprung in die Zukunft

Im veränderten Bewusstseinszustand der Hypnose ist das Ziel schon real: z. B. die Genesung, das unbeschadete Durchschreiten einer schwierigen Lebensphase oder die erfolgreiche Beendung einer invasiven medizinischen Behandlung:

»Und irgendwann einmal ... wird diese Zeit Geschichte sein ...
und das Leben wird ganz andere Aspekte haben ...
Aufgaben ... Inhalte ... und Perspektiven.«
(*Mit unbeirrbarem Glauben*)

»Und Sie werden etwas Schönes tragen und ihn genießen, diesen
Sommertag ...
und zurückblicken auf die Zeit, damals, im Winter ...
... und Sie werden zurückblicken auf eine Zeit, die nicht einfach war.

Und sie wird für Sie weit zurückliegen ... fast unfassbar.
Das Gefühl dafür wird verloren sein, nur das Wissen ist verblieben,
dass es etwas gab, was Sie glorreich überwunden haben.«
(*Besuch im Eispalast*)

»Und tatsächlich, es fühlt sich anders an ...
anders wenn ich gehe ...
anders wenn ich Fahrrad fahre ...
wenn ich tanze ...
Liebe mache ...
aber auch schon anders, wenn ich nur vom Stuhl aufstehe ...
mit neuer Leichtigkeit ... Behändigkeit ... Freiheit ...
und das fühle ich jetzt sehr intensiv ...«
(*Mein Körper von morgen*)

»Sie stehen da ... in Ihrem Pavillon ...
elastisch und doch stabil ...
federnd und doch unerschütterlich ...
der Blick nach vorne ... das Ziel fokussiert ...
entspannt ... in Ruhe ... und ganz bei sich ...
Welch schöne Stimmung ... welch Leuchten in Ihren Augen ...
eine reife, schöne Kriegerin ...«
(*Die schöne Kriegerin*)

Der Prototyp einer hypnotischen Vision des Zielzustands ist der auf die »Nacht mit dem Wunder« folgende Tag, an dem alle positiven Aspekte der Veränderung in Trance schon akribisch wahrgenommen und somit für die Wirklichkeit gebahnt werden.

Schritt 10: Suggestion und posthypnotische Suggestion

Im letzten Drittel der Hypnose werden maßgeschneiderte, zielgerichtete Anregungen gegeben, die im Unbewussten haften bleiben wie eine angenehme Aufforderung, ein tragendes Gefühl, ein belebendes Bild. Natürlich sollen die Suggestionen nie manipulativ oder Einflussnahme von außen sein, sondern immer dem Wesen des anderen entsprechen und nur ein Anschub sein für die weitere Ausgestaltung der vielen Möglichkeiten, die jeder in sich birgt, egal unter welchen Bedingungen.

Der Wanderer in der Nacht fühlt sich immer sicherer:

»Und da wir diesen Waldspaziergang aufgenommen haben ... wirst du ihn dir noch mal anhören können ... dann wirst du noch tiefer in Hypnose gehen ... und wirst alles noch intensiver erleben ... dich immer noch sicherer fühlen ... und aus dem alten Gefühl herauswachsen in ein neues Gefühl ungeahnter Freude hinein ... in dem du so glücklich bist ... mit dem Stück Natur, was dir, in der Stille der Nacht, nur dir allein gehört ...

Und so kannst du das noch genießen ... und dann einfach die Hypnose abschließen ... weil du genug gelernt ... genug erfahren ... genug erlebt hast ... und die Veränderung geht Schritt für Schritt vor sich ... mit jedem Schritt, den du auf dem weichen Waldboden vorwärts machst ...«
(*Im Zauberwald bei Nacht – Licht ins Dunkel bringen*)

Der Zahnarztpatient freut sich schon auf die Terrasse über den Lavendelfeldern:

»Je näher der Termin kommt ... umso ruhiger fühlen Sie sich ... weil Sie wissen, Sie werden automatisch auf Ihrer Terrasse sein ... und das können Sie immer wieder ausprobieren, bis es Routine für Sie ist ...

Und ... wenn Sie diese Hypnose wieder hören ... ist auf Ihrer Terrasse ist wahrscheinlich eine andere Blüte aufgeblüht ... oder eine verblüht ... und entwickelt schon eine kleine Frucht ... und mit Neugierde werden Sie alles betrachten ... werden wieder ein bisschen putzen und polieren und zurechtrücken ... die verblühten, verwelkten Blätter entfernen ... damit alles prächtig aussieht ... und Sie sich wohlfühlen ... und herrlich frühstücken können ... oder zu Abend essen ... Freunde zum Wein einladen ... diskutieren ... lachen ... und leben ...«
(*Lavendelblau*)

Schritt 11: Abrundung und Vertiefung der Hypnose – Die Integrationsphase

So schön und inspirierend Hypnosetexte auch sein mögen, berücksichtigen wir doch, dass der hypnotische Raum auf keinen Fall immer mit Worten gefüllt werden darf. Die sich in Trance befindliche Person braucht ausreichend Zeit für innere Reflexion, um unabhängig von allen Angeboten eigene konstruktive Wege zu gehen und Vorstellungen zu entwickeln. Im Energiefeld der stillen Hypnose, das vom Therapeuten getragen wird, vollzieht sich das Wichtige selbsttätig. Diese Integrationsphase ist der abrundende, vertiefende Zeitraum der Hypnose von zwei oder mehr Minuten, in dem – ohne Worte – die Inhalte der geleisteten Hypnosearbeit auf unbewusster Ebene reflektiert und organisiert werden, um anschließend zum Tragen zu kommen. Schweigsam, aber energetisch hoch aufgeladen vollzieht sich ein wichtiger therapeutischer Prozess:

»Lange verbleiben Sie in diesem schönen Sein ...
tief in wohltuender Hypnose ... tanken Sie Kraft ...
und genießen Ihr gutes Gefühl ... Ihr Vertrauen ...
und Ihre wachsende Stärke ...«
(*Die schöne Kriegerin*)

Schritt 12: Hochwirksame Abschlusssuggestion mit Depotwirkung

Die Ausleitung beendet die formale Hypnose, betont aber, dass die heilsame Trance im Körper verbleibt, während die Person selbst frisch und guten Mutes von ihrer »Traumreise zu Ihrer Trauminsel« zurückkehrt, ausgerüstet mit allen förderlichen und heilsamen Utensilien ideeller und fantasievoller Art. Während die Praktiker der traditionellen Methode den Abschluss der Hypnose nüchtern wie folgt formulieren ...,

»*4* – Sie werden immer wacher, *3* – Sie strecken sich, *2* – Sie sind wach,
1 – Sie öffnen die Augen und sind nun vollkommen klar hier ...«,

... nutzen wir die deutlich zu beobachtende Offenheit der aus der Trance erwachenden Person für eine nochmalige Prise Hypnopower:

»So recken und strecken Sie sich ... und entdecken überrascht ...
ein Lächeln auf Ihrem Gesicht ...«
(*Die goldfarbene Wolke*)

»Schritt für Schritt nach vorne gehend ...
Kilo um Kilo hinter sich lassend ... (...)

Sie lassen die anderen arbeiten ... hochprofessionell ...
Sie selbst aber machen frei! Sie gehen angenehm auf Reisen ... juhu!«
(*Das Seepferdchen*)

»Der Kopf wundert sich ... aber auch ... ... und das ist neu:
Er vertraut dem Bauch ...
nach ausgiebigem Chillen, Relaxen, Entdecken, Erkennen und Lernen ...
kehren die beiden irgendwann, Hand in Hand, sehr einträchtig von ihrer Reise zurück ...
heilsame Trance im Bauch ... gelassene Ruhe im Kopf ...
und mit der Zeit wird sich die Symptomatik in ein wunderbares Nichts auflösen «
(*Einfach mal chillen ...*)

»Irgendwann kehren Sie leichtfüßig und froh ...
über sieben Stufen wieder ins Hier und Jetzt zurück ...
immer im Sinn ... die schöne Kriegerin ...«
(*Die schöne Kriegerin*)

»Und erst zu gegebener Zeit ... werden Sie von sieben bis eins zählen und wieder ins ›Hier und Jetzt‹ zurückkehren ... mit einem Lächeln im Gesicht, wie jemand, der etwas wiedergefunden hat ...«
(*Wie eine Feder*)

»So verfolgen Sie träumend Ihr Ziel ...
stetig neu und sich selbst treu ...«
(*Die Apfelhypnose*)

»... und kommst gestärkt und wunderbar gepflegt ins Hier und Jetzt zurück ...
ein Hauch von samtig-dunkler Schokolade auf der Haut ...«
(*Sonnenwarmes Moorbad für Rücken und Gelenke*)

»Ruhe breitet sich aus ... erholsam ... wohlig ...
samtiger Schlaf schließt Sie in seine Arme ...
hüllt Sie für die gesamte Nacht liebevoll ein ...
wie schön! Denn ein guter Tag beginnt mit einer guten Nacht ...«
(*Sieben Schritte in tiefen Schlaf*)

Schritt 13: Chronologische Abfolge einer Textreihe im Laufe einer längeren Therapie

Eine Hypnosereihe zu einem bestimmten Thema gestaltet sich in der Abfolge der Texte ähnlich wie ein mehrere Sitzungen umfassender Therapieprozess:

1) Einführung in Hypnose
wie z. B. in *Hypnoseperlen – Hypnose spielend lernen; Nofretete*
2) Visualisierungen zum Thema (seelisch oder körperlich)
wie in *Mein wunderbares kleines Kino*
3) eventuelle psychotherapeutische Bearbeitung
4) Rückfallprophylaxe
wie in *Rückfall? Reset in die Ressourcen!*
5) Zufriedenheit, Stolz, Würdigung und Konsolidierung des erreichten Therapieziels
wie in *Spaziergang in warmen Herbstfarben*

»... die Natur farbig ... lebendig ... tankt Sonne auf ... es duftet ...
die Kornscheunen sind gefüllt ... aus rotbackigen Äpfeln wird Most gepresst ...
aus glutfarbenen Trauben Wein gekeltert ... die Mühe des Jahres hat sich gelohnt ...
der Herbst bringt die Ernte ein ... die Zeit der Erntedankfeste ... eine schöne Jahreszeit ... und Sie ... Sie beobachten erfreut die Ausheilung Ihrer Haut ...
Sie haben dafür gesorgt, dass ... in wunderbarer Abstimmung mit dem Körper ...
bis in feine hormonelle Vorgänge ... endlich Ruhe einkehrt ...
und die Haut sich ausheilen und regenerieren konnte ...
besänftigen und ausgleichen ... und sich frisch und neu nachbilden ...«
(*Spaziergang in warmen Herbstfarben*)

Teil 2: Poetische Hypnose in der Praxis

Die Geschichte der Hypnosetexte dieses Buches

Jeff Zeig schreibt in dem Kapitel »11. Die Sprache der Hypnose – Mikrodynamische Möglichkeiten des ansehnlichen Verpackens« seines Buches *Hypnotische Induktionen* (Zeig 2015, S. 172 f.):

> »So wie das Schreiben von Gedichten den Dichter zwingt, ungewöhnliche sprachliche Formen wie Reime, Alliteration und Metaphern zu verwenden, müssen auch Hypnotherapeuten zu ungewöhnlichen Kommunikationsformen greifen. Wenn Emotionen oder ›Zustände‹ beeinflusst werden sollen, ist es unverzichtbar, ungewöhnliche Sprachformen zu nutzen. Die Sprache der Hypnose ist eine poetische Sprache, die eine evokative Wirkung entfalten soll.
>
> Durch die Nutzung besonderer Sprachformen fördert der Therapeut die Vertiefung, die implizite Responsivität und die Dissoziation, er modifiziert die Erlebensintensität, das Gewahrsein, und außerdem definiert er die Situation als Hypnose.«

Die hier präsentierten Texte sind das Ergebnis einer in diesem Sinne geleisteten praktischen Arbeit. Sie spiegeln das Repertoire wider, das ich verwende, wenn ich in einer Therapiesitzung ausschließlich mit sogenannten Fantasiereisen arbeite. Wer mich als Dozentin und Buchautorin kennt, weiß, dass ich selbstverständlich auch die dialogische Trance in Kombination mit diversen anderen Techniken, wie dem »Aussteigen aus der Symptomtrance«, anwende. Aber vor allem halte ich die Kommunikation mit dem Unbewussten unter Einsatz der Ideomotorik für geradezu genial und mache ausgiebig von ihr Gebrauch.

Zielsetzung, Struktur, Rahmengeschichte, Inhalt, Fantasiereisen, Wortwahl, Witz und Suggestivkraft jeder Tranceanleitung sind Ergebnis einer ursprünglich realen individuellen Begegnung mit einem Menschen im Rahmen einer Therapiesitzung. Was in der ersten Hälfte dieser gemeinsamen, »prähypnotischen« Zeit besprochen, entdeckt und erarbeitet wird, spiele ich in der anschließenden Trance »positiv aufgeladen zurück«. Als Therapeut selbst im hypnotischen Flow und zugleich hoch konzentriert und auf den anderen fokussiert, generieren sich automatisch individuelle, passende Bilder, Szenen, Geschichten im Sinne der jeweiligen Zielsetzung.

Die poetische Hypnosesprache entlastet und befreit den in Trance befindlichen Zuhörer dabei vollkommen von bewusster Mitarbeit und regt somit komplexe Leistungen auf der unbewussten Ebene an.

Interessanterweise gab es nie Klagen bezüglich der poetischen Formulierungen, auch nicht von den nüchternsten Menschen. Es muss ja auch nicht unbedingt das sinnbildlich zarte Schneeglöckchen sein, das dem Frost trotzt und Widerstandskraft symbolisiert. Es kann auch der Fels in der Brandung sein. Wer kein Murmeltier kennt, kann vielleicht mit dem Fischotter etwas anfangen. Wer nicht tanzt, mag vielleicht das Segeln. Meist gelingt es uns Therapeuten intuitiv, dem anderen zu begegnen.

Inspiriert mich ein Mensch und seine Geschichte, gefällt mir eine Hypnose im Nachhinein besonders gut oder hat sie eine überraschend positive Wirkung, transkribiere ich sie und modifiziere sie so, dass sie auch für andere Menschen, die ich ja gar nicht kenne, und die sich trotzdem angesprochen und verstanden fühlen sollen, nützlich sein kann. Auch mir unbekannte Personen, die mit den vorliegenden Texten oder mit Audioanleitungen für ihre jeweiligen Ziele Selbsthypnose üben möchten, sollen beim Nutzen der Tranceanleitungen schnell Vertrauen in die für sie neue Situation gewinnen und sich wohlfühlen. Es gilt, zuerst die Hypnose als solche zu definieren, Neugier auf innere Veränderung zu wecken und dann eine gute Hypnose zu bieten für Menschen, die vermeintlich noch nie in Hypnose waren. Auch ist die erwähnte innere »Trancebühne« zu schaffen, etwa der beliebte Strand mit dem feinen, weichen Sand, die Waldlichtung mit dem bezaubernden Reh oder der Pavillon im Park mit den Statuen und Springbrunnen. Es soll ein Gefühl von Sicherheit und Kompetenz erfahren und ein gutes Befinden erlebt werden, ein Setting, das Veränderungen erlaubt, heilsam ist und auch nach der Hypnose anhalten soll. Und in dieser Fassung liegen die Hypnosen in Teil 3 vor.

Manchmal genügt schon eine einmalige Sitzung mit einer Hypnose. Wenn wir aber vor dem Hintergrund der Plastizität des Gehirns eine gewisse Dauer, die ein Transformationsprozess braucht, zugrunde legen, um das in Hypnose Erlebte zuverlässig neu zu bahnen und zu verankern, ist das wiederholte Praktizieren ein und derselben Trance angezeigt.

Die poetische Hypnose und ihre therapeutische Wirksamkeit

Alle in Teil 3 veröffentlichten Texte haben hohe Wirksamkeit bewiesen, was ein kleiner Ausschnitt von Rückmeldungen belegen mag. Auch die Expertise von professioneller Seite bestätigt den therapeutischen Effekt.

1) Feedback 4 Wochen nach der Hypnose *Im Zauberwald bei Nacht – Licht ins Dunkel bringen* (Auflösung von Dunkelangst):

> »Ich war am Wochenende in der Lüneburger Heide und nachts mit den Hunden noch eine Runde laufen. Es war stockdunkel und ohne Taschenlampe wäre ich sicherlich mehrmals gestürzt. Ich war völlig entspannt und hab erst nach einer Weile überhaupt bemerkt, dass irgendwas anders ist …«

Typische Veränderung durch Hypnose. Man stellt oft erst nachher überrascht fest, dass etwas anders ist. Herzlichen Glückwunsch dem fabelhaften Unbewussten!

2) Die Mutter der *Kleinen Sanitäterin* und der Luftmatratzenpaddlerin in *Die Blaue Grotte,* den Hypnosefantasien für eine 13-Jährige mit Morbus Crohn, lässt mich 2 Monate nach den stattgefundenen zwei Sitzungen wissen:

> »Valentina *(Name verändert)* geht es im Moment vergleichsweise gut. Sie hat zwar immer noch Schmerzen, es sieht aber so aus, als seien sowohl die Häufigkeit als auch die Intensität geringer geworden. Der für die Gastroenterologen wichtige Calprotectinwert lag im Dezember erstaunlicherweise fast im Normbereich. Valentina macht weiterhin jeden Tag fleißig Hypnose mit den Audiodateien der Sitzungen bei Ihnen.«

Update nach 14 Wochen:

> »Zum zweiten Mal sind nun Valentinas Werte im Normbereich. Die Bauchschmerzen sind immer noch da, aber es scheint mir, als wären sie viel weniger belastend. Auch die guten Nachrichten stimmen meine Tochter sehr positiv.«

4 Monate nach der Intervention hält die Verbesserung weiter an.

3) Nach der Hypnose *Wie eine 1 – Innere Ruhe und Stabilisierung für die Prüfung* fragt (sich) ein Student:

> »Was war eigentlich noch mal Prüfungsangst? Erstaunt war ich dann, mit welcher Ruhe und Gelassenheit Prüfungen möglich sind. So entspannt war ich noch in keiner Prüfung.«

4) Rückmeldung auf die Hypnose *Diamant der Stärke* bei Burn-out:

> »… so poetisch, zauberhaft und heilsam, dass ich mich vertrauensvoll spontan darauf eingelassen und auf heilsame Reise in die inneren Welten begeben habe, um danach gestärkt und voller Energie wieder zurückzukehren.«

5) Und selig jemand, der wieder schlafen kann:

> »Ich habe nach den romantischen *Nachtblauen Samtvorhängen* seit Langem mal wieder 7 Stunden ohne Unterbruch tiiief geschlafen … und dann das Aufwachen! Einmalig erholt!«

Elisabeth Gödde, Prof. Dr. med. habil., Fachärztin für Humangenetik und ärztliche Psychotherapeutin, klinische Hypnotherapeutin (DGH), hat vier von den in Teil 3 vorliegenden Textreihen auf ihre therapeutische Wirksamkeit hin getestet. Sie schreibt darüber:

Zu den Hypnosen 77–80 in Abschnitt XV *Seele und Bauch auf wundervoller Reise*

Der Darm als großes und wichtiges Organ arbeitet unermüdlich und zumeist unbemerkt im Inneren des Bauches. Wird er, durch was auch immer, gereizt oder ist gar entzündet, leidet der Mensch, ist nicht nur im Wohlbefinden gestört, sondern kann häufig auch nicht mehr seinem normalen Alltag nachgehen. Zusätzlich quälen die notwendigen diagnostischen Maßnahmen sowie die indizierten

Therapien. Entspanntes Zurücklehnen scheint nicht mehr möglich – jedoch: das muss nicht so bleiben!

Wer sich regelmäßig die Zeit nimmt für einen Rückzug in eine heimelige Atmosphäre, um mit dem angenehmen Zustand der Hypnose vertraut zu werden, und sich nach und nach in heilsame Trance führen lässt, kann darauf vertrauen, dass Selbstheilungsprozesse beginnen und Entzündungen zum Abklingen gebracht werden. Gedankenkarussells werden unterbrochen und können mit der Zeit sogar verschwinden. Gesundes kann sich wieder entfalten.

Die erste Tranceinduktion ist eine behutsame Einführung und auch für Ungeübte eine sichere Möglichkeit, ganz für sich und in eigener Verantwortung in der Geborgenheit des eigenen Zuhauses zu beginnen, mit dem kranken Darm wieder Frieden zu schließen. Die weiteren liebevoll umschmeichelnden Texte sprechen fantasievoll und poetisch alle Sinne an, geben die Führung an die zuverlässige Atmung ab und steuern tief im Unbewussten auf neuen Wegen zurück zum natürlichen gesunden Rhythmus. Mit der Zeit kann der heilende Darm wieder zu dem in Dunkelheit und Stille kräftig arbeitenden Organ werden, das gesunde Lebendigkeit und Lebensfreude ermöglicht.

Zur Hypnose 34: *Wie eine Möwe im Aufwind* zur Stabilisierung und Vitalisierung bei depressiver Verstimmung

Die aufeinander aufbauenden Hypnoseanleitungen sind für die individuelle Selbsttherapie konzipiert. Sie holen vielleicht noch skeptische Anfänger ab, ermuntern sie, in die Ruhe zu gleiten, sich selbst (wieder) zu vertrauen. Schnell können sie sich überzeugen, dass sie getragen werden von einfühlsamen Worten, die Ruhe, Zuversicht und Geborgenheit anbieten, gleichzeitig aber durch das formale »Sie« in respektvoller Distanz bleiben und die Regie bei den Anwendenden belassen.

Ruhig und regelmäßig atmen – den Atem erleben. Die eigene Energie (auf)spüren, aktivieren und durch den ganzen Körper strömen lassen, sich getragen fühlen und mit außergewöhnlich schön skizzierten Bildern verschmelzen, während sich die Gedanken sammeln und mit dem Atem davonfliegen, der Körper aus eigener Kraft leichter wird – weil es so seine Natur ist. Mit dieser neuen Sicht Veränderungen akzeptieren und Vergangenes hinter sich lassen, es nicht mehr die Zukunft bestimmen lassen.

Die Hypnoseanleitungen sprechen die Eigenständigkeit und das Selbstvertrauen an und weisen auf eigene Ziele hin. Sie führen über Ruhe und Erholung behutsam zu Vergangenem, wecken dabei auch die Erinnerungen an frohe Bilder, begleitet von guten Gefühlen, und ermöglichen es, auf Abstand zu gehen zu negativen Gefühlen, die im Wind der Zeit verwehen können.

Zur Hypnose 26: *Der Schlafkokon*

Wer hätte ihn nicht gerne? Einen Schlafkokon. Am Abend die Augen schließen, langsam einschlummern und morgens frisch und guten Mutes wieder aufwachen. Doch Arbeitsstress und Gedankenkarussells, Muskelanspannungen und Kopfdruck kennen keine Pausen.

Schrittweise führen die Texte heraus aus dem Alltagsgeschehen hinein in die Geborgenheit des sich entspannenden Körpers. Die Atmung übernimmt die Kommunikation mit der Außenwelt. Selbstständig und zuverlässig in ihrem eigenen Rhythmus atmet sie aus – gibt Spannung ab, atmet ein – bringt tiefere und tiefere Entspannung mit. Getragen von der Zuverlässigkeit der Atmung kann in den verschiedenen Szenarien das eigene Wohlfühlbild gefunden werden.

Einfach nur lauschen, sich von fein perlenden Worten verführen lassen hinein in wohltuende Welten, Körper und Seele einschwingen in kuschelige Wärme, in den eigenen Schlafkokon hinein und dann irgendwann: einfach nur einatmen – ausatmen – einschlafen – ausschlafen, immer wieder, jeden Abend, geschützt und getragen von poetisch so feinen Texten, dass der schnöde Alltag einfach draußen bleiben muss.

Zur Hypnose 68: *Das Seepferdchen*

Gibt es etwas Unangenehmeres als einen Zahnarztbesuch? Wohl kaum! Gibt es etwas Schöneres als Urlaub – Sonne – entspanntes Träumen? Wohl kaum! Und beides gleichzeitig? Wäre das möglich, so könnte der Besuch beim Zahnarzt doch viel zuversichtlicher vereinbart und wahrgenommen werden. Das Bild von gesunden Zähnen, frischem Atem und befreitem Lachen wäre keine Utopie mehr, sondern ein realistisches Ziel.

Hypnose in Eigenregie, abgeschirmt zu Hause, gemütlich hingekuschelt an einem Wohlfühlort, lässt auf innerer Bühne erleben, dass das Unbewusste an einen wunderbaren Urlaubsort verreist – ans Meer, in die Provence. Alle Sinne sind aufmerksam: riechen die gesunde, frische Luft, spüren die wärmende Sonne auf der Haut, das angenehme Licht durch die geschlossenen Augenlider hindurch. Währenddessen arbeitet das professionelle Team zügig, sicher und zuverlässig, und der Mund arbeitet brav mit, wie eine ferngesteuerte Puppe: weiter auf – mehr zu – ausspülen. Kaum hat die Arbeit begonnen, ist sie auch schon getan. So vorbereitet, muss der nächste Zahnarztbesuch nicht angstvoll erwartet werden, sondern kann mit der Zuversicht wahrgenommen werden, dass alles mit der eigenen inneren Distanz routiniert ablaufen kann.

Eine ähnliche Anleitung, die Hypnose 70, *Wer seiner Kraft vertraut, braucht nicht verbissen zu sein,* verführt zu federleichtem Einschlafen und Durchschlafen bis zum Morgen ganz ohne das unbewusste Zähneknirschen. Anspannung, die sich in die Kiefermuskulatur verbissen hat und während der Nacht unkontrolliert arbeitet, schwebt mit dem gleichmäßigen Luftstrom, den die ruhigen, tiefen Atemzüge zuverlässig durch die Muskulatur streifen lassen, nach und nach davon. Die Kiefermuskeln entspannen sich, der Körper sinkt tiefer und tiefer in einen gesunden, erquickenden Schlaf.

Didaktische Erläuterung einzelner Texte

Zum besseren Verständnis der einzelnen hypnotherapeutischen Interventionsschritte sind beispielhaft an fünf der in Teil 3 präsentierten Texte nummerierte didaktische Erläuterungen angefügt. Um den Bezug zu den jeweiligen Hypnoseschritten herzustellen und die Ästhetik der Hypnosen nicht zu sehr zu stören, sind im Text selbst nur die entsprechenden Nummern eingefügt.

Die fünf aufgeschlüsselten Texte sind jeweils unterschiedlichen Themen gewidmet:

1) Unterstützung körperlicher Heilung (Interventionsschritte und Suggestionen):
   Hypnose 10: »*Golden Beach*«
2) Leicht lernen ... gut behalten ... klug wiedergeben ... (für Jugendliche; in 13 Stationen):
   Hypnose 15: »*Helenas Reise durch den Kopf*«
3) Auflösung von Dunkelangst (in 22 Schritten):
   Hypnose 16: »*Im Zauberwald bei Nacht*«
4) Wohlbefinden beim Zahnarzt (Aufschlüsselung der 14 Tranceelemente):
   Hypnose 69: »*Lavendelblau*«
5) Rückfall (13 Schritte bis zur Meisterung):
   Hypnose 93: »*Rückfall? Reset in die Ressourcen!*«

Das 1. Thema war ursprünglich eine einmalige (und erfolgreiche) Intervention. Die Audioversion dieser Hypnose sollte aber nochmals gehört werden.

Die Hypnosen zum 2. und 3. Thema können ein paar Mal praktiziert werden, aber nicht zu oft, weil der Inhalt schnell verinnerlicht ist und erneutes Hören eher langweilt, womit die Wirkung abflacht.

Hypnosen, die körperliche Heilung zum Inhalt haben, können nicht oft genug angewendet werden. Der Körper erholt sich jedes Mal wieder von Neuem und kräftigt sich.

Das 5. Thema, die Rückfallintervention, ist für eine einmalige Anwendung gedacht. Hoffentlich! Sonst muss man sich noch etwas anderes einfallen lassen, wie ein Ritual oder eine andere Art von Auflösung der Problematik.

Poetische Hypnosetexte sprechen

Es ist vollkommen legitim, die in diesem Buch vorliegenden Texte direkt für sich selbst und in der Praxis zu verwenden. Viele der Texte bieten sich geradezu dafür an wie *Die goldfarbene Wolke, Heuschnupfen adieu!, Wie eine 1, Die Schutzhülle* und *Der innere Diamant.* In die Ich-Form übertragen, können sie für sich selbst, in Du-Form gewandelt auch für einen guten Freund oder lieben Familienangehörigen gesprochen werden. Dabei entsteht meist ein Gefühl inniger Verbundenheit, nährend und aufbauend, mit der Freude, zu empfangen und gleichermaßen zu geben.

Beim Sprechen der Texte ist es ratsam, mit dem Herzen voll dabei zu sein, das heißt selbst in die Bilder einzutauchen, den gerade beschriebenen Duft von Moos zu riechen und die erwähnte Quelle plätschern zu hören. Das gelingt leicht, wenn wir immer wieder die Augen schließen und auf der ressourcenvollen Trancebühne selbst mitspielen. So beleben sich die gesprochenen Worte und bekommen Seele. Überraschend viel kann sich ereignen oder zumindest gebahnt werden, und dies erstaunlicherweise und unbeabsichtigt auch beim Anwendenden, dem Hypnotherapeuten selbst.

In den Hypnosetexten finden sich nach einigen sinngemäß zusammengehörenden Worten jeweils drei Punkte, die darauf hinweisen, dass hier eine Pause im Redefluss angezeigt ist. So wird während der gesamten Hypnose immer wieder, aber vor allem vor dem Ende, ausreichend Zeit für Bilder, Empfindungen und tiefe unbewusste Prozesse gewährt, was die Intensität des Erlebens erhöht und als tief befriedigend empfunden wird.

Nach wiederholtem Gebrauch werden sich diese Texte vermutlich auf geheimnisvolle Weise allmählich verändern, sie erhalten neue Details und Inhalte, entsprechen uns selbst besser, sind exakter zugeschnitten auf den Menschen, mit dem wir gerade zusammenarbeiten, auf seinen Kontext und die momentane Situation. Und auf einmal werden Formulierungen über die Lippen kommen, die in Erstaunen setzen.

Jede und jeder von uns hat ein eigenes Repertoire, eigene Vorlieben und Talente. Mag sein, dass dieses wie in *Meine wahre Gestalt* erst noch herausgearbeitet werden muss: *Mein wahres Talent.* Ich persönlich hatte schon immer eine Vorliebe für Reime. Als ich etwa elf Jahre alt war, entdeckte mein besorgter Vater ein von mir beschriebenes Zettelchen: »Des Backfischs Augen strahlend glänzen, bei Rock 'n' Roll und anderen Tänzen.«

Teil 3: Poetische Hypnose in 95 Texten

1 Starter: »Hypnoseperlen« – Hypnose spielend lernen und schon beginnen zu genießen

»Dies ist Ihre Hypnose, vielleicht Ihre erste Hypnose, vielleicht Ihre
aufregend erste Hypnose?
In einer guten Hypnose sind Sie immer in vollem Schutz Ihres
Unbewussten ...
die Hypnose ist nur so tief, wie es richtig für Sie ist ...
sie eröffnet nur so viel, wie es im Moment angebracht ist ...
lässt so viel lernen, wie es gerade Spaß macht ...
und lässt so viel erfahren, bis die Neugierde gestillt ist ...

Hypnose ist ein schöner Zustand ...
in dem wir uns klar ... offen ... und getragen fühlen ...
in Hypnose sind wir unseren Stärken ganz nah ...
Wir empfinden glasklare Kontrolle über unser Sein ...
so stellen Sie sich jetzt auf Genießen ein!

Mit jeder Wiederholung wird die Hypnose besser ...
tiefer ... effektiver ... produktiver ...
und somit wirkungsvoller für Ihr Ziel ...
(*optional:* gesund, mit guter Figur ... in bester Form ...)

Sie sind aufmerksam ... liegen einfach da ...
draußen vergeht die Zeit ... innerlich wird es zeitlos ...
und Sie brauchen nichts zu tun und nichts zu verstehen ...
in Hypnose ist alles willkommen ...
Sie dürfen zuhören ... müssen nicht ...
Sie dürfen verstehen ... müssen nicht ...
Sie lassen nach ... soweit Sie Lust haben ...
und vertrauen sich Ihrer unbewussten Weisheit an ...

Und Sie atmen ruhig ... langsam ... gleichmäßig ...
und kommen mit der Zeit ins Träumen ...

Vielleicht haben Sie Freude an der Vorstellung,
mit dem Fahrrad durch eine schöne Landschaft zu gondeln ...
durch Alleen mit herrlichen alten Bäumen ...
durch Wiesen ... und Felder ...
Kornähren wiegen sich im Wind ... Sonnenblumen nicken Ihnen zu ...

Klatschmohn und Margerite geben der Landschaft muntere Farbe ...
irgendwo liegt ein idyllischer See im Schilf ...

Sie genießen die Fahrt ... atmen tief die Frische der Natur ...
Wind und Sonne im Gesicht ...
der Körper rhythmisch in Bewegung ... wie in Trance ...

Nach einer Weile gönnen Sie sich eine wohlverdiente Pause ...
an einem schönen Platz ... mit weiter Aussicht ...

Sie sitzen einfach da ... ruhig zurückgelehnt ...
und schauen sinnend in den Himmel ...

Da schwebt eine wohlgeformte Wolke heran ...
schwebt näher ... und näher ...
bleibt bald über Ihnen in der Luft stehen ...
eine schimmernde Wolke in zarter Tönung ...

Zu Ihrer Überraschung bilden sich am Bauch dieser Wolke dicke Tropfen ...
und ... nach geraumer Weile ...
fallen wunderbar weiche Hypnosetropfen auf Sie herunter...
in zarter Färbung ...
mit jedem Tropfen ein Klang ... höhere, hellere ... tiefere, dunklere ...
volle Tropfen voller Hypnose ...
und diese Tropfen rollen rund auf Ihrem Körper herum ...
finden den Weg zu Ihrem Bauchnabel ...
perlen durch den Bauchnabel in Ihren Körper herein ...
wogen im Körper herum ...
und die Hypnose breitet sich in Ihnen mit jedem Tropfen immer mehr aus ...
mit jedem ruhigen und befriedigenden Atemzug ... mehr und mehr ...

Ihr Körper entspannt ... Ihr Geist beruhigt ... Ihre Seele durchlüftet ...

Und während ich langsam von 1 bis 7 zähle, sinken Sie in wohliges Gefühl ...
1 ... 2 ... 3 ... 4 ... 5 ... 6 ... 7 ...

Ihr inneres Gefäß ist mit Hypnose gefüllt ... und ...
alle Tropfen, die nun aus der Wolke herabsinken, umsprudeln Ihre Gestalt wie ein Film ...
eine zweite Haut um Ihre Körperhaut ... energievoll und stärkend ...
und das Herz ... pumpt nährstoffreiches Blut durch den Körper ...

überall hin ... wundervoll warm ...
Körper, Geist und Seele widmen sich Ihrem Thema ...
und beschäftigen sich ergiebig mit Ihrem Ziel ...

Alles um sich herum vergessen ... nur noch sein ...
Sie fühlen Ihren Körper satt und warm durchblutet ...
in der Körpermitte ... in den Randgebieten ...
satt und warm durchblutet ...
der Stoffwechsel harmonisch ... der Gewebeaustausch gesund und natürlich ...
alles fühlt sich lebendig an ...
satt und warm durchblutet ...

Ihr Körper freut sich ... der Hypnosesprudel weckt Ihr Körpergedächtnis ...
es erinnert sich, gesund zu empfinden ... gesund zu reagieren ...
nach gesundem Urprogramm ...
und das Körpergedächtnis bringt alles zurück in ausgewogene gesunde Bahnen ...

Im körpereigenen Labor werden alle Botenstoffe passgerecht produziert ...
und fein dosiert ausgeschüttet ... im gesunden Gleichgewicht ...
(*optional:* für gesundes Leichtgewicht ...)

Sie spüren ein tief zufriedenes Gefühl ...
es kommt wie auf samtenen Pfoten ... und das ist mehr als angenehm ...
Sie träumen von Ihrem Ziel ...
und erwecken es träumend zum Leben ...
in Wärme und Licht getaucht ... und vitalisiert ...

Genießen Sie noch ... so lange Sie es schön finden ...
und es Ihrem Körper gefällt ...
und zählen dann im Stillen von sieben bis eins ...
und kommen frisch, wach und sehr klar wieder ins Hier und Jetzt zurück ...
mit Erfahrung in Hypnose ...
und Ihrem Ziel schon einen Schritt näher ...«

1 Der Körper frisch ... die Gedanken ruhig ... die Seele heiter ...

2 »Fruchtstärke« – Kalorienfreie Stärkung für den Selbstwert

»Und du schließt die Augen und lehnst dich zurück...
für eine Hypnose für Selbstwert und Wohlbefinden ...

Wie du in Hypnose gehst, weißt du ja ...
du brauchst dich nur zu erinnern an die letzte gute Hypnose ...
an das angenehme Hypnosegefühl ...
oder an eine ruhig-entspannte Situation ...

Dein Körper erinnert sich an gleichmäßig tiefe Atmung ...
an genüssliche Schwere und Absinken ...
an Weite und Kühle im Kopf ... und Ruhe im Gemüt ...

Einfach sein ... einfach atmen ... und dahinschweben ...
und irgendwo ankommen ... wo es dir gefällt ...
an einem schönen Ort, den du kennst ...
oder gerade neu entdeckst ...

Es gibt Geräusche ... vielleicht Stimmen ...
Geräusche der Natur ... Gerüche ... Farben ...
genau da lässt du dich nieder, als ob du etwas Bestimmtes erwartest ...
und du bist wenig überrascht ...
wie von Zauberhand wird dir eine Obstschale gereicht ...
aus Kristallglas, ... oder Silber ... und darin lecker duftendes Obst ...
wunderschöne Früchte ... sonnengereift ... in prachtvoller Statur ...
herrlich farbig ...
rundum gesund ... und du schaust alle genau an ...
jede einzelne Frucht ...
und auch sie scheinen dich aufmerksam zu betrachten ...

Und du entdeckst deine Frucht ... die lächelt dich heiter an ...
du nimmst sie vorsichtig aus der Schale ... hältst sie in der Hand ...
spürst Ihr Gewicht ...
betrachtest aufmerksam Farbe und Form ...
und das spiegelnde Licht auf der Oberfläche ...

Du führst die Frucht zur Nase ... atmest ihren Duft tief ein ...
vielleicht musst du sie öffnen ... oder schälen?
Vielleicht kannst du einfach hineinbeißen ... vielleicht aber ...
ist es auch nur eine kleine Himbeere,
die du leicht auf die Zunge legst wie eine Oblate ...
ganz fein ... die Zunge wiegt ihr Gewicht ...
und ihr Duft verströmt im Mundraum ...
dann erst kaust du ... wie zärtlich ... deine Frucht ... und schluckst sie ...

Du genießt also ausgiebig die Farbe, die Form, das Gewicht, den Duft, das Aroma ...
und den Geschmack ...

Aber was du bis jetzt noch nicht gewusst hast ... es ist eine Zauberfrucht ...
denn sobald sie deine Kehle als Fruchtbrei hinunterrinnt ...
tatsächlich ...
spürst du eine wohltuende Wirkung ... wie eine innere Straffung ...
und Stärkung ...
denn ... du bist spontan in einer super Situation, in der du dich brillant fühlst ...
körperlich richtig fit ... geistig klar ... zuversichtlich ...
und im Herzen voller Freude ...

Eine Situation ... von perfektem Wohlbefinden auf allen Ebenen ...
jetzt ... live ... lebendig ... in dir ...

Und ... obwohl du hier bist, bist du wirklich mehr in deinem inneren Erleben ... in dieser Erfahrung: ›Ich bin einfach klasse ... ich kann das ... ich steh da wie eine Eins ... ich traue mich, denn ich habe Vertrauen in mich ... ich bin handlungsfähig und frei‹ ...

Und das genießt du jetzt ... genießt es in vollen Zügen ...

(längere Pause)

Sehr gut ... und alles, was an der Situation wichtig ist, wirkt lebendig in dir nach ...

Du fühlst es in jeder Zelle … es tankt dich auf …
und macht dich so richtig glücklich …
du bist ganz hier … und ganz in dir …

Und du brauchst nicht zu wissen, wie diese Erfahrung in dir wirksam wird …
dir frohe, aktive Tage beschert … voller Elan und Zuversicht …

Du wirst aber an der Wirkung mögen …
die innere Ruhe, mit der du am Morgen dem jungen Tag begegnest …
die Gelassenheit, mit der du Hürden nimmst …

Die Zauberfrucht ist dein … und ob du sie siehst, sie riechst, sie fühlst, sie schmeckst … oder ob du einfach nur um sie weißt …
sie wirkt in dir …«

3 »Eiswürfel & Wassermelone« – Erfrischung für heiße Zeiten

»Genießen Sie diese erste Hypnose bequem sitzend oder liegend …
mit geschlossenen Augen.

In Ihnen herrscht Hochsommer … wie ein richtig heißer Sommertag …
wie wenn die Sonne vom wolkenlos blauen Himmel knallt …
die Luft steht …
und die trockene Erde Risse zeigt …

Es ist unerträglich heiß, denn … die Hormone schlagen Kapriolen.

Sie fühlen sich erhitzt … wie heiß gelaufen … die Wangen gerötet …
Schweißperlen auf der Stirn … bald werden sie die Schläfen herunterkullern …
Sie haben das Gefühl, Sie kochen und dampfen wie ein Bügeleisen aus allen Löchern …
und Sie sehnen sich nur noch nach einem:
Linderung … Abkühlung … Erfrischung … Aufatmen!

Und was ist einfacher, günstiger und zugleich effektiver ...
als Ihre Vorstellungskraft und mentale Stärke zu nutzen ...
um sich abzukühlen und sich schnell wieder wohlzufühlen?

Und was macht mehr Spaß, als dafür in eine wunderbar wirksame
Fantasiewelt ...
von Eiskristallen und Eiswürfeln hinabzusteigen ...
ins Reich der gekühlten Wassermelone, Limette und Minze?

So, wenn Sie denn nun drei tiefe Atemzüge machen ...
und entspannt meiner Stimme lauschen ...
tauchen Sie ein ... in Erfrischungswelten ...

Drei ruhige, gelassene und tiefe Atemzüge ... sehr gut ...

Schon wird – fast wie im Film ...
und wie von Zauberhand ... eine Schale hereingereicht ...
eine wunderbare Schale aus Kristallglas ...
in dieser Kristallschale türmen sich herrlich glasklare Eiswürfel ...
daneben liegt eine feine, silberne Zange, mit der man die Eiswürfel
greifen kann ...

So nehmen Sie sich mit der feinen, silbernen Zange einen Eiswürfel ...
betrachten sein Glänzen und Glitzern ...
sofort verspüren Sie ... seine coole Ausstrahlung ...
und spontan bekommen Sie ... eine Ahnung von Gletscherlust ...

Führen Sie nun den Eiswürfel zu Ihrem Gesicht hin ... und ...
streichen mit ihm kühlend über Ihre Stirne ...
von der einen Seite zur anderen Seite!

Die Hitze mindernd ... die Wärme lindernd ...
fahren Sie hin ... und wieder zurück ...
vielleicht in einem kleinen Oval ... ein paar Mal ...

Das hitzige Rot tauscht sich aus in warmes Orange ...
das warme Orange in zitronenfarbenes Gelb ...
das zitronenfarbene Gelb in frisches Türkis ...
und das frische Türkis in kühles Hellblau ...

Und die Stirne ist erfrischt ...

➢ Denn das Oval erlöst von der Hitzequal ...

Nachdem die Stirne sich schön gekühlt hat, kühlt sich nun die rechte Wange ...
... denn ...
Sie malen mit dem Eiswürfel einen munteren Kreis auf die rechte Wange ...

Sie spüren ganz deutlich, wo Sie den Eiswürfel ansetzen und wie Sie den Kreis ziehen ...
im Uhrzeigersinn oder andersrum ... oder so und so ...

➢ Und der Kreis bringt runde Kühle ...

Die rechte Wange genießt die kreisrunde Kühle ...
frische Kühle strömt zur rechten Wange herein ... wie belebend!
Gleich fühlen Sie sich besser, die Stirne kühl, die rechte Wange erfrischt.

Und nun wandern Sie zur linken Wange.
Und auf der linken Wange malen Sie mit dem Eiswürfel ein Herz ...
ein herrlich kühlendes Herz ...

Und sogleich strömt es kühl und erfrischend in die linke Wange herein ...
die Kehle hinunter, den Hals hinunter, in die Brust hinein ...
Und tatsächlich bis hinunter zu Ihrem Herzen ...

Und das Herz pumpt frisch gekühltes Blut durch Ihre Adern ...
Das Herz pumpt frisch und kühl ...

Und von dem kühlenden Kreis der rechten Wange fließt es kreisförmig hinunter ...
Kehle, Hals, Brustraum, Bauchraum ... kühlend, erfrischend.

Jetzt malen Sie einen munteren, eisblauen Punkt auf Ihre Nasenspitze.
Was spürt die Nasenspitze?
Das, was die Stirne gespürt hat? Oder die rechte Wange?
Die linke Wange? Der Brustraum? Das Herz? Der Bauchraum?

Sie fühlt:

➢ Der Eiswürfelpunkt bringt muntere Kühle ...

Auf das Kinn aber malen Sie mit dem Eiswürfel ein kleines Quadrat.

➢ Das Quadrat bringt glasklare Kühle ...

Jetzt wandern Sie zum Nacken hin ... unter den Haaransatz ...
und da malen Sie ein Dreieck ... mit der Basis oben.
Sie fahren am Haaransatz entlang und gehen dann nach unten ...
indem Sie vom rechten Ohr ... und vom linken Ohr ...
einen langen, spitzen Winkel zur Wirbelsäule hinunterziehen.

Und Kühle fließt, fließt tief in Sie herein, durchströmt Sie erfrischend und lindernd.

- Das Dreieck ... bringt frische Kühle ...

An einem heißen Sommertag erfrischen wir uns herrlich an einem Brunnen ... halten die Hände ins kühlende Nass ...
lassen es an der Innenseite der Unterarme entlangfließen ...
Wie frisch das macht!

- So tauchen Sie ein ... in Ihr kühles Sein ...

Und die Hitze Ihres Körpers weht wie durch ein Ventil bei jedem Ausatmen hinaus ...
kontinuierlich, unablässig, zuverlässig ... mit jedem Ausatmen mehr ... hinaus ...

Fehlt nur noch die innere Kühlstation ...
mit der perfekten Frucht, die tief von innen kühlt: Das ist die ...
Wassermelone ... fein püriert ...
in grüner Limette keck garniert ...
mit frischer Minze dekoriert ...
von Rosenwasser parfümiert ...
und auf zerstoss'nem Eis serviert ...

Kosten Sie doch davon ...
schmecken freche, rote Wassermelone ...
frische Minze ... grüne Limette ...

Und ... auf einer Liege ruhend ... umfächelt vom frischen Wind ...
im Schatten eines großen Walnussbaumes ...
der zum Reifen seiner Nüsse all die überschüssige Wärme gerne absorbiert ...
verbleiben Sie beliebig lang ...
genussvoll in Ihrem Erfrischungstraum ...
Herrlich erfrischt und genial vital ...
kehren Sie dann wieder zurück, in diesen Raum ...«

4 »Aufrecht wie eine Zypresse« – Körper und Seele im Lot

»Sie schließen die Augen und lassen Ruhe und Besinnung einkehren.
Mit jedem Ausatmen entspannt sich Ihr Köper mehr und mehr.
Und je mehr sich der Körper entspannt, umso wohler kann er sich fühlen.

(Pause)

Und sobald der Körper sich wohler fühlt, können wir leichter unseren Fantasien nachgehen.
Gleichgültig, was eben noch wichtig erschien, es verblasst und ...
in Ihrer Vorstellung breitet sich ein saftig sattgrüner Rasen aus,
wie wenn ein Teppich sich vor Ihnen ausrollt.

(Pause)

Ein samtiger Rasenteppich, von der Sonne beschienen ...
Das Gras duftet.
Libellen stehen – wie kleine Hubschrauber – in der Luft,
Schmetterlinge flattern von Blüte zu Blüte.
Alles ist unbeschwert, heiter, sommererfüllt!

(Pause)

Alles wirkt so schön und einladend!
Da tragen Ihre Füße Sie wie von allein auf diese Wiese.
Sie fühlen das sanfte Kitzeln der zarten Grashalme,
die sich unter Ihrem Tritt elastisch biegen ...
Und nun stehen Sie mittendrin!
Rundum Sommergefühl!
Von allein strecken sich Ihre Arme nach oben, recken sich der Sonne entgegen.
Die Handflächen wenden sich der Sonnenscheibe zu.

(Pause)

Die Hände empfangend geöffnet,
verspüren Sie die Strahlen der Sonne wohltuend hineinrieseln.
Goldfarben warm strömen die Strahlen der Sonne in Ihre Hände,
durchfließen Unterarme, Oberarme, Schultern

und durchfluten Ihren gesamten Brustkorb.
Von dort durchrieseln sie in lustvollen Schauern den Bauch,
ergießen sich ins Becken,
sinken dann weiter durch Oberschenkel, Kniekehlen, Unterschenkel in die Füße.

Vielleicht führt unten aus den Füßen erst noch ein Abfluss der Klärung hinaus,
womit Unreinheiten und Schlackenstoffe entweichen.

(Pause)

Dann schließen sich die Öffnungen, und der Körper füllt sich wie ein Gefäß allmählich an.
Von oben fließen die Strahlen der Sonne mit ihrem goldenen Licht hinein,
von unten steigt der Pegel langsam an:
genussvoll warm, harmonisierend und heilsam ...
Stetig füllt sich das Gefäß Ihres Körpers, bis es vollkommen goldfarben ausgeleuchtet ist.

(Pause)

Sie erfahren, wie Ihr Körper sich strafft und aufrichtet.

Und wenn der Körper sich aufrichtet, richtet sich auch die Seele auf.
So stehen Sie da, aufrecht wie eine Zypresse, sonnendurchflutet,
und der Himmel umhüllt Sie schützend mit lichtblauem Gewand,
während die grüne Tragfläche Sie erdend hält.

(Pause)

Je mehr der Körper nun Energie, Schutz und Halt verspürt,
umso mehr breitet die Seele
– lichtumflutet –
ihre Schwingen aus und findet zu ihren Freiräumen.

(Pause)

Der Kopf, licht und klar, erhält Einsichten für neue Spielräume,
die er einfach wird nutzen können.

(Pause)

Der Körper
– bislang der Leid-Tragende –
entlastet sich in kleinen Wellen und ...

– ganz natürlich und völlig unabsichtlich – aktiviert sein Wissen um Heilung,
findet sein Gedächtnis für gesunde, klare und eindeutige Botschaften wieder.

Er gibt sie an jede einzelne Zelle ...

Das Immunsystem erkennt klar und eindeutig Fehler und korrigiert sie.

(Pause)

Im Gold der Sonne, im Blau des Himmels und im Grün der Wiese geschehen wundersame Dinge ...

(Pause)

Mag sein, Sie haben Freude daran, sich von außen zu betrachten,
aus einiger Entfernung, vom Rande der Wiese aus.
Versunken Sie in den schönen Anblick, nehmen das Bild Ihrer Gestalt tief in sich auf.

(Pause)

Ein Bild, das in der Stille weiterwirken wird,
damit sich des Rätsels Lösung finde und der Frage Antwort ...«

(Lange Ruhepause)

5 »Im Basar« – Eine hypnotische Teppichreise; Auffinden von Kräften und Fähigkeiten

Nach der Hypnoseinduktion erfolgt die Aufforderung zur örtlichen Dissoziation, z. B. in einen weitläufigen Park auf eine Wiese.

»Schauen Sie sich dort ein wenig um,
das satte Grün der Pflanzen und Bäume, die bunten Farben der Blumen ...

Auf einmal bemerken Sie, dass irgendwo, vielleicht mitten im Gras,
im wärmenden Sonnenlicht etwas liegt, das wie ein Teppich aussieht ...

tatsächlich ... ein Teppich, wie von Zauberhand ausgebreitet für Sie ...
Sie kennen die Geschichte vom ›fliegenden Teppich‹, und Ihr Interesse
ist geweckt.

Sie gehen hin, schauen sich den Teppich näher an, die Farben, die Muster ...
und ... mit aller Neugierde, was geschehen wird ...
und aller Zuversicht und allem Vertrauen ...
nehmen Sie jetzt einfach mal darauf Platz ... ein wenig aufgeregt ...

Und kaum haben Sie sich darauf niedergelassen ...
fängt er an, sich sachte zu heben ... und zu schweben ...
ganz sanft und behutsam und völlig sicher ... höher und höher ...
während Sie ... tiefer und tiefer ... in Hypnose gleiten ...
Und was flattert da an Ihnen vorüber, streift fast Ihr Gesicht?
Ein Schmetterling, eine Libelle?
Und Sie sehen alles, was eben noch um Sie herum war, nun von oben.
Die Luft ist anders hier, frischer, klarer.
Sie fühlen sich ganz sicher, ganz angenehm getragen ...
und voller Abenteuerlust.

Und Sie schweben über die Landschaft in einer Höhe, die gerade die
richtige für Sie ist ...
Und wenn es zu hoch ist, lassen Sie es etwas niedriger werden ...
und wenn es zu niedrig ist, lassen Sie es etwas höher steuern ...
über Bäche und Wiesen, über Berge und Täler ...
und bald über andere Landschaften, die nicht Ihre von zu Hause sind ...

Über Landschaften, weiter und weiter entfernt ...
über Meere und unbekannte Regionen ...
über Wüstengebiete mit schönen Formationen ...
die sich in gleißendem Licht unter Ihnen ausbreiten ...

Und bald lässt sich in der Ferne eine Stadt erahnen ...
schon bildet sich die Silhouette ab ...
eine orientalische Stadt mit kubischen Häusern, Minaretten ...
Kuppeln und Palmen.
Und Sie wundern sich vielleicht: Sie kommen näher und näher ...
und segeln zwischen den Häusern hindurch, ganz geschickt ...
es ist unglaublich, wie dieser Teppich das schafft ...

Nun schweben Sie tiefer und tiefer ...
vernehmen die Geräusche der Stadt ...

Lachen von Kindern, Gespräche der Alten, das Rufen der Händler, ...
ein Esel schreit sein kläglich Lied ...

Nun schwebt der Teppich hernieder ...
berührt den Boden und landet direkt vor einem verheißungsvollen Tor ...
ein wunderschöner, riesiger, steinerner, arabischer Torbogen ...
der Eingang zum orientalischen Markt, dem Basar ...

Tatsächlich – ›tausendundeine Nacht‹ ... und Sie mittendrin!
Sitzt das Kamel nun rechts oder links vor dem Tor, schauen Sie mal!

Sie steigen jetzt ab und strecken die Glieder ...
Das ist ein Gefühl, wieder festen Boden unter den Füßen zu haben!

Ganz tief im Inneren wissen Sie auf einmal:
Sie haben etwas zu erledigen ...
und Sie gehen hinein, in diesen Basar ...
mit seinen Stimmen, deren Klang aufregend fremdartig für Sie ist ...
und gehen tiefer und tiefer in diese Sträßlein, jedes mit anderen Waren.
Welches Spiel der Farben!

Flirrendes Sonnenlicht dringt ab und zu durch und beleuchtet alles geheimnisvoll ...
Gerüche des Orients ...
Pfeffer ... Zimt ... Nelken ... Kardamom ... Vanille ... Kaffee ... und Rosenöl ...
Verkäufer, ihre Waren anbietend ...
Stoffe und Tücher in der einen Gasse, Töpfe und Messingwaren in der nächsten ...
und in der übernächsten Schmuck in filigraner Ausführung ...

Musik mit ihrem eigenen Rhythmus ... ihrem eigenen Klang ...
›*Merhaba!* Komm her, schau, was ich habe!‹
Sie gehen an allem vorbei ... Sie wissen: Das ist es nicht.

Und Sie gehen weiter und weiter, und Ihre Füße tragen Sie ganz von allein ...

Sie wechseln von einer Gasse in die nächste und die übernächste ...
und wenn Sie bewusst überlegten, würden Sie denken:
›Ach du meine Güte, hoffentlich verlaufe ich mich nicht.‹

Aber ein tiefes Wissen bestärkt Sie ...
und Sie fühlen, Sie sind goldrichtig ...

Und Sie gehen weiter und weiter, tiefer und tiefer mitten in das Herz des Marktes ...
biegen nochmals in ein kleines Gässchen ...
da sitzt ganz am Ende ein weiser, alter Mensch mit einer großen Truhe ...
Sie gehen auf ihn zu. Er scheint Sie zu erkennen und nennt Sie beim Namen ...
Sie hören: ›Ich wusste, dass du kommen wirst. Ich habe lange auf dich gewartet ...
denn ich habe etwas für dich. Es wird Zeit, dass du es abholst.‹

Und Ihre Hand greift wie selbstverständlich in die Truhe ...
es gleiten verschiedene Gegenstände durch Ihre Finger, bis Sie ein Päckchen finden ...
der Inhalt ist Ihnen unbekannt ...
aber ... Sie sind sich sicher, dass es dasjenige ist, was Sie brauchen ...
was Sie lange gesucht haben und was Sie jetzt bekommen.
Ihre Hand spürt, dass es das Richtige ist ...
und Sie nehmen es an sich und stecken es ein ...
und tragen es bei sich in der Nähe des Herzens ...
Sie bemerken erfreut, dass sich etwas in Ihnen zu verändern scheint ...
bedanken und verabschieden sich, der Mensch entschwindet ...

Nun schlendern Sie gelassen den ganzen Weg wieder zurück, Schritt für Schritt ...
hier gibt es frische Säfte, dort süßen Tee, Honigkuchen, Käsegebäck, Kaffee mit Kardamom ...
was wählen Sie aus, um sich zu laben ... ?

Es ist Zeit zur Rückkehr ... Sie fanden, was Sie suchten ...
zielstrebig gehen Sie den Weg zurück ...
probieren noch ein Duftöl,
streifen mit der Hand durch die Tücher, die zum Verkauf hängen ...
fühlen üppige Seide an Ihrer Haut ...

So gelangen Sie zum Eingang zurück ... ob das Kamel noch da ist?
der Teppich aber wartet auf jeden Fall auf Sie und lädt zum Rückflug ein ...
und alles ist in Ordnung so ...

Und Sie machen es sich wieder auf Ihrem Teppich gemütlich ...
und sobald Sie sich niedergelassen haben, hebt er sich und fängt wieder an zu schweben ...
entfernt sich von dem Basar ...
dem werfen Sie noch eine Kusshand zu und einen Abschiedsblick ...
und Sie fliegen zwischen den Häusern hindurch ...
und Sie sehen die Palmwedel in der Sonne glänzen ... Abschied ... fast wehmütig?

Sie schweben über die Stadtmauer hinweg ...
über die Wüste hinweg ...
über Meere hinweg ...
über die Berge hinweg ...
über die Täler ...
über die Flüsse ...
über die Wiesen ...
und über die kleinen Bäche ...

Und Sie kommen zurück zu Ihrem Ort mit etwas Neuem ... noch Geheimnis ...

Sie spüren Ihr Herz ruhiger schlagen, weil es mehr Raum hat ...
Ihre Lunge besser atmen, weil sie mehr Luft bekommt ...
Sie fühlen ein Fließen im Bauch und angenehme Wärme in den Gliedern ...
und erstaunliche Frische im Kopf ...«

6 »Der Baum, der weinte« – Kontaktaufnahme zur Spontaneität, Kreativität, Vitalität

»Ich erzähle Ihnen nun die Geschichte von einem Baum,
der natürlich erst mal ein Bäumchen war.
Der fiel irgendwann als Same auf die Erde,
bildete nach einiger Zeit eine kleine Wurzel, trieb vorsichtig einen Keimling,
und streckte bald darauf das erste Blättchen aus.
Im Laufe der Jahre wuchs er zu einem richtigen kleinen Baum heran,

die Äste wild durcheinander, und das in alle Himmelsrichtungen.
Das war die Zeit, in der er den Wind genoss, auch die Sonne,
und sich keine Gedanken darüber machte, weshalb das alles so ist.

Als unser Bäumchen größer wurde, bemerkte es, dass es in einem Park aufwuchs,
der nach ganz bestimmten Regeln geordnet und gepflegt wurde,
und in dem es nicht einfach so drauflos wachsen konnte, sondern in dem es lebensnotwendig war,
sich in bestimmte Formen, Muster und Strukturen einzufügen.
Es war auch nicht erlaubt, dass Vögel einfach nach Belieben in ihm Nester bauen durften
oder dass seine Äste im Herbst die bunten Drachen der Kinder einfingen.
Auch durfte es sich nicht in die Richtung ausbreiten, wo die Sonne am wärmsten und wohligsten schien.
Es sollte für die Belange anderer gefällig sein.

Die anderen aber hatten Wertmaßstäbe,
die den Bedürfnissen des kleinen Baums wenig entsprachen.
Und so rückten eines Tages dann die Gärtner des Parks an.
Sie wollten eigentlich nichts Böses tun, sondern erledigten nur ihre Aufgabe,
die sie gelernt hatten und die für sie ganz selbstverständlich war.
So wurde das Bäumchen vermessen und für zu wild befunden,
und sie lehrten das Bäumchen die Richtung, in die es zu wachsen hatte.
Dafür beschnitten sie die Äste, damit es eine für andere ansehnliche Form bekam,
und sorgten dafür, dass das Bäumchen genau in das vorgeschriebene Muster passte.
So tat es der künstlichen Anordnung des Parks keinen Abbruch
und folgte einer bestimmten Ästhetik, die es gar nicht verstand.

Und erst einmal waren diese neuen Fixierungen und Beschneidungen natürlich unangenehm, und das Bäumchen versuchte sich zu wehren.
Aber das war aussichtslos.

Es weinte manch harzige Träne im Stillen, bevor es sich fügte.
Aber notgedrungen, und später sogar selbstverständlich,
machte es mit und verrenkte sich manierlich.

Und so wurde das Bäumchen größer und größer und wuchs
und wurde ein schöner, großer Baum,
aber immer geprägt von den Ansichten und Wünschen anderer,
und immer, wenn die Jahreszeit kam, die Bäume herzurichten,
zu trimmen und zu beschneiden,
erhielt der Baum wieder seine richtige Fasson.

Aber irgendwann geschah etwas Verwunderliches:
Die Herrschaften des Parks verließen aus geheimnisvollem Anlass das Anwesen,
zogen aus, räumten das Feld und trollten sich,
und damit auch die lästigen Gärtner.
Der ganze Park war sich jetzt selbst überlassen.

Das Unkraut schoss unverschämt in die Höhe, die Hecken schlugen aus,
die Skulpturen kleideten sich kess mit Moos in frechem Grün,
die Vögel bauten lustvoll ihre Nester, wo auch immer sie wollten,
überall piepste und zwitscherte es,
Hasen spielten übermütig Fangen mit den Füchsen,
die Bäume balgten sich albern auf der Wiese herum,
und diese war chaotisch von Maulwürfen mit Haufen verziert.
Eine überaus wilde Gesellschaft!

Nur unser Baum, der besonders schön und groß und prächtig war
und der auch auf sich achtete, konnte nicht so mittun, wollte auch nicht,
hatte inzwischen höhere Ziele, und das war auch gut so.
Und es blieb einige Zeit lang gut so.
So entwickelte er einen mächtigen Stamm, dicke, tragfähige Äste
und erlebte so einige Sommer und Winter, bis er irgendwann verspürte,
dass er doch noch andere Regungen in sich hatte,
Regungen, die er eigentlich gerne mochte,
die von ganz früher.

Und da stellte sich ihm die große Frage:
Wie kann er diese Stärken wieder nutzen, die so lange geschlafen hatten,
wie sie wieder zum Leben erwecken?
Und wo in der Größe des Baumes waren sie gelagert,
in den Blättern, in den Ästen, im Stamm, in den Wurzeln?

Und in Anbetracht der vielen Jahresringe, die der Baum inzwischen hatte, waren sie wohl im Inneren.

Und der Baum machte intuitiv Folgendes:
In der Tiefe einer blauschwarzen Nacht
drehte er seine Blätter um, sodass die Unterseite nach oben schaute.
Und das können Sie einfach nachvollziehen, indem Sie die Hände umdrehen, dass die Handflächen nach oben schauen.
Der Baum bildete mit seinen Blättern kleine Hände,
die sahen aus wie Hunderte kleiner Schalen.

Und in diese kleinen Schalen ließ er die ganzen bitteren Erfahrungen hineinfließen:
die Begrenzungen, die ungemäßen Bindungen,
die achtlosen Worte, all die geweinten Tränen.
All das ließ der Baum in seine Blätterhände hineinfließen.
Auch die Zwänge und die Fesseln
und all die dummen Beschneidungen seiner Kraft und seiner Fähigkeiten und seines ursprünglichen Wachstums.
Und all seine wehmütigen Gefühle.
All das ließ der Baum in seine Blätterschalen hineinfließen, eines Nachts ...

(Pause)

Und dann, was geschah dann?
Der Baum sank in tiefen Schlaf, tiefer als tief.
Und ohne es zu bemerken, floss noch manche Träne aus ihm heraus.

(Pause)

Dann wurde die Nacht geheimnisvoll still, und es passierte etwas Eigenartiges.
Ganz von allein, unwillentlich und wohl aus tieferem Antrieb
wendeten sich die kleinen Blätterhände
in einer allmählichen, lautlosen Bewegung.
In langsamen, kleinen, ruckartigen Bewegungen
fingen die Blätter an, sich wieder in ihre natürliche Position zu begeben,
und sie entleerten sich dabei,
genauso wie Ihre Hände ganz von allein ...
anfangen, sich zu drehen, nach innen zu drehen, sich auszuleeren,

sodass ganz automatisch der Inhalt, die ganze Last, von allein herausfließt.

Der Baum ließ sich Zeit, in der Dunkelheit der Nacht, und keiner merkte es.
Er fühlte ein leichtes Wehen in seiner Krone, so, als ob er tief atmet, ein heftiges Vibrieren in seinem Inneren, als ob sich etwas freilegt, und das Bedürfnis, die Wurzeln noch tiefer in die nährende Erde zu strecken.

(Pause)

Als langsam der Morgen graute
und dann die ersten Sonnenstrahlen den Baum beschienen, hatte sich etwas getan:
Der Baum wirkte üppiger,
die Blätter lebendiger,
die Krone leuchtender,
und der Stamm kräftiger.

Und der erste Vogel kam, ließ sich nieder und trällerte sein frühes Lied.
Er sang dem Baum vom Leben, und der Baum verstand.«

7 »Die Nikolaushypnose« – Selbstachtung, Selbstwert, Selbstbewusstsein, Lebensfreude

»Heute ist der 6. Dezember, und der verspricht die … Nikolaushypnose …
Sie mögen sich dafür wohl zurücklehnen …
machen einfach tiefe, ruhige Atemzüge und sinken bei jedem Ausatmen ab …
mehr und mehr …
in Ihr inneres Wohlwollen …
in Ihre innere Ruhe …
sehr schön … sehr gut!
Alles Äußere unwichtig, nur noch das Innere zählt …

Fantastisch, wie Sie sich vorwärtsbewegt haben …
geöffnet … und ausprobiert … und Dinge vorwärtsgebracht …
und all das ist ganz Ihre eigene Leistung …

Sie haben sich der Veränderung gestellt ...
und Veränderung hat sich vollzogen ...
vieles ist leichter für Sie geworden und auch klarer ...

Und die Nikolaushypnose bringt jetzt diese ganzen wunderbaren, neuen Dinge ...
vielleicht manches noch geheimnisvoll verpackt ...
in einem großen ›Wunderrucksack‹ ... nicht nur ›Wundertüte‹ ...
nein, in einem ganzen Rucksack voller Überraschungen ...
von dem gütigen, bärtigen, schmunzelnden Nikolaus ...
der andere Kerl mit den Ketten gehört längst der Vergangenheit an ...
heute kommt nur noch der Nikolaus ...

Und das Unbewusste steigt hinein in diesen großen Wundersack ...
und wird fündig ...während Sie mit Muße den roten Samtmantel betrachten ...
das gütige Lächeln des weisen Mannes genießen ...
seine weißen Haare wahrnehmen ... seine großen, plumpen Stiefel ...
und auch die glitzernden Schneekristalle in seinem Bart und auf seinen Schultern ...

Glöckchen klingen wie Gesang aus einer verzauberten Welt ...

Und das Unbewusste findet das Vertrauen ...
was Sie bestärkt in Ihrem Vertrauen in sich selbst ...
und in diejenigen Menschen, die Ihnen wichtig sind ...

Und es findet genau die Möglichkeiten, um all das ...
was Sie schon dazugewonnen haben, selbstverständlicher werden zu lassen ...
und das, was Sie schon anders machen, selbstsicher und achtsam zu verfolgen ...

Es wird für Sie immer natürlicher und selbstverständlicher ...
im Augenblick souverän und geradlinig zu reagieren, so wie es Ihnen entspricht ...
Denn es entspricht Ihnen, authentisch zu sein ... klar zu sein ... geradlinig ...

Und das wird immer mehr ihr Wesen, weil es ja schon in Ihnen angelegt ist ...

die Leichtigkeit, das zu leben ... zu fühlen ...
und auszustrahlen, wird immer mehr die Ihre ...

Selbstverständlich ... mit Selbstachtung ... mit Selbstwert ...
und dies mit immer größerer innerer Freiheit ...

Und das fühlt sich so gut an:
aufrecht gehen ... auf dem Teppich ...
dem anderen begegnen ... auf Augenhöhe ...
planen ... mit kühlem Verstand ...
Dinge abwägen ... in aller Ruhe
Klarheit schaffen ... aus dem Gefühl von Stärke ...
nach vorne schauen ... mit Zuversicht ...
das sind Sie! Und es wird immer leichter, das auch zu leben!

Das Unbewusste in der Tiefe wandert durch den großen
Nikolauswundersack ...
und während es sich ausführlich umschaut ...
öffnen sich die kleinen Türen ...
Verbindungen werden gebahnt ...
und erfolgreiche, klare Strategien eröffnet ...

So ein gutes Lebensgefühl, wenn ein wunderbares gemeinsames Ganzes
sich bildet ...
und Sie fühlen sich auf einmal sehr wohl ...
wohl in sich ... wohl mit sich ... und wohl mit den anderen ...

Sie brauchen nicht zu wissen, wie das geht ...
Sie brauchen sich nur darauf zu verlassen, weil das, was Sie erreichen
wollen ...
und erreichen werden, Ihre wahre Natur ist ...

Das andere sind Gewohnheiten, die Sie abstreifen wie einen alten
Mantel ...
der hat Sie geschützt für eine Zeit Ihres Lebens ... ist aber
abgetragen ...
nicht mehr up to date und passt nicht mehr ins Heute ...

Der Mantel, den Sie ab jetzt tragen werden, ist aus einem ganz
besonderen Stoff ...
er besteht aus Selbstachtung ... Selbstwert ... Selbstbewusstsein ...
Sie nehmen ihn aus dem Nikolaussack heraus und streifen ihn sich
über ...

und fühlen sich gleich wundervoll umhüllt und geborgen ...
mit großer innerer Freude ...

(längere Pause)

Und so bedanken Sie sich bei dem Nikolaus ...
der so weise und gutherzig ... verzeihend und liebevoll ist ...

Und Sie gehen mit diesem wunderbaren, neuen Mantel ...
der sich wie eine zweite Haut an Sie schmiegt, ein paar Schritte und probieren ihn aus ...
und Sie bemerken sofort:
Ihre Stärke wird vertieft ... Ihr Selbstwert erhöht ... Ihre Lebensfreude erweitert ...

(längere Pause)

Und immer wieder, wenn Sie diese Hypnose hören ... oder lesen ...
auch wenn es nicht gerade Nikolaustag ist, werden Sie sich danach gestärkt fühlen ...
ausgeglichen ... in Ihrer Mitte ...
und wunderbar im Einklang mit sich ...«

8 »Ich tanze mich frei« – Leicht, spielerisch, frei, spontan

»Ganz leicht beginnt nun meine Hypnose ...
mit einer einfachen Einleitung ...
die mich schnell in eine gute Trance führt ...
leicht ... spielerisch ... frei ... spontan ... wie geschaffen für mich ...

Meine Hände liegen entspannt auf meinen Oberschenkeln ...

Und nun strecke ich beide Zeigefinger nach oben ...
Richtung Zimmerdecke ... Richtung Himmel ...
ich halte beide Zeigefinger nach oben gestreckt ...
nichts weiter ... nur ruhig atmen ... und mich wohlfühlen ... und

nachspüren, wie es sich immer ruhiger und gemütlicher in mir anfühlt ...

Ich warte ... ganz entspannt ... wie die Hypnose kommt ... leicht ...
spielerisch ... einfach und schnell ... wie geschaffen für mich ...

Und ein Zeigefinger ... der rechte oder linke ... wird gleich beginnen ...
sich langsam ... langsam ... von allein ...
zu senken, wenn ich beginne, angenehm in Hypnose zu sinken ...

Ich atme ruhig und langsam ... genieße jeden weiten Atemzug ...
und beobachte gelassen, wie sich das alles so von selber abspielt ...
... leicht ... einfach ... und schnell ...
der Finger sinkt und sinkt ... in Zeitlupe ... sinkt ... in Ruhe ...

Sehr schön! Der eine Finger legt sich entspannt ab ...
Spannung löst sich ... Gelöstheit fließt in jeden Winkel ...
warme Gefühle überall ...
die Hypnose ist eingeleitet ...
wie schön!

Während die Hypnose sich vertieft ...
wird sich auch der andere Zeigefinger langsam senken ...
in Zeitlupe ... er sinkt ... und sinkt ...
und liegt bald entspannt neben den anderen Fingern ...

Ich fühle mich sehr wohl ... und angenehm gelöst ...
... nichts tun ... nur ruhig atmen ... nur fühlen ... einfach sein ...

Auf diese Weise kann ich immer und überall und innerhalb von Sekunden in Hypnose sinken: Der erste Zeigefinger leitet die Hypnose ein ... der zweite vertieft sie ... einfach ... leicht ...

Und schon nutze ich die Trance für meine Wünsche ... meine Ziele ...
und Sehnsüchte ...
... loslassen und hingeben ... hingeben und loslassen ...
im tiefen Wissen, vieles geht von selbst ...
und ich bin einfach offen dafür ...

Und schon bin ich im Besitz all meiner unbewussten Fähigkeiten ...
entspannt ... gelöst ... frei ... spontan ...

Worte bilden sich von allein ... oder bleiben einfach weg ...
Gedanken kommen und gehen ... oder lösen sich einfach auf ...
schöne Bilder bleiben ... und machen mir schöne Gefühle ...

Das ist für mich wie Tanzen in der freien Natur ...
Tanzen auf einem Berg ... Walzer ... Tango ... Salsa ...
oder was mir gerade gefällt ...

In den Tälern hängt noch der Nebel ...
ich aber tanze auf dem Berg ... in der Sonne ...
mit Blick in die Weite ...
auf andere Berge ... und über andere Berge hinweg ...
das Wetter heiter wie die Stimmung ... heiter ...

Ich tanze oben auf dem Berg ... mit meiner Musik im Ohr ...
mit meiner Musik im Blut ... in meinem Rhythmus ...
Walzer ... Tango ... Salsa ... oder was mir gerade gefällt ...

Ich tanze ... in der Sonne auf dem Berg ... mit Blick in die Weite ...
auf andere Berge ... und über andere Berge hinweg ...
ausgelassen und unbeschwert ...
ich genieße in vollen Zügen ... und fühle mich froh und frei ...

Unten im Tal ... ist mein Unbewusstes tätig ... hält alte Szenen an ...
spult sie zurück ... spielt sie in neuer Version ...
in einer neuen, guten Aufführung ...
... lustvoll ... spannend ... schön ... spontan ...
... löst die Nebel auf ...

Ich ... hier oben auf dem Berg ...
tanze in meinem persönlichen Rhythmus ...
im Rhythmus meines Blutes ...
... schön ... geschmeidig ... fließend ...
... frei und ausgelassen ...

Mein Herz gibt den Takt an ...
meine Sinne übernehmen die Führung ...
meine Haut ...
meine Zunge ... meine Nase ... mein Gehör ...
meine Sinne sind es, die mich davontragen ...

Ich fühle meinen Körper herrlich schweben ...
und meine Seele lustvoll schwingen ...

... denn ...
ich tanze auf dem Berg ... ausgelassen ... heiter ... frei ...
die Stimmung ist wundervoll ... und alles spielt sich von alleine ab ...
oben auf dem Berg ... und unten im Tal ... in der Tiefe ...

Ich tanze mich fröhlich frei ... und erlebe, wie herrlich anders es ist!

Ich werde davon träumen ... und in den Träumen lernen ...
und mich in den Träumen freisprechen ... freileben ... und freilieben ...
und es wird einfacher sein, als ich denke ...
ich tanze mich frei ...«

II Atme mit dem Wind – Freie Atmung, gute Stimmung

9 »Heuschnupfen adieu! Mein Sommer wird schön!« – Selbstwirksame Suggestionen für heilsame Vorgänge

»Wissenschaftliche Untersuchungen belegen, dass wir in hypnotischer Trance das Immunsystem, das in engstem funktionalem Zusammenhang mit dem Nervensystem und dem endokrinen System steht, konditionieren und regulieren können!
Damit werden wir jetzt in Hypnose über passende Worte, schöne Bilder und gute Gefühle auf alle diese drei Einheiten und ihr Zusammenspiel einwirken.

So erlangt Ihr Immunsystem wieder seine Kompetenz, den Organismus gesund zu erhalten ... fähig, das berührte, eingeatmete, gegessene Gute vom Schädlichen zu unterscheiden und zu trennen ...
das Schädliche, und seien es nur Blütenpollen in der Luft, wird sofort symptomlos deaktiviert, beseitigt und restlos aus dem Körper geleitet!
Das Gute wird vom Immunsystem als gut erkannt, gut vertragen und gut verdaut.

Genießen Sie nun diese Hypnose bequem zurückgelehnt. Die Augen geschlossen.
Ihre Arme liegen entspannt auf Ihren Schenkeln oder den Lehnen ... alles geschützt und sicher ... und Sie sind mit aller Aufmerksamkeit dabei ...

Und ... vielleicht mögen Sie jetzt schon ein wenig schmunzeln ...
das entspannt ... befreit ... und wirkt in die Tiefe ... ein Schmunzeln ... wie eine Ahnung ... ein Hauch von Vorfreude ...

Hypnose ist leicht ... und eine der schönsten Methoden, sich auf angenehme Art und Weise positiv zu beeinflussen, mit einem Thema zu beschäftigen ... ein Ziel zu verfolgen ... und sich intensiv mit einem Wunschtraum zu befassen ... ja, ihn in Trance schon zu erleben ... und für seine Verwirklichung wichtige Dinge zu bahnen ...

Und wie Sie wissen, steht Ihnen Ihr Unbewusstes bei ...
Sie brauchen sich einfach nur zurückzulehnen ...
Sie hören meine Stimme ... und alles andere wird gleichgültig ...
nur Ihr Ziel zählt:
Wohlbefinden zu jeder Jahreszeit ... egal, was die Natur so treibt ...

In angenehm leichter Hypnose befinden Sie sich bald an einem schönen, von Ihnen gewählten Ort und kommen dort innerlich zur Ruhe. Hier fühlen Sie sich ausgeglichen und erleben eine klare geistige Wachheit und Offenheit für Neues.

In einer Zeitreise werden Sie sich in der Zukunft als symptomfrei sehen und erleben und damit Ihr gesundes Reaktionsmuster bahnen.

Und gleich werden Sie wieder schmunzeln, denn Sie dürfen sich – wie aus dem Reisekatalog – aus fünf Angeboten den schönsten Ort für die Stabilisierung und Regulation des Immunsystems und somit für Ihre Heilung aussuchen. Und das wird Ihnen gefallen!

Ich spreche dafür in der Ich-Form, so können Sie leichter in die Bilder eintauchen.

1. Bild: Ich bin auf einem Gletscher in den Bergen und atme erfrischend kalte, klare Luft. Der Wind bläst alle Hitze, den Juckreiz, die Enge, die Schwellung, die Belastung einfach hinweg.

2. Bild: Ich stehe auf einem Kliff an der See und atme tief die klare, mineralische Luft ein ... das Meer liegt mir in aller Schönheit zu Füßen. Es gibt mir ein Gefühl von unendlicher Weite und grenzenloser Freiheit. Die weißen Möwen scheinen mich frohgemut zu grüßen, während sie sich voller Lust vom Wind tragen lassen ...

3. Bild: Ich bin im Gebirge, die Berge sind schneebedeckt. Mein Auge wandert über die weißen Gipfel, und ich erlebe mich innerlich ausgeglichen und frei. Ich spüre die angenehm kühle, klare Luft. Sie beruhigt meine Atemwege und lindert spontan alle Symptome.

4. Bild: Ich wandere am Strand einer Insel im Norden und genieße die wunderbar reine Seeluft in tiefen Zügen. Schritt für Schritt lasse ich alle Last hinter mir. Das Rauschen des Meeres spült sie hinweg.

5. Bild: Ich liege auf den Planken eines Bootes in der kleinen Bucht einer Kykladeninsel. Diese griechischen Inseln sind für ihre karge Schönheit berühmt. Die Luft ist klar und rein. Es ist Nacht. Ich schaue in den mit Sternen übersäten Himmel. Das leichte Schaukeln des Bootes wiegt mich sanft. Das feine Schwappen des Wassers klingt wie Musik. Ich werde vollkommen ruhig und fühle mich ausgeglichen und eins mit mir.

(Pause)

Wählen Sie das Beste für sich! Das, was heute für Sie passt. Und das mag jedes Mal, wenn Sie diese Hypnose wieder anwenden werden, ein anderes Bild sein.

Erleben Sie Ihren Ort mit allen Sinnen, während ich von eins bis sieben zähle, während sich Ihr Körper erinnert und Sie spontan die passenden Bilder, Töne, Gerüche, Gefühle erleben lässt:

1 ... Sie sehen Ihren Ort, die Formen und Farben der Natur

2 ... Sie hören die typischen Geräusche und Klänge Ihres Ortes

3 ... Sie riechen die typischen Gerüche Ihres Ortes

4 ... Sie fühlen die angenehme Frische an der Haut, an den Augen, im Mund, in den Lungen und überall

5 ... Sie schmecken vielleicht Salz auf den Lippen

6 ... Sie erfahren Ihren Körper wohlig entspannt

7 ... Sie fühlen sich leicht und frei

Wie schön!

(Pause)

Nun spreche ich für Sie einige Suggestionen, die Sie bitte im Stillen wiederholen, wie wenn Sie zu sich selbst sprächen!

- Meine Nasengänge sind offen und frei.
- Klare, saubere Luft strömt in meine Lungen, beruhigt die Atemwege.
- Ich atme an den Pollen vorbei, meine Lungen sind vollkommen frei!
- Meine Atmung fließt regelmäßig.

– Mein Hals ist glatt, meine Stirn kühl, mein Kopf ruhig.
– Meine Augen sind angenehm kühl und fühlen sich frisch an.
– Mein Körper reagiert gesund, nach dem Urprinzip der Natur.
– Mein System ist in Harmonie.
– Ich bin in Balance.

Nun spreche ich nochmals die gleichen Sätze, und Sie wundern sich vielleicht, wie sich die Worte von selber in Bilder verwandeln. Sie sehen alles ganz bildlich bei sich:

– Meine Nasengänge sind offen und frei.
– Klare, saubere Luft strömt in meine Lungen, beruhigt die Atemwege.
– Ich atme an den Pollen vorbei, meine Lungen sind vollkommen frei!
– Meine Atmung fließt regelmäßig.
– Mein Hals ist glatt, meine Stirn kühl, mein Kopf ruhig.
– Meine Augen sind angenehm kühl und fühlen sich frisch an.
– Mein Körper reagiert gesund, nach dem Urprinzip der Natur.
– Mein System ist in Harmonie.
– Ich bin in Balance.

Nun spreche ich für Sie nochmals die gleichen Sätze, und Sie wundern sich vielleicht, wie sich die Suggestionen spontan in lebendige Gefühle verwandeln!

– Meine Nasengänge sind offen und frei.
– Klare, saubere Luft strömt in meine Lungen, beruhigt die Atemwege.
– Ich atme an den Pollen vorbei, meine Lungen sind vollkommen frei!
– Meine Atmung fließt regelmäßig.
– Mein Hals ist glatt, meine Stirn kühl, mein Kopf ruhig.
– Meine Augen sind angenehm kühl und fühlen sich frisch an.
– Mein Körper reagiert gesund, nach dem Urprinzip der Natur.
– Mein System ist in Harmonie.
– Ich bin in Balance.

Und die Gefühle bewirken die positive Veränderung!
So lassen Sie sich nun ein wenig Zeit und ruhen ... erholen sich tief ... und Ihre Selbstsuggestionen wirken auf bewusster und unbewusster Ebene weiter ...

(Pause)

Wandern Sie jetzt bitte in diejenige Landschaft oder an den Ort, wo Sie symptomfrei und in guter Verfassung sein möchten.

Erleben Sie jetzt auf der inneren Bühne das positive Resultat Ihrer Hypnose.

Sie laufen vielleicht über eine Wiese ...
Ihre Kondition ist stabil, Sie fühlen sich stark und im Gleichgewicht ...
ja, Sie sind vollkommen gesund auf dieser blühenden Wiese im Frühling ...
lässig spazieren Sie in der wunderschönen Natur ...
Sie genießen den herrlichen Duft der Wiesenblumen ...

Ihre Atmung frei ... Ihre Haut und Schleimhaut gesund und geschmeidig!
Eine leichte Brise weht, und die Äste der Bäume schwingen im Wind ...
die sich zart bewegenden Blätter heißen Sie willkommen ...
und die zwitschernden Vögel singen Ihnen ein Lied.

Zufällig vorbeigehende Freunde oder Verwandte begrüßen Sie fröhlich und gratulieren Ihnen zu Ihrer erstaunlich schnellen Heilung.

Verweilen Sie noch so lange in dem schönen Gefühl, wie es Ihnen richtig erscheint. Dann kehren Sie guter Dinge aus der Hypnose zurück, mit dem sicheren Gefühl:

Mein Sommer wird schön!«

10 »Golden Beach« – Freie Atmung, gute Stimmung; Erleichterung für die Atemwege

1 »Jetzt werden Sie eine wunderbare Hypnose erleben, damit sich Ihre Atemwege klären, Ihre Schleimhäute beruhigen und die Atemmuskeln entspannen. Sie werden danach besser Luft holen und freier und leichter durchatmen können, und sich insgesamt wohler fühlen.

2 Je öfter Sie diese Hypnose praktizieren, umso wirksamer wird sie. Mag sein, Sie haben dabei jeweils andere Bilder, andere Erlebnisse und andere Gefühle, und alles wird zur Heilung beitragen. Und das Schönste an der Hypnose ist: Sie brauchen nichts zu tun und nichts zu verstehen.

3 Schließen Sie deshalb nun bitte die Augen ... lehnen sich zurück ... und lassen Ruhe einkehren ...

4 Sie können sich sicher vorstellen, in einer bequemen Hängematte zu liegen ... einfach mal ein bisschen faul sein ...

Sie dürfen einfach sanft im Wind schaukeln, hier in Ihrer Hängematte, ... und vielleicht ist diese Hängematte, in der Sie liegen, zwischen zwei Pinienbäumen aufgespannt ...

Ganz gemütlich liegen Sie hier ausgestreckt ... inmitten eines kleinen Pinienhains ... und das Meer ist nicht weit ...
und Sie fühlen sich einfach nur noch wohl ...

Die Pinien verströmen einen sehr angenehmen Duft ... und ein feiner Sommerwind weht leicht durch das kleine Wäldchen ... genau der laue Sommerwind, der Ihnen so richtig guttut ... er fächelt Ihnen aromatische Luft zu ... getränkt von ätherischen Ölen ...
die die Atemwege besänftigen ...

So entspannend und lösend ... so lindernd und öffnend ...
und er pustet auf angenehme Art und Weise durch ihre Atemwege ...
und so lehnen Sie sich noch mehr zurück ...

5 Und Sie haben Vertrauen in die Methode der Hypnose ... und Sie haben Vertrauen die erfahrene und professionelle Begleitung durch diese Anleitung ... und Sie haben vor allen Dingen Vertrauen in sich selbst ...

Sie sind eine starke, kompetente Person und eigentlich gesund ... ein Mensch, der dem Leben mit offenen Augen entgegensieht ... und ihm mit offenen Armen entgegengeht ... und Sie haben viele Pläne ...
was gibt es Schöneres!

Und während Sie einfach so dahinschwingen ... meiner Stimme lauschen ... und sich mehr und mehr sinken lassen ... bemerken Sie, wie Sie beginnen, sich mehr und mehr zu entspannen, und sich wohler und wohler fühlen ...

6 So werden Sie bald ... in der Fantasie ... vollkommen erholt ... aus dieser Hängematte aussteigen und gemächlich zum Meer schlendern ...

Und zu Ihrer Überraschung bemerken Sie: Sie sind an einem traumhaften Ort ... auf einer schönen Insel, wo Sie vielleicht schon einmal waren und wo es Ihnen so gefallen hat ...

Sie sind an Ihrem ›Golden Beach‹ ... am Strand mit dem schönen, feinen Sand ...

Türkises Meer ... blauer Himmel ... klare, reine Luft ... wundervolle Farben ... weite Sicht ... Harmonie der Natur ...

Vielleicht hören Sie mir nun nur noch mit einem Ohr zu ... hören mit dem anderen viel lieber das Plätschern der Wellen ... vielleicht auch Musik ... oder das Lachen von anderen Menschen, die ausgelassen Ball spielen ... oder das Zwitschern eines Vogels ...

7 Vielleicht hören Sie auch Ihren Bauch ein wenig gluckern ... als Zeichen dafür, dass eine angenehme vegetative Entspannung eintritt und der Körper sich schon umstellt auf Erholung ... Regeneration ... und die Möglichkeit, etwas Wichtiges zu verändern ... und heilende Vorgänge auszulösen ...

8 Und während ich jetzt langsam von eins bis sieben zähle, erleben Sie immer noch intensiver, hier an Ihrem Strand zu sein ...

1 ... und sehen vielleicht die Surfer ... Surfer, die in der Ferne auf den Wellen reiten ...
2 ... auch mal ins Wasser plumpsen ...
3 ... und dann wieder hochklettern auf ihr Board ...
4 ... und dann bäuchlings auf dem Brett wieder rauspaddeln, um mit der nächsten guten Welle neu loszulegen ...
5 ... um einfach dahinzugleiten ...
6 ... und mit dem Wind zu atmen ...
7 ... weit und frei ...

So schön warm der Sand ... so angenehm kühl der Wind ... und die frische, freie Luft vom Meer ... einfach herrlich!

9 Und was Sie an so einem schönen Strand noch niemals erlebt haben ... und das ist wirklich besonders hübsch ... es fliegen kunterbunte Luftballons herum ...

... und die schweben nahe zu Ihnen heran ... zwei ... oder drei ...
oder vier ...
beobachten Sie mal, wie viele ... und auch, welche Farbe sie haben ...

Und die Luftballons lassen ihre Bändchen herunter ... und diese Bändchen binden sich um ihr Handgelenk ... rechts oder links ...

Und je mehr der Wind so angenehm rauscht ... umso mehr trägt er die Luftballons in die Höhe ... und umso höher steigt die Hand mit dem Wind ...
die Hand, um die das Bändchen der Luftballons geschlungen ist ...

Und die Hand beginnt zu schweben ... erst im inneren Bild ...
und dann im Gefühl ... und dann ... ohne bewusstes Zutun ...
auch in der realen Bewegung ...

10 Und die Hand steigt höher und höher ... wird leichter und leichter ...
und auch in Ihnen wird es leichter und leichter ... freier und freier ...
... weiter und weiter ... und Ihr System beruhigt sich ...

Und je höher die Hand steigt ... umso tiefer sinken Sie in eine wirklich sehr angenehme Trance ... ein Befinden, in dem so vieles möglich ist ... super! Sehr schön!

Und Sie empfinden auf einmal diese wunderbare Weite in den Nasengängen ...
die kühle Weite im Hals ...
die elastische Weite in der Brust ... und ... sogar ...
eine ruhige Weite in Ihrem Herzen ... weit und frei...
vollkommen entspannt ... weit und frei ...

Und Sie fühlen sich so harmonisch und stimmig ...
... es ist harmonisch und stimmig um Sie herum ...
... und harmonisch und stimmig in Ihnen drin ...

11 Und wenn Sie mögen, können Sie nochmals drei Stufen tiefer in Hypnose gleiten ... ganz selbstbestimmt ... tiefer und tiefer...
in dieses wundervolle, befreite Gefühl ... *1* ... *2* ... *3* ...
in leichtes Sein ...

Und jedes Mal ... wenn es innerlich noch freier wird ...
kann sich ein Finger ganz von allein heben ...

eine feine Resonanz aus der unbewussten Ebene ...
ein Feedback für tieferes Geschehen ...

Und Sie erlauben sich das einfach ... es geht ganz von selbst ...
noch eine Stufe tiefer ... und noch einmal hebt sich der Finger ...
ganz von allein ...
ja ... weit ... frei und gelöst ...

12 Und der Körper kann sich jetzt an früher erinnern ... wie es war ...
damals, als die Luft vollkommen ungehindert durch die Nase strömte ... und durch all die Wege ... die für die Luft vorbestimmt sind ... frei ... frei und ungehindert ...
... herein bis in die Lungen ... um dort das Blut zu erfrischen und zu klären ... sodass es wieder frisch aufgetankt durch die Adern pulsieren kann ...
und ebenso frei fließt die verbrauchte Luft aus den Lungen wieder hinaus ... alle Muskeln lassen elastisch nach ...
die Luftwege frei und elastisch, offen ...

Die Luft strömt durch die Nase herein ... und bläst hinaus ... natürlich ...
fließend ... frei ...

Und die Luft bläst alle Anspannung hinaus ... bläst Entzündung hinaus ... bläst Schwellung hinaus ... bläst Beschwerden hinaus ...
bei jedem Ausatmen mehr und mehr ... hinaus damit!

13 Und der Körper kann das jetzt alles von selbst tun ...
er erinnert sich an gesunde Funktion ... an sein gesundes Urskript ... an Heilung ... und an die gesunde Struktur des Gewebes ... an eine schöne ... glatte ... gut durchblutete ...
gut angefeuchtete Schleimhaut ... die vollkommen natürlich reagiert ...

Und Ihr Immunsystem kommt wieder in die absolute Kompetenz, den Organismus gesund zu erhalten ... es ist fähig, das berührte, eingeatmete, gegessene Gute vom Schädlichen zu unterscheiden und zu trennen ...

Das Gute wird vom Immunsystem als gut erkannt, gut vertragen und gut verdaut.
Das Schädliche, was auch immer es für Sie sei, wird sofort symptomlos deaktiviert, beseitigt und damit restlos aus dem Körper ausgeleitet!

14 Aber Sie sind am Strand ... mit dem feinen, weichen Sand ...
Und immer noch erfreuen sich die Surfer an den Wellen ... gleiten dahin ... plumpsen ins Wasser ... und steigen immer wieder aufs Neue auf ihr Board ... und genießen die fließende Bewegung ... das elastische Schwingen ... die Lust am Wechsel von Anspannung und Entspannung ... dem Auf und Ab ...

Und Sie schauen über die Surfer hinweg in die Weite ... weit über das weite Meer hinweg Richtung Horizont ... wo Segelschiffe kreuzen ... mit schönen, weißen Segeln ...

Sie sehen aus wie kleine, weiße Schmetterlinge, die über dem Wasser dahinfliegen ... und dabei alle Weite und Freiheit ganz selbstverständlich für sich in Anspruch nehmen ...

Und oben am Himmel sehen Sie Kondensstreifen von Flugzeugen, die in die Ferne fliegen ... so, wie das Störende hinwegfliegt ... in die Ferne zieht ... während Sie hier das gute Gefühl sehr intensiv genießen ...

15 Und der Körper weiß, wie er die Muskulatur entspannt ... die Schleimhäute beruhigt ... und klärt ... und wie er alles gut filtert ... und nur das Gute hereinlässt ...

Und der Körper weiß, wie er das Gewebe gesunden kann ...
sodass es zur Ruhe kommt ... und für immer abheilt ...
sehr schön!

16 *(längere Pause)*

17 Ohne Ihr Zutun und ohne Ihr bewusstes Wissen kann sich in der Tiefe jetzt etwas zum Guten verändern ... lösen ... befreien ...
und Heilung in die Wege leiten ...

Und Sie werden wieder ganz normal und gut schlafen können ...
und laufen ... tanzen und schwimmen und singen ...
das Essen genießen und alles tun, was Ihnen Freude macht ...
und was für Sie Leben bedeutet ...

18 Und ich bitte Sie, über die nächsten Atemzüge beim Ausatmen im Stillen Ihren Namen zu sagen ... ganz leicht ... ganz frei ...
den Namen, den Sie für sich mögen ... der Ihnen wirklich gefällt ...
vielleicht sogar Ihren Kosenamen ...

Sagen sie ihn sehr liebevoll ... sehr ruhig ... sehr wertschätzend ...
über so viele Atemzüge ... wie es Ihnen richtig vorkommt ...
beginnen Sie jetzt!

Und alles, was in Hypnose geschieht, ist in Ordnung ... und alles ist richtig ... alle Bilder sind willkommen ... und alle Gefühle auch ...
und manchmal lösen sich Gefühle in der Tiefe ... und das ist mehr als befreiend ...
so tut sich etwas auf allen Ebenen ... körperlich ... seelisch ...
und Sie gesunden ...

Sehr schöne, tiefe Atemzüge, sehr langsam ... sehr ruhig ...
weit und frei ...
und der Körper heilt ... überall ...

19 Sie laufen am Strand im feinen, weichen Sand ... am Saum des Wassers ... und die ganze Luft gehört Ihnen ... sie fließt frei herein ... und wieder frei hinaus ...

Die Luft rauscht über das Meer ...
sie weht durch die duftenden Pinien ...
Sie nimmt die heilsamen Substanzen und ätherischen Öle auf ...
und pustet durch Ihre Atemwege ... bringt gesunde Luft herein ...
und transportiert das Verbrauchte hinaus ... leicht und frei ...

20 Und vielleicht dauert es ein paar Tage, bis die Atemwege sich nach und nach erholen ... entspannen ... abschwellen ... und abheilen ...
und sich die Gebiete wieder wohl und ganz anfühlen ...
vielleicht wird es erst schneller besser ... dann langsamer ...
oder erst langsamer ... und dann schneller ... immer besser ...

Dann wird es irgendwann eine Selbstverständlichkeit für Sie sein, dass es Ihnen gut geht ... und Sie lassen sich einfach überraschen ... und überraschen damit auch die anderen ...

21 Sie können sich immer wieder hinträumen an Ihren ›Golden Beach‹ ...
und die Luftballons werden in der Luft stehen und auf Sie warten ... um dann zu Ihnen hinzuschweben ... und Ihre Hand leichter werden zu lassen ...
und Sie werden die gleiche, freie Weite verspüren ...
den Wind um die Wangen und um Ihren Körper fühlen ...

Sie werden wieder beobachten, wie sich die Surfer an den Wellen
freuen ...
Sie laufen wieder am Strand im feinen, weichen Sand ...
am Saum des Wassers ... und die ganze Luft gehört Ihnen ...

Die Luft rauscht wieder über das Meer ...
sie weht durch die duftenden Pinien ...
Sie nimmt die heilsamen Substanzen und ätherischen Öle auf ...
und pustet sie wieder durch Ihre Atemwege ... alles wird weit
und frei ... frei fließt die Luft herein und wieder hinaus ...

Und Sie haben das sichere Gefühl, am richtigen Ort für Ihre Heilung zu
sein ...

22 Und irgendwann werden Sie bemerken, dass genug geschehen ist
und Sie werden das Bedürfnis bekommen, die Hypnose
abzuschließen und rund und stimmig zu machen.
Dann zählen Sie einfach von sieben bis eins zurück und kommen
Schritt für Schritt ganz klar und wach und froh wieder hierher ...
und fühlen sich einfach gut.

23 Ihr Körper aber verbleibt noch lange in seinem Golden-Beach-
Gefühl!«

Didaktische Erläuterung

1) Erwähnung der besonderen momentanen Situation und Formulieren der Zielsetzung
2) Info zur Hypnose
3) Tranceinduktion
4) Dissoziation weg vom Symptom, Assoziation hin zu einem heilsamen Ort
5) Betonen der Stärken und Ressourcen
6) Intensivierung der therapeutischen Dissoziation durch Erinnern der Situation über alle Sinneskanäle
7) Aufnehmen der beobachteten Körperreaktion (Pacing)
8) Trancevertiefung über Zählen, Verstärkung der Hypnose durch Absorption und Nutzen der Stellvertretertechnik über die Surfer auf dem Meer
9) Hervorrufen der Handlevitation zur Trancevertiefung und zum späteren Abruf ideomotorischer Signale
10) Suggestionen für Weite, Entspannung, Harmonie

11) Angebot für nochmalige Vertiefung der Trance und damit Vertiefung ihrer Wirkung, angezeigt durch dreimaliges autonomes (ideomotorisches) Heben eines Fingers
12) Hypnotisches Beleben gesunder Körperreaktionen über Ansprechen des Körpergedächtnisses
13) Ansprechen autonomer gesunder Körperprozessen
14) Nochmaliges Eintauchen in das unbeschwerte Bild mit den Surfern
15) Nochmaliges Betonen der Heilkraft des Körpers und seiner Immunkompetenz
16) Integrationsphase
17) Suggestionen für ganz normale und gesunde Freude am Leben
18) Liebevolle Zuwendung zu sich selbst
19) Gute Suggestionen, verbunden mit der Szene des heilsamen Ortes
20) Suggestionen zur Heilung und zur Dauer der Heilphase
21) Posthypnotische Suggestion mit der Aufforderung, am Ressourcenort immer wieder Heilung »zu tanken«
22) Hypnoseausleitung
23) Abschlusssuggestion

11 »Sternbild« – Freie Atmung, körperliche Kräftigung und seelische Stabilisierung

»Egal was Sie gerade noch beschäftigte, Sie schalten davon ab.
Egal was Sie gerade noch bewegte, Sie nehmen Abstand davon.
Sie schließen die Augen und kommen zur Ruhe, mit jedem Ausatmen mehr ...
Der Körper entspannt sich nach und nach und ganz von allein,
und Sie kommen sich innerlich näher und näher
und spazieren in sich hinein wie in einen wunderbaren Laden voller Kostbarkeiten.
Doch in diesen Laden darf man nur mit Respekt und Wertschätzung eintreten.
Alles andere hat draußen zu bleiben.

Erst dann öffnet sich die Tür, ein feiner Klang ertönt ...
und hier sind Sie ganz bei sich,
in eigener Zeit und eigenem Raum ...

Voller Neugierde schlendern Sie gemächlich umher und erahnen so manchen Schatz ... um dann zielsicher zu Fähigkeiten zu steuern, die sich oft erst in der Hypnose offenbaren!

Da steht auf einmal die ganze Welt offen ... und alles wird möglich ...

Ihr Blick fällt auf eine schöne Schneckenmuschel aus der tiefen See.
Die führen Sie intuitiv ans Ohr, um
– wie als Sie noch klein waren –
das Meer drin rauschen zu hören.
Sie lauschen, lauschen ein paar tiefe, befriedigende Atemzüge lang,
und zaubern sich dadurch an eine freie, weite Küste,
der Himmel bewegt, das Meer schaumgekrönt ...

Vollends erwacht nun das Kind in Ihnen!
Weshalb?
Es entdeckt eine Schiffsschaukel,
eine bunte Schiffsschaukel wie auf der Kirmes vergangener Zeiten.
Sicher im Boden verankert, lädt sie ein zum kindlichen Vergnügen.
Sie klettern hinein und beginnen, das Gesicht dem Meere zugewandt, zu schaukeln.
Sie schaukeln im Rhythmus der Atmung,
nach vorne ... und zurück,
nach vorne ... und wieder zurück ...
immer höher ... ganz sicher ... immer höher!
Vor ... und zurück ...
Das Gewicht nach hinten verlagernd, stemmen Sie sich in die Knie
und fliegen nach vorne,
dabei pusten Sie alles, was belastet, bedrückt und beengt,
aus sich hinaus,
dem Meer und den grau aufgetürmten Wolkenbergen
entgegen ...

Sie lehnen sich nach vorne,
die Schiffsschaukel saust dabei nach hinten,
und Sie atmen tief die gesunde jodhaltige Luft ein.
Dann schwingt die Schiffsschaukel wieder nach vorne, Sie pusten aus ... fffuuuuuh,

nach hinten, Sie atmen ein ...
nach vorne ... Sie atmen aus ...
nach hinten ... Sie atmen ein ...
nach vorne ... mit aller Kraft blasen Sie alles Ungute aus vollen Lungen hinaus ...
weit, weit, weit weg ...
so lange, bis es völlig verschwunden ist.
Wie tut das gut ...!
Welche Befreiung, welche Wohltat ...!

Das Haar flattert im Winde,
die Hände spüren die Kühle der haltenden Streben,
die Zunge leckt das Salz des Meeres von den Lippen.

Ganz verträumt in den Anblick des Meeres,
dessen Horizont tief sinkt, wann immer Sie nach vorne fliegen,
und hoch über Sie steigt, wenn Sie nach hinten schaukeln,
genießen Sie die schwungvolle Bewegung.

Die Wolken verziehen sich, der Himmel klärt sich.
Ist es Ihr kräftiges Pusten, was die Wolken verscheucht?

Die reine Luft des Meeres tankt Ihren Körper auf.
So schaukeln Sie im Rhythmus der Atmung,
und die regelmäßige Schwingung überträgt sich harmonisierend
auf jede Zelle.

Alles fließt in lebendiger Bewegung,
das Herz juchzt.
Sie schwingen in unendlichem Gleichmaß,
klären und kräftigen sich,
ganz im Erleben,
ganz im Hier und Jetzt.

Der Kopf wird frei und klar,
alles vergessend, was besser vergessen,
um sich später wirklich Wichtigem zu widmen.

Während Helios den Sonnenwagen über den Rest seiner Bahn lenkt,
lässt das Schaukeln in dem Maße nach,
wie sich Sättigung einstellt.
Und wie ein Pendel, das immer weniger ausholt
und langsam, langsam, langsam die Mitte findet,

finden Sie Ihr Lot – Ihre Mitte in sich selbst.
Ein warmes Pulsieren durchströmt den Körper.
Wo es wohl am meisten zu spüren ist?
Von dort mag es sich in Wellen ausbreiten
und mit dem farbenfrohen Versinken der Sonne in den Fluten
in ein ruhiges, gutes, gelassenes Gefühl verwandeln …

Und völlig unerwartet und zu Ihrem Erstaunen …
weitet sich nun die Schiffsschaukel, baucht sich,
und bietet ein prächtig samtseidiges Bett,
in das Sie sich einfach hineinsinken lassen.
Genüsslich plumpsen Sie in die bequemen Kissen …

Der Himmel wölbt sich über Ihnen, erst nur mit dem Abendstern,
dann zieht die ganze Sternenschar herauf …
ein wahres Himmelbett!

Staunend betrachten Sie die Pracht des Himmelszeltes mit Sternbildern,
die Ihnen vertraut …
der Große Bär,
der kleine Delfin,
ja, die Unendlichkeit der Milchstraße …
dann, inmitten der bekannten, entdecken Sie ein ganz besonderes Sternbild,
von niemandem zuvor erspäht.
Es funkelt ganz hell und fröhlich direkt über Ihnen,
mit kleinen und größeren Sternen in eigener Formation.

Wie mit Morsezeichen blinkert es Ihren Namen.
Sie verstehen, es ist ureigen, nur Ihr Sternbild,
und nur Sie wissen die Signale zu deuten.

Und während sich die Hypnose dadurch nochmals vertieft,
erhalten Sie eine besondere Botschaft:
›Wir strahlen für dich, wir leiten dich, wir leuchten dir, damit du deinen Weg besser erkennst, wir beschützen dich, wir helfen dir, wir sind bei dir, nur dir gilt es! Und jetzt geben wir dir etwas in der Sternensprache, sei nur aufmerksam … jetzt …‹

In der Tiefe verstehen Sie die Signale aus der Höhe.
Und solange es notwendig ist, lassen Ihre Sterne nachts im Schlaf feinen Silberstaub herniederrieseln. Es fühlt sich an wie eine zarte

Berührung, ein leichtes Kitzeln.
Dabei passiert immer ein kleines Wunder.
Es löst sich Altes, Untaugliches, und Neues erhält Raum.

Ob Sie es bemerken oder nicht,
erhalten Sie Hilfe in der Stille der Nacht.
Sie werden erinnert, gut zu sich zu sein und für sich zu sorgen,
sich immer wieder zu entspannen,
auf Ihre Gefühle zu achten und diese zu schützen
und sich aufmerksam immer wieder Klarheit zu verschaffen.

Und in jeder kommenden Nacht leuchtet Ihr Sternbild aus der Höhe
und nimmt Verbindung auf zu Ihnen in der Tiefe.
So werden Sie – nach gutem Traum – gestärkt am Morgen erwachen
und sicher einen Schritt vor den anderen setzen.

Der Himmel färbt sich im Osten, violett ... orange ...
dann trifft ein erster Strahl das Land.
Rotgolden fließt die Sonne am Horizont herauf ...
ein neuer Tag beginnt.

In aller Ruhe ordnen Sie das Erlebte,
und im Vertrauen auf die in Ihnen liegenden Kräfte beenden Sie die Hypnose,
recken und strecken sich ...
kehren zurück ... und wenden sich dem Leben zu.«

12 »Unabhängig und (rauch)frei!« – Selbstbewusst in die Zukunft

„Jetzt legst du dich innerlich auf eine grüne Wiese ...
eine, auf der du dich mal sehr wohl gefühlt hast ...

Du fühlst dich getragen von der Erde ...
schaust in den blauem Himmel mit den weißen Wolken ...
und hast das sichere Gefühl, auf der Welt richtig zu sein ...

Du riechst das Gras ... spürst sicheren Halt im Rücken ... bemerkst den feinen, frischen Wind an deinen Wangen ... und genießt deine weiten, freien Atemzüge ...

Du möchtest etwas verändern ... du möchtest die Zeit mit den Zigaretten hinter dir lassen ...

Eine Person, wie du, abhängig ... na, das ist doch nichts ... die soll frei sein ... und frei entscheiden:

Und jetzt lass dir ein bisschen Zeit ... genieße die grüne, weiche Wiese ... sinke da einfach noch mal tiefer hinein ... und atme weit und frei ... sehr gut ... sehr schön! *(Pause)*

Du hast es verdient, dass du durch diese Hypnose einen schönen Erfolg hast ... den du mit nach Hause nehmen kannst und der dich begleitet ... in die Zukunft ... und darüber hinaus!

Du bist ein junger Mensch ... du hast das Leben vor dir ... und du hast schon viel geleistet ... und das war manchmal nicht einfach ... und du hast alles bravourös durchschritten ... diese nicht einfache Zeit ... und damals hast du dir was erlaubt, was dir damals geholfen hat ... wahrscheinlich war das richtig ... und sicherlich war es wichtig ...

Und wie du selbst sagst, hast du diese Zeit längst durchschritten und bist so viel selbstbewusster ... und selbstklarer ... und selbstbestimmter, und du weißt tief im Inneren:

›Ich hab das nicht mehr nötig!‹

Und es ist gut, dass du das richtig fühlst im Moment:

selbstbestimmt ... selbstbewusst ... selbstachtsam ... *(Pause)*

Du willst deine schöne Haut erhalten ... und deinen gesunden Körper ... deinen frischen Atem ... und deine Heiterkeit ... so pur natürlich ... und das wird dir jetzt gerade so richtig deutlich ...

Und innerlich ... reicht die junge, selbstbewusste Person, die du jetzt bist, der/dem ... (Vorname) ... von damals, die/der noch ein Teenager war, die Hand und sagt:

›*(Vorname)* ..., ich kann dich verstehen.‹

›*(Vorname)* ..., das hast du gut gemacht ... das war sehr wichtig .... manchmal ist Rauchen einfach wichtig für eine Zeit ... das ist vollkommen okay ...‹

Und es ist ebenso okay, wenn du diese Zeit jetzt innerlich verabschiedest ... und das machst du jetzt im Stillen ... indem du zusammen mit der/dem jungen ... *(Vorname)* ... sagst:

›Wir haben das gut durchschritten, und wir haben viel gelernt daraus ... und vielleicht war das der Impuls, einen besonderen Beruf zu wählen ... aber heute ist eine andere Zeit ...

Heute sind wir unabhängig und frei ... und es soll frische Luft in unsere Lunge fließen ... klare Luft ... reine Luft ...
unser Körper ist unser inneres Haus ... unserer innerer Tempel, und den wollen wir rein und gesund halten.‹

Und so hörst du damit auf ... du hast ja schon angefangen mit dem Aufhören ...

Du bleibst dir selber treu ... das bist du dir wert ... mmh ... und du kannst das, egal ob es jemand anderes kann oder nicht kann ... viele haben es gemacht, und viele haben es geschafft, für immer aufzuhören ... und warum solltest gerade du das nicht können?

Natürlich kannst du das ... und vielleicht ist es schon längst gelungen ... dieses Verabschieden von der Zeit, die nicht einfach war ... und von der Zigarette, die dir damals geholfen hat ...

Und jetzt siehst du plötzlich deutlich und ganz klar eine ausgedrückte Zigarette vor dir ...
vielleicht in einem Aschenbecher ...
vielleicht auch in einer Muschel ...
einfach so einen gelöschten, stinkigen Zigarettenstummel ...
siehst du ihn?
Ja? Gut!

Sieht es auch dein Unbewusstes, deutlich und klar?

(Ideomotorisches Ja-Zeichen)

Super!

Und du entfernst dich weiter und weiter von diesem Bild und diesem komischen Geruch ...

der Aschenbecher wandert in die Mülltonne ....
die Muschel versinkt in die Tiefe des Ozeans ...

Du aber schreitest in die Zukunft ... unabhängig und frei ...

Und du bleibst dabei ... dir selber treu ... gesund und frei ...! *(Pause)*

Und wenn du diese Hypnose wieder hören wirst, wird sie noch tiefer wirken ... aber vielleicht brauchst du sie auch gar nicht ... du wirst bei deinem Vorsatz bleiben ... auf einmal ist es Selbstverständlichkeit ... nicht mehr der Rede wert ... und nicht mal mehr einen Gedanken!

Und jetzt bleibst du noch einen Moment bei dir und spürst, wie gut sich das anfühlt ... und du beendest die Hypnose ... unabhängig und frei!«

III Geistig fit, sicher, leistungsstark

13 »Wie eine 1« – Innere Ruhe und Stabilisierung für die Prüfung

»Du möchtest deine Prüfung durchlaufen ›wie eine 1‹!

Das ist möglich ... und einfacher, als du meinst ... denn ... du hast dich auf deine Prüfungen vorbereitet ... hast gelernt ... das Wissen ist in dir da ... auf Abruf bereit. Nur noch ein wenig Hypnose ... und du bist während der Prüfung ruhig ... gelassen ... vernünftig ... und klug ... und alles läuft wie von selbst ... so schließe du nun einfach die Augen und lehne dich zurück ... drei ruhige, tiefe Atemzüge entspannen dich bis in alle Winkel ...

(Pause)

Alles um dich herum unwichtig ... nur noch wichtig bist du ...
nur noch wichtig ist dein Ziel ...

Und sobald die Hypnose beginnt, wird dein Kopf ganz leicht nach vorne sinken ... einfach loslassen ... du atmest ruhig ...
der Kopf sinkt nach vorne ... tiefe Ruhe breitet sich aus ...
die Hypnose hält Einzug ... und macht dich ruhig und gelassen ...

(Pause)

Du findest dich an einem schönen Ort wieder ...
er strahlt eine wunderbare Ruhe und vergnügte Stimmung auf dich aus ...
und du sinkst in gelassene Achtsamkeit und achtsame Gelassenheit ...

(Pause)

Du bist an diesem schönen Ort ... in wunderbarer Ruhe ...
in guter Stimmung ... gelassen ... achtsam ...
und du erlebst dich – zu deinem Erstaunen – wie mit einem zweiten

Ich in dieser Prüfung ... ruhig ... gelassen ... ausgeruht ... achtsam ...
vollkommen konzentriert auf dem Stoff der Prüfung ...
im Wissen, dass du die Materie beherrschst ...

(Pause)

Du bist mit allen Sinnen dabei ... wach ... klar ... fokussiert ... und deine glasklare Aufmerksamkeit hält über die ganze Zeit der Prüfung an ... deine Aufmerksamkeit liegt auf dem Wesentlichen ... ruhig und gelassen gehst du auf die Fragen
und Aufgaben ein ... und stellst mit Erstaunen fest, dass sie leicht und verständlich sind ... die richtigen Antworten kommen dir wie selbstverständlich in den Sinn ... du antwortest
klug ... logisch ... verständlich ...
hoch konzentriert auf das Wesentliche ...

(Pause)

Die Zeit vergeht in ruhigem Fluss ... und du erlebst dich durchgehend als dynamisch und energievoll ... dein Rücken selbstbewusst ...
deine Augen offen und klar ... deine Atmung frei ...
der Kopf kühl ... dein Geist wach ...

(Pause)

Dein Verstand lenkt das Schiff deines Wissens mit wacher Aufmerksamkeit und tiefer innerer Ruhe an allen Klippen zielstrebig vorbei ... das Gelernte ... gut abgespeichert ... ruft sich wie von allein ab ... das Abgerufene wird in kluge, vernünftige Worte umgesetzt ...

Alles bestens ... du bist stolz auf dich ...
du durchläufst die Prüfung ›Wie eine 1!‹...

(Pause)

Schneller als du es für möglich gehalten hast, sind die Aufgaben erledigt ...
die Fragen beantwortet ... die Materie ist dargestellt ...
und du atmest auf und fühlst dich wohl.

Alles erledigt ... alles gut gemacht! Wie im Spiel hast du auf der Bühne der Trance die Prüfung schon durchgespielt ... du fühlst dich gut vorbereitet ... du wirst die Prüfung gut durchlaufen ... ›wie eine 1!‹

Und weil du das weißt, kannst du wach und froh und klar wieder hierher kommen und mit Ruhe den kommenden Tagen entgegensehen.«

14 »Fit für die Prüfung« – Innere Ruhe, Stärke, Selbstvertrauen, Klarheit und Ausdauer

»Schön ... und während Sie jetzt die Augen schließen und mir zuhören ... können Sie ... auf ganz besondere Weise ... etwas Interessantes erleben ... für Ihre Aufgaben und Ziele ... für die erfolgreiche Bewältigung der Prüfung ... in einer wunderbaren Hypnose ...

Sie lieben es, sich zu engagieren ... tatkräftig ... ideenreich ...

Sie wünschen, sich Ihren Aufgaben zu stellen ...

Sie wollen Herausforderungen meistern ...

Und genau dafür erhalten Sie jetzt noch eine Portion kraftvoller Hypnoseenergie ...

Sie kennen schon die gute Wirkung von Hypnose. Sie kennen das Gefühl, sich langsam, langsam ... nach und nach sehr behaglich zu fühlen ... und dabei immer mehr in konzentrierte Ruhe zu kommen ...

Bald können Sie wahrnehmen ...

... wie Ihre Schultern sich angenehm entspannt zurücklehnen ...

... und wie auch Ihre Oberarme ... angenehm schwer, warm und gelöst sind ...

... ebenso die Unterarme und Hände ... angenehm schwer, warm und gelöst ...

... Brustraum und Bauchraum ... angenehm schwer, warm und gelöst ...

... Bauchraum und Becken ... angenehm schwer, warm und gelöst ...

... Becken, Hüften, Oberschenkel ... angenehm schwer, warm und gelöst ...

... Oberschenkel, Unterschenkel ... angenehm schwer, warm und gelöst ...

... auch die Füße ... angenehm warm und wohlig ...

Und mag sein, Sie fühlen über Ihrem Gesicht einen feinen, kühlen Luftstrom ... angenehm frisch, ruhig und energievoll ... wie ein Windhauch streichelt er Ihr Gesicht glatt ... streichelt Ihre Stirn glatt

... Ihre Wangen ... entspannt Ihre Schläfen ... alles ruhig ... glatt und gelöst ... weit und frei ... ruhig ... klar ... und kühl!

Sehr gut ... sehr schön!

Schöne Erinnerungen beleben sich ... und diese schönen Erinnerungen bringen Sie dahin, wo Sie gerne sind ...

... Auf eine Wiese mit gelben Trollblumen ... Bienen summen ...

... Auf einen Berg mit geruhsam weidenden Kühen ... Glocken klingen ...

... Auf eine Waldlichtung ... Vögel zwitschern ...

... An einen Strand ... am ruhigen See ... am weiten Meer ...

... Wohin auch immer Sie möchten ... dahin, wo es Ihnen gefällt ...

Sie blicken sich staunend um ... erkennen Dinge wieder ... erblicken Neues ... entdecken Zusammenhänge ... und schauen ... irgendwann ... in den Himmel ... in dieses leuchtend blaue Blau ... zum Eintauchen ...

Und Sie kommen ins Träumen ...

Am blauen Himmel über Ihnen zieht eine traumhafte Wolke herauf ... die Hypnosewolke ... schön ... schillernd ... luftig ... und trägt doch mit sich, was Sie noch brauchen, um souverän zu zeigen, was Sie können ...
um zu veranschaulichen, was Sie wissen ...

Die Hypnosewolke schwebt direkt über Ihnen ... ein herrliches Gebilde ... voller besonderer Kräfte ...

Eine Verbindung entsteht ... und während ich jetzt von eins bis zehn zähle, fließt durch einen kleinen Eingang in Sie hinein, was Sie noch brauchen, um Ihre Ressourcen zu mobilisieren ...
um wirklich fit zu sein ... ... fit für die Prüfung ...

1 ... Ganz von selbst ... verständlich ...
2 ... aktivieren sich Ihre Fähigkeiten ... folgerichtig ...
3 ... Die Dinge erscheinen Ihnen im klaren Licht ... eindeutig ...
4 ... Wesentliches kristallisiert sich heraus ... spontan ...
5 ... Inhalte verknüpfen sich ... sinnvoll ...
6 ... Wissen sortiert sich ... systematisch ...
7 ... Logische Hierarchien bilden sich ... verständlich ...
8 ... ordnen sich präzise ein ... übersichtlich ...
9 ... Und Sie begegnen der Prüfung mit Freude ...
10 ... Logisch!

Sie kennen das: Sie stehen auf einem Berg und sehen das Land detailgetreu von oben ...

... Die fruchttragenden Felder ... die üppigen Wälder ... die klaren Seen ... die soliden Bauernhäuser ... und die geordneten Siedlungen ... die große Stadt in der Ferne mit ihrer perfekten Logistik ...

... Immer vorwärtsbewegt ... von der Energie des Wassers ... des Windes ... der Erde ... der Sonne ... und des Geistes ...

So stehen Sie auf der Anhöhe Ihres Wissens ...

Sie haben alles Gelernte in gutem Überblick ...

Sie verfügen über Ihr Wissen ... logisch!

Egal welche Frage auftaucht ... die Antwort ist schon da ... die richtige Antwort auf die richtige Frage ...

... Eins zu eins ... zwei zu zwei ... drei zu drei ...

Klar, sinnvoll, präzise ... auch wenn die Frage von weiter Ferne zu kommen scheint ... Ihr Horizont ist groß ...
und Sie sehen, fühlen und wissen die Antwort ganz in Ihrer Nähe ...

Sie besitzen einen kühlen Kopf ...

Sie kombinieren mit Gleichmut ...

Sie artikulieren mit Klarheit ...

Sie haben Ziele ... Ziele, die Sie erreichen wollen ... und erreichen werden ...

Sicherheit und Vertrauen sind Ihre Begleiter ...
Sie spüren das ... spüren das jetzt ...

Sie fügen eins zum anderen, fast automatisch ... sehr gelassen ... und werden erfreut sein, mit welcher Leichtigkeit Sie die Antworten und Lösungen aussprechen oder auch niederschreiben, weil Sie sie wissen ... sei es durch Lernen, sei es durch Intuition ...

Sie schaffen die Prüfung ... leicht ...

Und immer noch fließt aus der Hypnosewolke ... in einem unablässigen Strom ... genau in Sie hinein, was es noch braucht ... Ruhe, Stärke, Selbstvertrauen ... Klarheit und Ausdauer ...
und Sie nehmen alles auf ... mit spielerischer Freude ...

Sie ruhen in sich ... Ihre Gedanken frei ... in gesunder Distanz ... alles im Überblick ... das Ziel vor Augen ...

Sie sinken noch tiefer in Hypnose ... werden sich daran freuen und sich wohlfühlen.

Vielleicht werden Sie erstaunt sein, wie ruhig und gelassen Sie sind ... und dies besonders am Tag der Prüfung!

Sobald Sie am Ort der Prüfung eintreffen, werden Sie die gleiche Ruhe wie in dieser Trance verspüren und sich beneidenswert gut fühlen ...

Immer vorwärtsbewegt von der Energie des Wassers ... des Windes ... der Erde ... der Sonne ... und des Geistes ...

Ihre Hypnosewolke schwebt weiter, aber Sie verbleiben einfach noch in diesem schönen Sein ...

Und jedes Mal, wenn Sie diese Hypnose wieder erleben, werden Sie einen zarten Lufthauch verspüren ... Ihre Gesichtszüge werden glatt ... entspannen sich ... Sie werden auf der Wiese sein ... in den Bergen ... auf der Lichtung ... am See ... am Meer ... und sich wohlfühlen ...

Und ganz nach Ihrem Belieben ... zählen Sie irgendwann von zehn bis eins ... und kommen bei eins sehr erfrischt, geklärt, in guter Verfassung und mit voller Zuversicht wieder ins Hier und Jetzt zurück.

Ruhig ... überlegt ... konzentriert ...

Energie pulsiert durch Ihre Adern!

Fit für die Prüfung!«

15 »Helenas Reise durch den Kopf« – Leicht lernen, gut behalten, klug wiedergeben; Hypnoseanleitung für Jugendliche

1 »Helena ist ein gescheites Mädchen, aber mit der Schule total im Stress, vor allem bei schriftlichen Prüfungen. Deshalb kann sie auch schlecht einschlafen.
Helena steht für junge Menschen, Mädchen und Jungen, die Druck mit dem Lernen haben, so wie du. Wenn man Helena fragt, was für sie der Inbegriff von Freiheit ist, beschreibt sie einen Platz im Olivenhain ihres Großvaters. Dieser Ort ist bei einem Felsen, von wo man aufs Meer schauen kann.
Für dich ist es wahrscheinlich woanders, aber du kannst dir so einen Platz sicher vorstellen.
Sie sitzt mit offenen Augen da, ebenso wie du ... und schaut ruhig auf einen Punkt ... genauso wie du. Und gleich werdet Ihr gemeinsam eine Reise machen, um etwas zu entdecken ...

2 So schaust du jetzt einfach auf den Punkt und lässt die Augen da ruhen ... wie ein Vogel, der sich nach einem weiten Flug auf einem Ast niederlässt ... und da ausruht.
Du atmest normal ... ruhig und regelmäßig ... und schaust auf diesen Punkt.
Und wenn man länger auf einen Punkt schaut ... dann verschwimmt er so ein bisschen ... und wandert ... das ist ein natürliches optisches Phänomen ... und du wirst immer noch den Raum um dich herum wahrnehmen ... aber mit der Zeit kommt es einem leicht so vor ... als ob man durch einen Tunnel schaut ... auch das ist normal ... lustig und interessant ... und natürlich ... die Augenlider werden schwerer, wenn man so unentwegt auf einen Punkt schaut ... und vielleicht auch durch diesen Punkt hindurch ... und wann immer du willst ... kannst du die Augen schließen und dich zurücklehnen und einfach spüren, wie du ein bisschen ins Träumen kommst.

3 Und während Helena dort bei ihrem Felsen ist ... mit den Olivenbäumen ... dem Blick aufs Meer, bist auch du an deinem besonderen Ort, geschützt, sicher und frei.

Die *Nase* kann sich erinnern ... wie es da riecht ... es ist ein besonderer Geruch ... bei Helena riecht es nach Oregano ... Thymian ... Pinien ... Meeresbrise ...
und die *Haut* kann sich erinnern, wie es sich da anfühlt ... die Wärme ... der laue Wind ... der frische Wind ... auf den Wangen ...
an den Armen ... an den Knien ...
die *Ohren* erinnern sich ... an Gezirpe von Zikaden? ...
manchmal lauter ... wie in Wellen lauter ... manchmal leiser ...
und die *Augen* erinnern sich genau, wie es da ausschaut ... und sehen es jetzt.
Und du weißt, dass du hier bist und kannst gleichzeitig da sein, an dem schönen Ort ... du spürst dich atmen ... der Körper erinnert sich ... so in der Natur ... keine Anforderungen ...
vielleicht fernes Glockengeläut von Schäfchen ...
Wind, der hoch am Himmel die Wolken zerzaust ... ganz frei ...

4 ... aber was du wahrscheinlich noch nie entdeckt und erlebt hast an deinem Ort, ist, dass da Luftballons herumschweben ...
und vielleicht kannst du die aber jetzt entdecken.
Neben dem Blau des Meeres ... dem Silbergrün der Olivenblätter ... den blondtrockenen Gräsern ... siehst du jetzt auf einmal knallbunte Luftballons herumschweben ... ich weiß auch nicht, wo die gerade herkommen ... egal ... auf einmal schweben die herum und kommen dicht zu dir ... und ein ... zwei ... drei ... stehen jetzt direkt über einem Handgelenk ... und lassen Bänder herunter.
Die schlingen sich um dein Handgelenk und ziehen es einfach langsam in die Höhe.

Du brauchst nichts zu tun und nichts zu verstehen ... alles ist richtig ... es kann sein, dass dein Arm jetzt leicht wird ... sich etwas hebt ... allein mit den Luftballons ... die du siehst und spürst ...
und während ich von eins bis sieben zähle ... kann deine Hand ... egal welche ... leichter und leichter werden ... höher und höher steigen ... allein durch die Kraft der Vorstellung ... *1* ... und du bist dort und hörst meine Stimme ... aber vielleicht nur mit einem Ohr ... das andere Ohr hört die Geräusche der Natur ... den Wind ... und ... *2* ... die Hand wird leichter ... und leichter und hebt ab ... und der Ellbogen beugt sich ... die Luftballons steigen sachte nach oben ... vorsichtig ... und nehmen die Hand mit hoch ... *3* ... und ...

4 ... ja, super ... und er kommt höher und höher ... und du machst das Spiel einfach mit ... *4* ... *5* ... und leichter ... du kannst mit geschlossenen Augen schauen, ob das Segelboot auf dem Meer von rechts nach links oder links nach rechts kreuzt ...
6 ... da kann die Hand von allein hochschweben ... *6½* ... gut ... schön ... und ... *7*!
Und die Hand kann nun einfach wie auf einem Luftkissen liegen ... genau, sehr gut ... sehr schön ... und jetzt ist der Moment, wenn die Hand dir hilft zu zaubern, dass du mehr erkennst und verstehst. Du bist bei dir ... in dieser besonderen Klarheit ... und aufmerksamen Konzentration ... und du kannst das!

5 Und du weißt, du bist klug ... hast Humor ... Talent ... schmiedest gerne Pläne. Du hast ein gesundes Gehirn ... und einen klaren Verstand ... und du trainierst deinen Kopf, seitdem du klein bist ... und dein Gehirn ist gut entwickelt ... komplex und reaktionsschnell ... und dein Arbeitsgedächtnis für aktuelle Informationen und dein Langzeitspeicher für Langzeitwissen sind fabelhaft ausgebildet ...
und können auf Hochtouren funktionieren ...

6 Und wie ein Forscher steigst du nun durch eine kleine Öffnung, vielleicht so etwas wie eine Dachluke, einfach in deinen Kopf ... und du beginnst darin herumzuwandern ...
als Erstes schaust du dir deinen Kurzzeitspeicher an, das sogenannte Arbeitsgedächtnis ... wo sich alles Wissen der letzten Stunden, ja sogar noch von heute aus der Schule, kunterbunt durcheinander gewürfelt findet.
Da muss man richtig aufpassen, dass man nicht drüber stolpert.
Alles ist da ... und du wirst erstaunt sein, dass du Sachen findest, die du bewusst gar nicht registriert hast ... die du gelernt hast, ohne es zu bemerken ... ohne ihnen auch nur einen Funken von Aufmerksamkeit zu widmen ...
und so entdeckst du eine Fülle an Material ...

7 Und dann wanderst du weiter in deinem Gehirn, das so komplex ist und so gut verschaltet ... aufnahmefähig ... und so neugierig ... wanderst in den Langzeitspeicher ...
das ist doch interessant ... da gibt es Dinge, an die wirst du dich noch in einem Dreivierteljahrhundert erinnern ... aber daran

brauchen wir heute nicht zu denken ... heute geht es um das Aktuelle, das, was du brauchst für dein Ziel ...

Und dein Ziel ist ... entspannt in der Schule das Gelernte abzurufen und zu formulieren ... und so wanderst du durch das Langzeitgedächtnis ... durch diesen Speicher ... und du wirst dich wahrscheinlich wundern, was da für eine hervorragende Ordnung herrscht. Die stellt das beste Archiv in den Schatten ...

Es ist phänomenal, wie im Langzeitgedächtnis alles strukturiert ist ... und wie immer wieder – schwuppdiwupp – das Wichtige vom Kurzeitgedächtnis rüberflutscht ... vor allem nachts im Schlaf ... und sich da prima einordnet ... und den richtigen Weg findet ... ins passende Regal ... in die richtige Organisation ... egal welches Thema ... Bild ... Wort ... Zahl ... Satz ... Kombination ... Zusammenhang ... geradezu fantastisch ...

8 Und du gehst weiter ... in den Raum der Logik. Der Raum der Logik ist der Ort, wo vernünftige Kombinationen entstehen und intelligente Schlussfolgerungen gezogen werden ... wo sich auf Fragen die richtigen Antworten bilden ... wo sich zusammenfügt, was zusammengehört ... folgerichtig und logisch.
Dieser Raum ist wunderbar klar und übersichtlich ausgestattet ... da wird kombiniert ... und du brauchst gar nichts zu tun ... du hältst einfach inne ... wir nennen das Nachdenken ... aber die Verbindung entsteht von allein ... weil das Gehirn das selber macht ... und sucht, forscht und findet ... nochmals exakt überprüft und verwirft, wenn es falsch ist ... und erst dann zusammenfügt ...

9 Und erst, wenn alles korrekt ist ... erst wenn es stimmt ... geht es weiter in den Raum der Ausführung ... und der hat zwei Abteilungen ... eine für die Sprache ... das Sprachzentrum ... wo alles in Tonformung und Stimme übergeht ...

... und eine für die Schrift, das Schriftzentrum ... in dem alles, was als richtig bewertet worden ist, über den Kopf in den Arm gleitet ... vom Arm in die Hand ... und mit feinmotorischen Bewegungen niedergeschrieben wird ... klar, eindeutig, gelassen ... gut lesbar.
Das ist ein wunderbares Zentrum ... dieses Schriftzentrum ... und durch die ungeheure Vielfalt und Vernetzung des Gehirns kann immer noch ein bisschen mehr Strom ... Licht ... Energie ...

und Geschwindigkeit gefunkt werden. Und alles arbeitet einwandfrei ...

Welche Reise! Kurzzeitspeicher ... Langzeitspeicher ... Verarbeitung im logischen Zentrum ... durchchecken ... abwägen ... klären ... korrigieren ... nochmals prüfen ... für richtig befinden ... Sprachzentrum ... Schreibzentrum und Wiedergabe ... logisch ... gescheit ... richtig und gelassen ...

10 Und du schaust auf das tiefblaue Meer ... und es geht alles von allein ... und so kann auch die andere Hand ein bisschen leichter werden ... weil das die Hand ist, die nun zaubert, dass du dich mehr entspannen kannst ... weil es damit reibungsloser geht und schneller ... und du deswegen auch leichter einschläfst, weil du dich auf dich verlassen kannst und dir mehr vertraust ... die Hand wird leichter und leichter ... und das Luftkissen schiebt sich auch unter diese Hand ... der Ellbogen beugt sich ... ... und vielleicht schwebt ja deine ganze Person auf dem Luftkissen ... und sinkt in einen schönen Traum, in dem man alles als bunten Film sieht ... wie jedes Puzzlesteinchen, was man lernt, sich zum anderen fügt ...
Es ist wie die Besteigung eines Berges ...
Je höher man kommt, umso weiter der Horizont ...
und du steigst immer höher ... begreifst immer mehr, wie sich alles zusammenfügt ... dein Überblick wird immer weiter, und du wirst immer kompetenter und selbstbewusster ...
schöner und gescheiter ... begehrenswerter ... erfolgreicher ...
und es geht alles leicht von der Hand ...
sehr gut ... sehr schön ... und träume den Film noch zu Ende ...

11 Und dann kommst du einfach wieder zu deinem guten Ort ...
und fühlst dich so sicher und zuversichtlich, dass das alles gut läuft ...
und du lernst mit Neugierde und Freude aufmerksam Neues ...
und steigst dabei immer höher und begreifst immer mehr ...
Unwichtiges wird sofort aussortiert ... Wichtiges wird registriert und behalten ... und in Zeiten von Prüfungen und Schulaufgaben wirst du dich einfach verlassen auf dieses wundervoll komplexe Geschehen in deinem Gehirn ... du wirst dich ruhig hinsetzen ... und mündlich oder schriftlich alles Gelernte einwandfrei formulieren ...

du kannst das ... du hast das ganze Outfit dazu ...
und du musst nicht die Beste oder der Beste sein ...
aber du darfst gut sein!

12 Und abends schläfst du einfach ein ... da du solch ein Vertrauen in dich hast ... schläfst schön ein, wenn du ins Bett gehst ... und träumst diesen Film ... wie interessant das ist und träumst und schläfst ... und erholst dich ...
du kannst dir beim Einatmen sagen: ›Ich schlafe ein‹ ...
... und beim Ausatmen: ›Ich schlafe aus‹ ...
... und bums, da bist du auch schon eingeschlafen ... denn es ist gut, nachts richtig Kraft zu schöpfen ... und die erstaunlichen Dinge im Kopf sich von allein ereignen zu lassen ...

13 Und jetzt zähl innerlich in deinem Tempo von sieben zurück bis eins!
Deine Arme und Hände sind wieder ganz normal.
Du bist wach und frisch, fit und klar!
Behalte nur den schönen Ort in dir ... so kannst du jederzeit dahin zurückkehren ... und immer wieder lernen ...
einfach so ... federleicht
und Helena winkt dir zu ... sehr fröhlich!«

Didaktische Erläuterung

1) Prolog
2) Hypnoseinduktion durch Augenfixation
3) Assoziation an einen schönen Ort mit sensorischem Erinnern zur Intensivierung
4) Tranceeinleitung mit Handlevitation, eine Technik aus der Hypnose für bessere Konzentration und Vorstellungskraft
5) Bestätigung der intelligenten Kompetenz
6) Beginn der Reise, Station 1: Kurzzeitspeicher
7) Station 2: Langzeitspeicher; nochmalige Zielbenennung
8) Station 3: Raum der Logik; ideomotorische, d. h. unbewusste Rückkoppelung
9) Station 4: Raum der Ausführung; mit den Abteilungen Sprachzentrum und Schriftzentrum
10) Verdopplung der Trance durch Levitation auch der anderen Hand, Vertiefung der Trancebilder
11) Reorientierung an den guten Ort und nochmals gute Suggestionen

12) Optional, falls der Schlaf beeinträchtigt ist, Suggestionen für guten Schlaf
13) Ausleitung und Reorientierung

16 »Im Zauberwald bei Nacht« – Licht ins Dunkel bringen; Auflösung von Dunkelangst

1 »Das ist jetzt die Hypnose für dich, damit du dich wohlfühlst ... im Hellen und im Dunkeln ...

Du bist ein stabiler ... kraftvoller ... Mensch ...
du stehst sicher auf deinen zwei Füßen ... du hast viele Interessen ... du liebst die Natur ... du liebst deine Hunde ... prachtvolle Geschöpfe ... und du möchtest deine Unternehmungen im Wald genießen ... das machst du ja aus Freude ... das ist ja deine Freizeit ... dein Hobby... und du möchtest dich dabei sicher fühlen ... ungehemmt und frei ... du willst das genießen können ... und dafür machen wir jetzt etwas ...

2 Du sitzt da ... du kennst Hypnose ... du kannst Hypnose ... die braucht nicht tief zu sein ... du lehnst dich zurück ... und atmest auf ...

3 Du hast ja auch schon deinen sicheren Ort ... und den suchst du jetzt auf ... den sicheren Ort in dir ... sicher ... geschützt ... nur für dich ... der passt einfach für dich ... der stimmt ... das ist genau deins ...

Dein innerer sicherer Ort ... der war immer in dir ... und der wird immer in dir sein ... und du erfährst ihn jetzt noch mal bewusster ...
so schau dich um, wie es da aussieht ...
du weißt es zwar, aber schau dich trotzdem um ...
und hör, was es dort zu hören gibt ...
riech, was es dort zu riechen gibt ...
und spür die Atmosphäre ...
so ist er gut abgespeichert ... der sichere Ort ist in dir ...
und jederzeit kannst du hierhin zurückkehren ...

4 Und jetzt ... während du hier gemütlich auf der Liege liegst ... und sogar noch ein bisschen tiefer in Trance sinkst ... wirst du merken, dass du alles ganz genau wahrnimmst ... und vielleicht auch nicht nur das Rauschen des Waldes von draußen ... auch das Rauschen des Computers hier drinnen ...

Und du kannst genau lokalisieren, woher meine Stimme kommt ... und da oder dort ein Geräusch ... du nimmst das ganz genau wahr ...
du nimmst auch genau wahr, wie du sitzt ... ja, sogar halb liegst ... du nimmst wahr, wie der Wald gerade ein bisschen mehr rauscht, weil der Wind ein bisschen aufpustet ... und jetzt wieder ruhiger wird ...

5 Du hast die Augen geschlossen ... und du nimmst alles wahr ...
da ist ein Geräusch ... das hörst du ...
du riechst, wie es riecht ... und es ist eigentlich –
weil du die Augen geschlossen hast – dunkel ...
und du bist ganz in deiner Kontrolle ...
du spürst deine Atmung ...
die Kraft in dir ... und gleichzeitig eine angenehme Gelassenheit ...

6 Und ich bitte dich, während ich jetzt leise bin, dass du nun alle deine Antennen auf Empfang stellst ... und genau wahrnimmst, was da ist ...
da ist ein kleines Geräusch ... das hast du gehört ... und nun ist gerade Ruhe ...

7 Und so kannst du sicher sein, dass auch wenn du einen Waldweg entlangläufst ... du immer alles ganz genau wahrnimmst ... wenn auch nicht bewusst ... und dass es in dir einen kleinen ... ganz feinen Sensor gibt, der dir signalisiert: Es ist alles in Ordnung so wie hier alles in Ordnung ist ... sicher ... und geschützt ... aber, wenn es irgendwie nach Rauch riechen sollte ... oder es irgendwas geben würde, worauf du reagieren müsstest, dich umdrehen und handeln ... würdest du das sofort bemerken ... und vernünftig reagieren ... schnell und fit ... einfach, weil du so bist ... schnell und fit in vielen Dingen ... in der Bewegung ... im Denken ... im vernünftigen Handeln ...

8 Und jetzt, während du hier so gemütlich liegst ... lass doch mal den ... (*Vorname*) ... durch den Wald schlendern ... es dämmert ... und es wird dunkler ... und du bist hier ... und der... (*Vorname*) ... da vorne ist ganz bei sich und verlässt sich auf seine sieben Sinne ... und auf seine unbewusste Kraft ... und auf seinen Sensor, der ihm jederzeit, wenn's denn nötig ist, auf die Schulter klopft und sagt: ›(*Vorname*), hallo, wachsam sein! Da ist was!‹

9 Aber da ist ja gar nichts normalerweise ...
es knackt das Holz unter seinen Füßen, wenn er auf einen trockenen Ast tritt ...
vielleicht scheucht er einen Nachtvogel auf, der davonflattert ...
oder der Wind schüttelt einen Tannenzapfen herunter ...

10 Und so geht dort der ... (*Vorname*) ganz selbstsicher ... ruhig ... durch den Wald und genießt es ... er genießt es ganz wunderbar ...
atmet tief die Luft des Waldes ein, die so schön nach Erde und Harz riecht ... genießt das weiche Abfedern des Fußes vom Waldboden ...
und fühlt sich so richtig eins mit der Natur ...

11 Er freut sich schon darauf, dass er nachher nach Hause kommt ...
vielleicht 'n Bierchen trinkt oder noch was isst ... es ist für ihn völlig selbstverständlich ... er geht ja zur Freude in den Wald ...
und die Dunkelheit ist ja nur die andere Seite vom Tageslicht ...
manchmal scheint der Mond ganz hell ...
und manchmal ist am Himmel nur die Sichel ...
und dann ist es wirklich ein richtig schöner Zauberwald ...
und der ... (*Vorname*) ... findet das nur noch interessant ...

12 Und was irgendwann mal war ... und sich daraufhin entwickelt hat, dass Dunkelheit ein Problem wurde ... kann das Unbewusste jetzt behandeln ... beenden und lösen ...
und *Licht ins Dunkel* bringen ...

13 Und ich bin einfach still ... und vielleicht gibt es gleich eine Rückmeldung aus dem Unbewussten durch ein Fingerzeichen ...
ein Finger, der sich von selbst hebt ...
wenn da *Licht ins Dunkel* kommt. Lass dir alle Zeit ... bis sich da etwas verändert ... um dich zu erlösen von einem unnötigen Gefühl, das dich hindert, statt dich sicher zu machen ...

(längere Pause)

14 Sehr schön ... und der Finger kann sich höher und höher heben ...
ja, super ... ja, herzlichen Glückwunsch!

15 Das Unbewusste löst es auf, was es auch immer sei, in der Tiefe ...
und erlöst dich dabei ... von einem unnötigen Gefühl ...

Der Finger hebt sich und hebt sich ... stetig ... super ... ja, super ...

Gefühle können sehr wichtig sein, aber manche gehören nur in eine bestimmte Zeit ...

Und diese Zeit ist jetzt vorbei ...

16 Und so kannst du in die Gestalt von ... (*Vorname*) ... da im Wald schlüpfen ... in die Gestalt bei Nacht ...
und genießt die Wanderung ... alle Sinne offen ...

17 Zauber des nächtlichen Waldes ...
das Moos duftet ...
die Tiere schlafen ...
die Häschen ... die Rehe, eingekuschelt in ihrer Mulde ...
alles friedvoll ... feines Rauschen ...

Du bist der einzige Wache hier ... und ganz im Vertrauen öffne all deine Sinne!

18 Du fühlst dich so sicher ... und bist so froh, dass du jetzt hier in der Nacht im Wald bist ... und nicht irgendwo ... in 'nem Stadtviertel, wo der Bär tobt ...
nein, du bist bei den ruhig schlafenden Tieren ... und wanderst da vor dich hin ... sehr achtsam, um sie nicht zu wecken ...
und genießt es richtig ... sehr schön ...

19 Und du ... bist ganz in dir ... in allen deinen Sinnen ... und in totalem Urvertrauen, dass, wenn irgendwas sein sollte, du das sofort merkst ... und vernünftig reagierst ... angemessen ...
und weil du das weißt, genießt du deinen Gang durch den Wald ...
und wenn du beim Auto bist, denkst du: ›Bin ich schon da? Ach, am liebsten würde ich noch mal zurückgehen ... und den Weg nochmals beschreiten ...
weil es so schön duftet ...
und weil es auch irgendwie so geheimnisvoll ist ...
und dieses Stückchen Natur im Moment ja wirklich nur mir gehört ...‹

20 *(längere Pause)*

21 Und da wir deinen Waldspaziergang aufgenommen haben … wirst du ihn dir noch mal anhören können … dann wirst du noch tiefer in Hypnose gehen … und wirst es noch intensiver erleben … dich immer noch sicherer fühlen … und aus dem alten Gefühl herauswachsen in ein neues Gefühl ungeahnter Glückseligkeit hinein … in dem du so eins bist … mit dem Stück Natur, was dir, in der Stille der Nacht, nur dir allein gehört …

Und so kannst du das noch genießen … und dann die Hypnose einfach abschließen … weil du genug gelernt … genug erfahren … genug erlebt hast … und die Veränderung geht Schritt für Schritt vor sich … mit jedem Schritt, den du auf dem weichen Waldboden vorwärts machst …

22 Die Finger haben sich wieder gesenkt und entspannt … das ganze System ist entspannt … und du kommst heraus … aus dem Hypnosezauberwald …«

Didaktische Erläuterung

1) Zielformulierung
2) Ansprechen der Hypnosefähigkeit
3) Nutzen des schon installierten sicheren Ortes (»safe place«)
4) Aufmerksamkeitslenkung auf die Hörwahrnehmung bei geschlossenen Augen
5) Betonung der vermehrten inneren Kontrolle in Hypnose
6) Intensivierung des Gefühls, Kontrolle und damit Sicherheit zu haben
7) Verbindung von Kontrolle und Achtsamkeit bei zunehmender innerer Ruhe
8) Hypnotisches Spiel mit dem zweiten Ich, das etwas ausprobiert, erledigt, meistert
9) Intensivere Assoziation (bei diesem Beispiel) in den Wald bei Nacht
10) Lebhafte Beschreibung der Person (des zweiten Ich), wie sie ressourcenvoll die Situation erfährt
11) Indirekte Suggestion der Freude und Einführung einer besonderen/heilsamen Szene (in diesem Beispiel des »Zauberwaldes«)
12) Indirekte Anregung, auf der unbewussten Ebene den Grund für das Symptom aufzulösen

13) Bitte um ein ideomotorisches Fingersignal zur Rückmeldung der gewünschten unbewussten Verarbeitung der Ursache des Problems
14) Positive Reaktion des Therapeuten auf die gewünschte ideomotorische Rückmeldung, was wiederum als gute Suggestion wirkt
15) Direktive Suggestion
16) Anregung, mit dem Ressourcen-Ich zu verschmelzen und die Situation nun sogar zu genießen
17) Ausmalen der Situation als schön, zauberhaft, sicher und friedlich
18) Verbinden der Gefühle der Ruhe, Stärke, Gelassenheit mit der Herausforderung
19) Ansprechen der Fähigkeit wahrzunehmen und der Erkenntnis, wie schön es ist
20) Längere Pause zur Integration der hypnotherapeutischen Arbeit
21) Posthypnotische Suggestionen für Wachstum und Veränderung
22) Ausleitung

IV Der Diamant der Stärke

17 »Die goldfarbene Wolke« – Beruhigung, tiefe Erholung

»Sie sind eine aktive Person, lebendig ... und leistungsstark ... und hinter Ihnen liegt eine Phase großer Herausforderung ...

Sie haben sich verausgabt ... die Puste ist ausgegangen ... Ihr Organismus ist erschöpft ... die Batterie leer ... und das ist mehr als natürlich ...

Der Körper gibt eindeutige Hinweise ... eine gesunde Reaktion ...

die Seele funkt klare Signale ... ein gesundes Zeichen ...

Sie gehen den Hilferufen des Körpers und der Seele nach ...

Sie geben nach ...

Sie lassen nach ...

und gönnen sich jetzt eine wohltuende, tief erholsame Hypnose ... und die haben Sie wirklich verdient ...

Lehnen Sie sich bequem zurück ... machen einen tiefen Atemzug ... und beobachten, wie Sie mehr und mehr zur Ruhe kommen!

Denn wenn Sie die Augen geschlossen haben ... und sich zurücklehnen ... und mir zuhören, können Sie auf besondere Art und Weise ... interessante Dinge erleben:

Tiefe Ruhe ... großes Behagen ... schöne Bilder ... gute Gefühle ... neue Sichtweisen ... und erstaunliche Erfahrungen ...

Einfach schön!

Ungeniert die Flügel hängen lassen ... das tut gut ... ist wichtig ... und angemessen ... einfach hängen lassen ... ruhen lassen ... überlassen ... sehr gelassen ...

Sie atmen ruhig und regelmäßig ... und während gleich die Zahlen von eins bis zwölf erklingen ... sinken Sie tiefer ... und tiefer ... gleichmütig tiefer ... der Schwere nach tiefer ... in angenehmes Sein ...

Sie fühlen sich ... 1 [›eins‹] ... mit sich ... wohlige Ruhe ...

2 ... langsame, regelmäßige Atemzüge ... wohlige Ruhe ...

Brust und Bauch heben sich ... 3 ... beim Einatmen ... wohlige Ruhe ...

... und sinken beim Ausatmen ... 4 ... wohlige Ruhe ...

Ihr Körper wird wie auf ... 5 ... Wogen getragen ... wohlige Ruhe ...

Ihre ... 6 ... Muskeln warm und gelöst ... wohlige Ruhe ...
der Kopf frei ... 7 ... und weit ... wohlige Ruhe ...
im Bauch ... 8 ... Gluckern ... wohlige Ruhe ...
nichts mehr wollen ... 9 ... einfach nur sein ... in wohliger Ruhe ... Gut!

Sie sinken angenehm tiefer ... einfach himmlisch ... wie in ein Himmelbett ... Ausgleich für das Gewesene ... der Schwere nach hingeben ... bis in die ... 10 ... Zehen ... und Gefühlen freien Lauf lassen ... wie erlösend!

Friedliche Stimmung ... und, von der Sonne angestrahlt ...
wohl auch vom reflektierenden Licht des unerschöpflichen Ozeans ...
zieht am Himmel eine zauberhafte Wolke herauf ...
sie schimmert in ... 11 ... goldenen Farben ...

Gemächlich schwebt sie näher und näher ... und wenn die ... zwölf ... erklingt ... und nicht eher ... nimmt sie Verbindung mit Ihnen auf ... vermutlich durch einen tanzenden Lichtstrahl ...

Sie mögen die zarte Berührung verspüren ... wie ein Hauch ...
oder ein weicher Regentropfen ... wohl auf der Mitte der Stirn ...

... jetzt ... ... 12!

Hier öffnet sich Ihr System für die Zufuhr von Lichtgefunkel und Sauerstoffperlen ... wunderbare Neubelebung ...

... aufatmen ... auftanken ... sich finden ... und erholen ...

Lebenselixier perlt in Sie ein ... schillernd ... lichtdurchflutet ...
sonnengetränkt ... duftend ... eine nährende Lösung ...
sie verteilt sich überall hin ...

Sie fühlen in sich pulsierendes Strömen ...

Sie fühlen um sich belebendes Sprudeln ...

Wie lange schon haben Sie sich danach gesehnt ... jetzt erleben Sie es:

... herrlich nachlassen ... erleichternd aufatmen ... tief auftanken ...
vorsichtig aufblühen ...

Und während Sie immer noch tiefer in Hypnose sinken ...
ist Ihnen wohler und wohler ... !

Wie von Feenhand berührt ... klärt sich Ihr Gemüt ...
entfaltet sich die Seele ...
und Sie fühlen sich jetzt so richtig gut ...

Ihr Körper ... leicht, warm und lebendig ...

Ihr Kopf ... leicht, kühl und frei ...

Ihr Herz ... leicht, ruhig und heiter ...

Und in diesem schönen Sein erwachen Stärken ...
aktivieren sich Fähigkeiten ... setzen sich Potenziale frei ...
und Sie entdecken ... vielleicht mit Erstaunen ...
wie wohl Sie sich in Hypnose fühlen ...
und wie dieses angenehme Befinden genau das Richtige ist,
um Ihr Leben aus anderer Perspektive zu betrachten ...
um Dinge zu klären und zu lernen ...

Verbleiben Sie einfach noch eine Weile in diesem behaglichen Sein ...
träumen ... und genießen ... und wissen genau:
›Je mehr ich brauche, umso mehr ist für mich da!‹

Und erst wenn Sie aufgetankt sind, schwebt die Wolke weiter ... und Sie sind sicher, Sie können sie jederzeit wieder herbeirufen ...

Sie aber verweilen noch im Schutzraum der Hypnose ... so lange es Ihnen gefällt ... und erst, wenn Sie es für richtig halten ... zählen Sie im Stillen wieder zurück von zwölf bis eins ... und kommen Zahl für Zahl ... Schritt für Schritt ... wieder ins Hier und Jetzt zurück ...

... mit angereicherter Energie ... und erstaunlich gut erholt ...

Bald recken und strecken Sie sich ... ... und entdecken überrascht ...

... ein Lächeln auf Ihrem Gesicht ...«

18 »Der Diamant der Stärke« – Erholung und Vitalisierung

»Sie wünschen, wieder in Ihre Kraft zu kommen und in frischen Schwung ...

... so gönnen Sie sich jetzt Muße ... und genießen Ihre Hypnose ...

Und während Sie meine Stimme hören, die Sie sicher in Hypnose führt, spüren Sie sich atmen ...

Sie fühlen, wie die Luft durch die Nase hereinströmt ... die Lungen füllt ... den Brustkorb hebt ... ... und wie der Brustkorb sich senkt ... wenn die Luft wieder hinausströmt ... ...

Sie hören auch dieses ganz feine Geräusch, wenn die Luft durch die Nase hereinströmt ... und wenn sie wieder hinausströmt ...

Um die Aufmerksamkeit auf sich zu erhöhen ... und die innere Ruhe zu vertiefen ... schauen Sie jetzt bitte unter den geschlossenen Augenlidern beim Einatmen nach oben ... zu Ihrer Stirn ... und beim Ausatmen nach unten ... zu Ihren Füßen ...

Machen Sie das nun einfach über ein paar Atemzüge ...

... beim Einatmen nach oben ... und beim Ausatmen nach unten ...

... beim Einatmen nach oben ... und beim Ausatmen nach unten ...

Und mit dem inneren Auge schauen Sie beim Einatmen in den Himmel über sich ... ... der Himmel, der sich schützend über Ihnen wölbt ... in der Höhe ...

beim Ausatmen zur Erde unter sich ...

... die Erde, die Sie sicher trägt ... in der Tiefe ...

Sehr schön ... nach oben ... nach unten ... !

Sehr gut!

Und nun ruhen die Augen ...
die Augeninnenwinkel entspannen sich ...
die Augenaußenwinkel entspannen sich ...
die Augenlider liegen leicht wie Blütenblätter auf dem Augapfel ...

die Augenbraue zeichnet einen fein-entspannten Bogen ... die Stirn glättet sich ... Schläfen ... Wangen ... Kiefer und Kinn ... sind gelöst ... und über den ganzen Kopf fließt entspanntes Kribbeln ... gelöste Ruhe ...

Ihre Schultern spüren ein leichtes Antippen ... sie sinken zurück ... geben nach ... Schwere fließt ab ... die Arme hinunter ... gut ... sehr schön ... sinkt bei jedem Ausatmen tiefer und tiefer nach unten ab ... aus dem Körper hinaus ...
und die Atemzüge werden tiefer ... und ruhiger ...
während Sie in schwereloses Sein gleiten ... und hier sind ...
und gleichzeitig auch an einem wunderbaren Strand ...
am schönsten Strand ...
mit dem feinsten Sand ... in der herrlichsten Bucht ...

Ihr Auge gleitet über die weite Wasserfläche ... bis zum Horizont ... und über den Horizont hinaus ...

... die Zehen tauchen ein in den feinen, weißen Sand ... genussvoll ...

... die Hände kreisen durch sein körniges Fell ... lustvoll ...

... die Haare wehen im Atem des Meeres ... verspielt ...

... das Ohr gibt sich dem Hauch des Windes hin ... verträumt ...

... die Stirn erfrischt sich am kühlen Nass ... froh ...

... die Zunge leckt an salzbestäubten Lippen ... entzückt ...

... die Nase inhaliert vitalisierende Meeresbrise ... begierig ...

Während sich Ihre Sinne so ausgiebig erfreuen ... bilden Ihre Hände Schalen ... offen und frei ...

Und es fließt in die Schalen Ihrer Hände hinein, was heute entlassen werden soll ... es fließt und fließt, was fließen soll, in Ihre Hände ...

Gedanken, Sätze, Bilder, Geräusche, Gefühle ...

... es fließt und fließt, was fließen soll, in Ihre Hände ...

Worte wie Sand ... Bilder wie Muscheln ... Geräusche wie Kiesel ...
Brummen wie Holzstückchen ... Gefühle wie Steine ...
liegen schwer in der Hand ...

... und ein langer, befriedigender Atemzug zeigt an, genug für heute ...

Und irgendwann ... gemäß tiefer innerer Regie ...
fangen die Hände an sich zu bewegen und sich auszuleeren ...

Worte wie Sand ... Bilder wie Muscheln ... Geräusche wie Kiesel ...
Brummen wie Holzstöckchen ... Gefühle wie Steine ... fließen ab ...

Ihre Hände heben sich von allein ... drehen sich von allein ... drehen sich mit diesen kleinen Bewegungen, die typisch sind für Hypnose ... sie entleeren sich ... das Unbewusste dirigiert die Bewegung ... in eigenem Rhythmus leeren die Hände nach und nach alles aus ... drehen sich ... leeren aus ... drehen sich ... leeren aus ... bis sie gemütlich auf den Handflächen liegen ... entlastet und frei ...

... so leicht und frei, dass sie – vom Lufthauch des Meeres bewegt – sich anheben ... leicht und frei ... sie steigen ... im Spiel der Thermik ... mit stetem Auftrieb ... höher und höher ... und nehmen Sie einfach mit ... am Strand der Erholung ... leicht und frei ... und wie im Traum ...

Ihr Körper genießt ... beim Schweben zwischen bunten Luftballons ...
auch Ihre Seele ... in Ferienstimmung ... erholsam ... heilsam ...
im Schutz Ihres wissenden Unbewussten ...

Die Luftballons schillern im Sonnenlicht ... sie tanzen in der Luft ... und einer kommt näher ... näher und näher ... eine Luftballonpost ... eine Botschaft für Sie ... näher und näher ... und bindet sein Bändchen um Ihr rechtes Handgelenk ... leicht und frei ...

In Ihre linke Hand aber gleitet ... der Diamant der Stärke ... klar und rein ...

Sie erfreuen sich am Strand der Erholung ... umsprudelt von munteren Wellen ... und Sie wissen auf einmal genau: Sie setzen in Ihrem Leben neue Akzente ... und tun Dinge für sich, die sie immer schon tun wollten ... mit umsichtigem Respekt für sich selbst ...

Erholt kehren Sie später ins Hier und Jetzt zurück ...
ausgeruht ... erquickt ...

... die Botschaft im Sinn ...

... und in der Hand des Herzens ... der Diamant der Stärke ...«

19 »Der Lindenbaum« – Beruhigung, Erholung, Stärkung, Erdung

»Warum sollte es Ihnen nach dieser Hypnose nicht auch wieder ein Stückchen besser gehen?

Sie sitzen bequem da ... Sie brauchen nichts zu tun ... Sie brauchen nichts zu verstehen ... Sie können die Augen offen lassen ... Sie können die Augen schließen ... aber eigentlich ist es ja auch ganz hübsch, eine Weile einfach noch mit offenen Augen dazusitzen ... und in das Grün der Bäume zu schauen ...
oder auf etwas anderes, was Ihnen gerade gefällt ...

Vielleicht bewegt ein sanfter Wind die Vorhänge ...

Vielleicht scheint Sonne in den Innenhof ...

... die Blätter der Bäume glänzen ... sie spielen das Licht der Sonne zurück ...

Ein Innenhof strahlt immer Ruhe und Geborgenheit aus ...

Draußen mag das Leben brausen ... aber im Innenhof ist es wunderbar friedlich ...

Irgendwo gehen Handwerker singend ihrer Arbeit nach ...
und wir gehen schwingend unserer Arbeit nach ...
die um so vieles leichter ist, als wir sie in Hypnose tun ...

Einfach sein ... und atmen ... den Boden unter den Füßen spüren ...
den stabilen, festen Boden ...

... den stabilen, festen Sitz unter dem Gesäß ...

... den stabilen, festen Halt der Lehne im Rücken ...

Ihre Hände liegen gemütlich auf den Oberschenkeln ...

... und Ihr Kopf ruht ... und die Augen schließen sich allmählich ...

Sie können Ihr Atmen spüren ... spüren, wie die Luft hereinströmt ... und wieder hinaus ... und die innere Ruhe vertieft sich ... weil sich die Atemzüge verlangsamen ...

Einatmen ... die Weite im Brustraum genießen ... und die Luft in Ruhe wieder ausströmen lassen und für einen Moment ein bisschen leer sein ... der nächste Atemzug füllt die Lungen ... und ganz natürlich fließt die Luft wieder ab ... ein harmonischer Rhythmus ... langsam ... fließend ... bringt den Organismus in Gleichklang ...

Das Herz schlägt regelmäßig ... pumpt entspanntes Blut durch die Adern ...

Alles ist warm und sicher ... klar und stabil ...

Alles ist im Lot ...

... im Lot dank der Anziehungskraft der Erde ...

... im Lot dank der Aufrichtungskraft Ihres Körpers ...

... im Lot dank Ihrer unbewussten Stärke ...

... und das spüren Sie gerade sehr intensiv!

Sie kommen ins Träumen ... schlendern durch einen herrlichen Park ... der schönste Park, den Sie kennen ...

Gepflegte Rasenflächen ... riesige alte Bäume ... blühende Büsche ... farbenfrohe Blumenbeete ... verwunschene Seerosenteiche ...

Ihr Tritt federt elastisch auf dem erdigen Weg ... und ... nach einer Wegbiegung fällt Ihr Blick ... auf ein Haus ... und Sie wissen sogleich, es ist Ihr Haus ... denn das Haus ist ganz Ausdruck Ihrer selbst ...

Und Sie gehen auf Ihr Haus zu ... nähern sich ... und ... angekommen, öffnen Sie die Haustür ... treten ein ... und fühlen sich sofort heimisch ...

Einen Moment verweilen Sie und lassen die Atmosphäre auf sich wirken ... bald aber beginnen Sie durch die Räume zu wandern ... erkennen dieses und jenes ... alles irgendwie vertraut ...

Wie selbstverständlich schreiten Sie die Treppe hinauf ins obere Stockwerk ... steigen wie schlafwandelnd noch weiter die nächsten Stufen hoch zu den Dachstübchen ...

Sie öffnen vorsichtig die Türe zu dem einen Dachstübchen ... gehen zu einem Fenster ... öffnen es ... lassen frische Luft herein ... Sonnenstrahlen fluten in den Raum ... angenehm klärend und erfrischend ...

So öffnen Sie alle Fenster ... denn Sie wissen ... und Sie fühlen ... es braucht Erfrischung ... Erholung ... Regeneration ... damit sich alles wieder natürlich sortiert ... und gesund organisiert ...

(Pause)

Nach geraumer Weile gehen Sie wieder zurück zum ersten Fenster ... lösen die hölzernen Fensterläden aus den Haken ... schließen sie sorgfältig ... schließen jetzt die Glasfenster ... und ziehen nun die dichten Vorhänge zu ...

Und das machen Sie bei jedem Fenster ... Sie lösen die Holzläden und schließen sie ... schließen auch umsichtig die Glasfenster ... ziehen die dichten, weichen Vorhänge zu ...

Sobald das letzte Fenster geschlossen ist, herrscht samtene Ruhe ... seidene Stille ... für tiefe Erholung ...

Auf Zehenspitzen schleichen Sie zurück zur Türe ... löschen die letzten Lichter ... öffnen die Türe ... treten hinaus ... langsam und vorsichtig ziehen Sie die Türe ins Schloss ... absolute, friedliche Stille ... Mucksmäuschenstille ...

Sie betreten das andere Dachstübchen und tun dort das Gleiche: Sie öffnen die Fenster ... lüften ausgiebig ... leichter Wind weht Frische herein ... Sonnenstrahlen füllen den Raum mit freundlicher Wärme ...

Nach geraumer Weile schließen Sie auch hier sorgfältig erst das eine Fenster: ... die Holzläden ... die Glasfenster ... die Vorhänge ...

Dann schließen Sie die übrigen ... ein Fenster nach dem anderen, bis es ganz angenehm still und friedlich ist ...

Sie schleichen auf Zehenspitzen zur Türe ... löschen das letzte kleine Licht ... drehen sich noch mal um und vergewissern sich:

Ruhe, friedliche Stille ... Sie öffnen die Türe ... treten hindurch und schließen die Türe wieder umsichtig ...

Mucksmäuschenstille auch hier ... wohltuende Ruhe ... Erholung ... Heilung ...

In friedlicher Stille gesundet das System ...

Ihr Körper ... warm durchblutet ... bestens versorgt ... regeneriert sich ...

Ihre Seele ... in samtener Ruhe ... und seidiger Stille ... sortiert sich ...

Ihr Kopf ... in kühler Klarheit ... organisiert sich ...

Alles wird aufs Beste neu verschaltet ... Gleichgewicht ... Balance und Harmonie ... bis tief hinein ins Fundament ... gut verankert ...

Sie spüren die Veränderung, wenn Sie Stufe für Stufe hinabsteigen ... ins erste Stockwerk ... ... und weiter hinunter ins Erdgeschoss ...

Sie schauen sich um ... es sieht anders aus ... es fühlt sich anders an ... und ... zu Ihrer Verwunderung ... finden Sie einen kleinen Kasten aus Holz ... aus edlem Holz ... wohl Lindenholz ...

Und auf dem Kästchen steht Ihr Name ...

Und es liegt darin ein Same ...

... ein kleiner Segelflieger ... mit kostbarer Fracht in pelzigem Kügelchen ... der Same einer Linde ...

Sie nehmen den Samen an sich ... fühlen ihn zart in Ihrer Hand ...

Sie gehen damit hinaus in den Park ... hier finden Sie den richtigen Platz für einen Baum ... Sie graben ein kleines Loch ... befeuchten den Samen mit Ihrer Spucke ... und setzen ihn in die Erde ...

Nach kurzer Zeit ...

... wird sich ein Keimling nach oben recken ...
... und eine Wurzel nach unten strecken ...

Woher wohl der Same das Wissen hat, den Sämling gerade senkrecht nach oben zu schieben und die kleine Wurzel gerade senkrecht nach unten?

Ureigenes Wissen ... archaische Kraft ... gerade ... aufrecht ... vollkommen im Lot ...

Bald tankt der Sämling Sonnenlicht ... die Wurzel trinkt Nährstoffe ... kräftigt sich ... und aus dem Sämling wird eine kleine Pflanze ... mit einem gesunden, kräftigen Spross ... und aus diesem entwickelt sich ein kleiner Stamm.

Aus ein paar Wurzeln entwickelt sich der Wurzelballen ... fest verankert im Erdreich ... und aus dem kleinen Stamm wird im Laufe der Zeit ein immer festerer Stamm ... aufrecht, vollkommen im Lot ... egal, was um ihn herum los ist ...

Der Baum wird eine Krone tragen ... erst klein und fein ... dann groß und dicht ... luftig und licht ... er wird Duft verströmen ... Früchte schenken ... Schatten spenden ...

Der Baum wird sich mit Ihnen nach oben recken ... von der Sonne gewärmt ... vom Wind durchrauscht ... vom Regen geklärt ... von der Erde genährt ...

Und Sie genießen das ... genießen zu vergessen ... genießen zu lernen ... genießen einfach zu sein ... und fühlen sich gerade so richtig in Ihrer Mitte ... und wissen genau, wo Ihr Lindenbaum ... mit all seiner Lebenskraft ... steht:

... am Brunnen vor dem Tor zu Ihrer Energie ...«

20 »Die Schutzhülle« – Selbstschutz, Widerstandskraft

»Sitzen Sie einfach gelassen da und machen ein paar tiefe Atemzüge ...
diese Hypnose wird Sie in die richtige Verfassung bringen ...
um sich wunderbar einzuhüllen in Ihren Schutz ...
und zu lernen, wie man sich zugewandt abgrenzt und,
wenn nötig, die Krallen ausfährt ...

Lenken Sie nun langsam Ihre Aufmerksamkeit auf die große Fläche Ihrer Haut ...

Die Haut kleidet uns geschmeidig ein ...
hautnah vom Scheitel ... bis zur Sohle ...
dynamischer Halt für unsere Innenwelt ...
perfekte Abgrenzung gegen die Außenwelt ...

Fühlen Sie jetzt mal ein wenig genauer hin!
Zum Beispiel die Haut an der Stirne ... an den Wangen ...
an Nasenspitze und am Kinn ...
die Haut im Nacken ... zwischen den Schulterblättern ...
an den Oberarmen ... Unterarmen ...
den Handrücken ... Handflächen ... Fingerspitzen ...

auf der Brust ... um den Bauchnabel ... in der Taille ... am Po ...
an den Oberschenkeln ... Knien ... Unterschenkeln ...
Fußrücken ... Fußsohlen ... bis zu den Zehen ...
alles ist sorgfältig ummantelt von Haut ... alles rundum perfekt eingepackt ...

Wir haben somit Halt und Form ...
und wissen, wo wir anfangen und wo wir aufhören ...

Weich, samtig, geschmeidig liegt die Haut auf uns auf ...
und spiegelt uns wider ...

Und wenn Sie ein bisschen die Fantasie walten lassen, können Sie sich sicher ausmalen ...
wie Ihre Haut von einer weiteren Haut schützend umhüllt wird ...
eine Haut aus Luftschicht ... und Energiefeld ...
aus Wärmestrahlung ... und Lichtreflexen ...

Diese zweite Haut schmiegt sich elastisch wie eine schützende Hülle an die Körperhaut an ... umrahmt Ihre Kontur ...
unsichtbar ... aber wohl fühlbar?

Und nun tun Sie einfach mal so, als ob Sie bei jedem Atemzug in diese Hülle hineinatmen ...
mit jedem Atemzug blasen Sie also Ihre Schutzhülle etwas mehr auf ...
wie einen Luftballon ... über zwölf gute Atemzüge ...

So wird Ihre Schutzhülle größer ... kräftiger ... stärker ...
solider und robuster ...
mit jedem Atemzug immer mehr ... *1* ... ja, gut ... *2* ... *3* ... gut, weiter so ... *4* ...

Allmählich wird Ihre Schutzhülle eindeutiger ... fühlbarer ...
bei jedem Atemzug mehr ...
größer ... kräftiger ... stärker ... solider und robuster ...
deutlich und klar! Sehr gut!

Um Sie herum bemerken Sie vielleicht ein Strömen aus purem Licht ...
ein energievolles Spiel von Regenbogenfarben ... *12!*

Und während Sie jetzt wieder normal und ruhig vor sich hin atmen ...
bleibt die Schutzhülle so kraftvoll aufgebläht ...

ja, sie wird mit jedem Einatmen noch dichter ...
hülliger und fülliger ... und schützender ...
wohl in der Form eines Eies ...

Und Sie?
Sie befinden sich urgemütlich in Ihrem Schutz aus Luft ... und Licht ... und Energie ...
und fühlen sich gemütlich und geborgen ... ja behütet ...
wie ein Küken in seinem Ei ...
Ihre Schutzhülle ist dicht ...
und lässt nur herein ... was Ihnen guttut ...
da öffnet sie sich geschmeidig ...
für Sonnenschein ... und köstlichen Regen ...
Liebe ... und gute Energie ...
alles, was gesund ist ... nährt und fördert ...

Und wenn Sie dieses Gebilde vorsichtig von innen mit den Fingerspitzen berühren ...
fühlt es sich samtig-zart an ... wie ein Blütenblatt ... einer Rose ...
von außen aber ist es robust und fest ...
so prallt ab, was nicht gut ist ...
prallt zurück ...

Und wenn es notwendig ist, ist Ihre Schutzhülle wehrhaft ...
blitzartig kann sie Krallen ausfahren ... wie eine wütende Katze ...
Krallen aus Licht ... Miniblitze ... weisen zurück ... halten ab ...
verteidigen wehrhaft ...

Und das probieren wir jetzt einfach mal aus!
Was Sie dazu tun müssen? Gar nichts Besonderes!
Einfach nur die enorme blitzartige Energie um sich herum fühlen ...
wenn Sie dieses Wort von mir hören: ›Blitz!‹

Sind Sie so weit?
Auf die Plätze! 1 ... 2 ... 3 ... Blitz!
Genau!

Gleich noch mal:
Auf die Plätze! 1 ... 2 ... 3 ... Blitz!
Super!

Alle guten Dinge sind drei. Dann sitzt es:
Auf die Plätze! 1 ... 2 ... 3 ... Blitz!
Bravo!

Die Krallen können sich sofort wieder einziehen ... wenn alles in Ordnung ist ...
auch die Schutzhülle kann sich wieder elastisch zurückziehen ...
und sich wieder dicht über Ihre Haut legen ... unsichtbar für andere ...
spürbar nur für Sie ...

Sie aber fühlen, Sie stehen in Ihrem Schutz ...
in Ihrer Kraft ... in Ihrer Stärke ...
in Sekundenschnelle kann sich die Schutzhülle verdichten ...
drei tiefe Atemzüge reichen ... und sie fährt, wenn nötig, Krallen aus ...
und Sie wissen, Sie haben diesen Schutz immer dabei ...
und Sie wissen, Sie können sich ... jederzeit ...
zugewandt abgrenzen!

Und weil Sie das wissen ... können Sie die Hypnose abschließen ...
und der Zukunft gelassen ins Auge sehen.«

21 »Klares Türkis und warme Koralle« – Selbstfindung

»Lehnen Sie sich nun zurück ... atmen ruhig ...
gönnen sich eine schöne Hypnose ...
eine Pause für die Seele ... eine Pause für den Geist ...
eine Pause zum Luftholen ... und Kraftschöpfen ...

Sie sinken ein in diese Pause wie in ein Wolkenhimmelbett ...
mit jedem ruhigen Atemzug mehr ... tiefer und tiefer ...
und spüren dieses himmlische Schweben ...
Schweben wie auf Wolken ...
und durch Wolken hindurch ...
Wolken mit erquickenden Regentropfen ... und Sonnenenergie ...

In Pausen, die wir uns gönnen, geschieht oft Erstaunliches:
Ein weiser Teil in uns, unsichtbar, da durchsichtig, aber umsichtig,
führt uns mit sicherer Hand genau von dort weiter, wo wir stehen blieben ...

Sie aber spüren nur dieses himmlische Schweben ...
Schweben wie auf Wolken ...
und durch Wolken hindurch ...

Überraschend wird etwas klar ... eine Idee taucht auf ...
der Frage fällt eine Antwort ein ...

Und durch den inneren Raum klingt:
›Ich bin frei ... und selbstbestimmt ... geerdet ... und im Lot ...
ich bin handlungsfähig.‹

Ruhige und tiefe Atemzüge ... wohl im klaren Ton von Türkis ...
jede Zelle fühlt es ... kraftvolles Selbstvertrauen ... intensiv ...
stark ...
ein Moment nur ... aber Zeitraum des Lernens ... und der Entfaltung ...
eindeutig Sie ...

Und ... in Abrundung dieser guten Erfahrung ... flammt ein Gefühl tiefer
Verbundenheit auf ...
Verbundenheit mit sich selbst ... Verbundenheit mit der Welt ...
Freundschaft, die zeitlebens hält, komme, was wolle ...

Mit jedem Herzschlag ... wird das Fundament solider ...
die Energie dynamischer ...

Freude am Sein schwingt durch den Körper ...
vernetzt sich in den Gedanken ...
belebt sich in Bildern ... prägt sich tief ein ...

Egal wie das Leben sich gestaltet ... was sich bietet ...
überraschend eintrifft und sich erfüllt ...
ein stabiles Gefühl von Geborgenheit ruht in der Tiefe, wohl im
warmen Ton der Koralle.

Verwöhnt beim Verweilen in verträumtem Sein ...
aufgehoben in leichtem Schweben ...
umsprudelt von munteren Wellen ...
die mit den Farben von klarem Türkis und warmer Koralle spielen ...
wichtig nur Sie!

... und erst zurückkehren, wenn ausgeträumt ist ...
mit einem Lächeln wieder hierherkommen ...
in aller Wertschätzung für sich und das, was Leben bedeutet ...
unabhängig, frei und sich selbst treu ...«

22 »Zurück in der Kraft« – Freude an der wiedergewonnenen Lebensenergie

»Sie lehnen sich zurück und genießen nur noch ...
fühlen sich einfach wohl ...
in Ihnen wird es ruhig ... friedlich ...
und auf besondere Art und Weise still ...
Sie mögen vielleicht auf Ihre Atmung achten und bemerken, wie Sie immer tiefer einatmen ... und immer langsamer ausatmen ...
und bei jedem langsamen Ausatmen ...
kommt Ihr Körper in leichtes Schweben ...

Und sobald Ihr Körper in leichtes Schweben kommt, geht er schon auf Reisen ... dahin ... wo es ihm besonders gut gefällt ... guttut ...
in einen wundervollen Raum ... in eine traumhaft schöne Landschaft ...
in vollkommenes Wohlbefinden ...

Da hören die Ohren nach innen ... lauschen vielleicht dem Gesang eines Vogels ... dem Plätschern eines Baches ... dem Brausen von Meereswellen ... oder einfach nur dem sanften Wehen des Windes in Ihrer Ohrmuschel ...
und Sie sinken tiefer und tiefer in Hypnose ... in wohliges Sein ...

Sie haben über bewusste und unbewusste Wege große Fortschritte gemacht ... und wieder Kräfte gesammelt ...

Sie haben viel gelernt ... Sie haben vieles verstanden ...
Sie haben sich verstanden ... Sie haben sich Veränderung erlaubt ...
Sie haben Entwicklung vollzogen ... vieles hat sich überraschenderweise auch einfach von selbst zum Guten verändert ...
ja, Sie fühlen sich zunehmend besser!
Im Zusammenspiel mit Ihrem Körper und seinen natürlichen Kräften ist das Ihre ureigene Leistung ...
und sinnvoll haben Sie alle Unterstützung wirken lassen.

So können Sie sich voller Stolz sagen: ›Ich bin wieder in meiner Kraft!‹
Und das tun Sie jetzt ... vielleicht nur im Stillen:
›Ich bin wieder in meiner Kraft!‹
Und Sie hören Ihre kräftige Stimme:

›Ich bin wieder in meiner Kraft!‹
Sie klingt durch Ihren inneren Raum: ›Ich bin wieder in meiner Kraft!‹
Im Spiegel der inneren Wahrnehmung sehen Sie sich ... in Ihrer Kraft ...
und Sie fühlen ... fühlen in jedem Winkel ... in jeder Zelle ...
fühlen sehr intensiv:
›Ich bin wieder in meiner Kraft!‹
Und es prägt sich tief in Ihnen ein:
›Ich bin wieder in meiner Kraft!‹

Kristallklar erkennen Sie, wie Sie sich jetzt mehr und mehr auf der gesunden, kraftvollen Seite des Lebens bewegen ...

Ein Kapitel ging zu Ende und ein nächstes öffnet sich ...
und darin sehen Sie der Zukunft zuversichtlich ins Auge ...
Sie vertrauen Ihren Fähigkeiten ...
Sie erleben, wie innere Stoßdämpfer Sie abfedern ...
und sich die Dinge des Alltags mit Gleichmut erledigen ...

Und während ich von eins bis sieben zähle, sinken Sie nochmals tief ein in ein machtvolles Gefühl von Kraft ...
... *1* ... *2* ... und *3* ... *4* ... *5* ... *6* ... und *7* ... *zurück in der Kraft!*«

V Ein Schlafkokon für tausendundeine Nacht

23 »Sieben Schritte in tiefen Schlaf« – Den Tag entlassen, den Schlaf begrüßen

1 »Lehnen Sie sich bitte entspannt zurück und ziehen Ihre Antennen ein ... sehr schön!

2 Lenken Sie die Aufmerksamkeit jetzt bitte auf Ihre Atmung ...
und folgen der Wellenform vom Ein und Aus Ihrer Atmung ...
Über Ihre Atmung können Sie Ihr vegetatives Nervensystem selbst sehr gut stimulieren ...
und über langsames Ausatmen beruhigen ...

3 Zählen Sie jetzt bitte beim Einatmen langsam bis drei ... *1* ... *2* ... *3* ...
verweilen einen Moment auf dem Bergplateau der Atmung ...
die Lungen angereichert mit Sauerstoff ...
und zählen bei der Talfahrt des Ausatmens bis vier ...
genießen das Absinken ... *1* ... *2* ... *3* ... *4* ...
und ruhen nun eine kleine Weile in der Talsohle der Atmung ...

Noch mal:
Sie zählen beim Einatmen langsam bis drei ... ... *1* ... *2* ... *3* ...
verweilen einen Moment auf dem Bergplateau der Atmung ...
die Lungen angereichert mit Sauerstoff ...
und zählen bei der Talfahrt des Ausatmens bis vier ...
genießen das Absinken ... *1* ... *2* ... *3* ... *4* ...
und ruhen nun eine kleine Weile in der Talsohle der Atmung ...

Machen Sie das über sieben Atemzüge ... leicht und frei ...

4 Schauen Sie nun unter den geschlossenen Lidern beim Einatmen nach oben ...
beim Ausatmen nach unten ...

mag sein, beim Einatmen erblicken Sie den schützenden Himmel über sich ...
beim Ausatmen die tragende Erde ...

Machen Sie das über sieben Atemzüge ... leicht und frei ...
beim Einatmen nach oben ... beim Ausatmen nach unten ...
schön, sehr gut!

5 Und jetzt bleiben die Augen in der Mitte ... ruhen und entspannen sich ...
die Augen liegen vollkommen entspannt in ihren Augenhöhlen ...

Ja, die gesamte Augenregion entspannt sich bis in den kleinsten Winkel ...
bis in die letzte Muskelfaser ...
Augeninnenwinkel ... und Augenaußenwinkel ...
Augenlider vollkommen gelöst ... die Augenbrauen vollkommen gelöst ...
und Gelöstheit fließt in konzentrischen Kreisen ...
über Stirne ... Schläfen ... Wangen ... Kiefer ... Kinn ... Hals ...

Gelöstheit fließt über das gesamte Gesicht ...
das Gesicht erlebt tiefe Gelöstheit
Gelöstheit fließt durch den Kopf ... der Kopf erlebt tiefe Gelöstheit
Gelöstheit strömt durch den ganzen Körper ...
der Körper erlebt tiefe Gelöstheit ...

6 Vollkommen entspannt gehen Sie zu einer Blumenwiese ...
die Blumenwiese liegt an einem Bach ...
Libellen sirren ... ein Frosch quakt ...
ein Specht klopft ... der Kuckuck ruft ...
es duftet ... es ist friedlich ... einfach schön ...

Sie schlendern über die Wiese und sammeln große, bunte Blüten ...
so viele, bis es Ihnen genug erscheint ...

Wenn Sie genug Blüten beisammen haben ... verweilen Sie ...
inmitten all Ihrer Blüten ...

Und jetzt packen Sie alles, was Ihren Schlaf stört, in die jeweils passende Blüte ...
wie in ein Körbchen ...
die Sorgen ... vielleicht in rote Blüten?

Die Gedanken ... in violette?
Die Bilder ... in eine blaue?
Den Ärger ... in eine gelbe?
Die Frage ... in eine weiße?
Alles in seine passende Blüte ... und Sie verschließen jede umsichtig ...

7 Mit den Blütenpäckchen gehen Sie gemächlich zum Bach ...
hier setzen Sie nach und nach die Blütenpäckchen vorsichtig auf die Wasseroberfläche ...

Wie kleine Schiffchen ... Blütenschiffchen ... schaukeln sie erst ein wenig ...
dann lassen sie sich vertrauensvoll und gelassen von der Strömung hinwegtragen ...
sie segeln auf dem spiegelnden Wasser sanft dahin ...
und jeder ruhige Atemzug trägt sie weiter und weiter weg ...
weiter und weiter weg ...

Weit hinten ... in der Ferne ... bilden die Blüten ein Blütenmeer ...
es zieht langsam weiter ... wird langsam kleiner und kleiner ...
entfernt sich ...

Ruhe breitet sich aus ... erholsam ... wohlig ...
samtiger Schlaf schließt Sie in seine Arme ...
hüllt Sie für die gesamte Nacht liebevoll ein ...

Wie schön! Denn ein guter Tag beginnt mit einer guten Nacht ...«

24 »Eine kleine Nachthypnose« – Leicht einschlafen mit guter Selbstsuggestion

»Schließen Sie die Augen ... lehnen sich zurück ...
und nehmen eine gemütliche Schlafposition ein ... gut!

Legen Sie nun Ihre Hände so ineinander ...
dass der Daumen der rechten Hand in der Handfläche der linken Hand liegt ...

Ihr rechter Daumen im Polster der Hand Ihres Herzens ...
gemütlich gebettet, wie auf einem Kissen ... gut so!

Und während ich zu Ihnen rede ... und Sie meiner Stimme lauschen ...
wird Ihr Atem auf natürliche Weise ruhiger ... langsamer ...
tiefer ...
und Sie beginnen ... die Wellenbewegung Ihrer Atmung mit
Gleichmut zu begleiten ...
ein ... aus ... ... ein ... aus ... ... ein ... aus ...
immer langsamer ... immer tiefer ... und weicher ...
und Sie werden dabei ruhiger und ruhiger ...

Sie wissen, wie es sich anfühlt, gut und tief zu schlafen:
leicht einschlafen, einfach weil Sie müde sind ...
tief durchschlafen ... mit Träumen, die den Kopf aufräumen ...
am Morgen erholt aufwachen ... voller Energie ...
ja, Sie kennen guten und tiefen Schlaf ...

Und jetzt gönnen Sie sich diese Hypnose ...
so finden Sie Ihren Schlaf ...
und Ihr Schlaf findet Sie ...
Sie finden zusammen ... leicht und natürlich ...
ein ... aus ... ... ein ... aus ...

Sie mögen zum Einschlafen in der Fantasie vielleicht an einem
stimmungsvollen Ort sein ...
unter einem Baldachin aus tausendundeiner Nacht ...
ausgestreckt auf einem Floß, das auf einem breiten Strom
dahindriftet ...
angelehnt an die sonnenwarme Wand einer Holzhütte am Berg ...
dann gehen Sie dahin ...

Vielleicht ziehen Sie ein flauschiges Himmelbett vor ...
dann strecken Sie sich doch darin lustvoll aus ...
wählen Sie den besten Platz ... für tief erholsamen Schlaf ... jetzt ...

Ihr Atem wird immer ruhiger und regelmäßiger ...
tiefer und tiefer ... ein ... und aus ...
und Ihr Daumen liegt immer noch in der Handfläche der anderen
Hand ...

Und nun drücken Sie bei jedem langsamen Ausatmen ...

Ihren rechten Daumen sanft in das Polster der Handfläche der linken Hand ...
weich ... und elastisch ... die Luft strömt hinaus ...

Beim Einatmen lösen Sie den Druck wieder ...
die Handfläche federt zurück ...
wie ein Kissen, das sich elastisch wieder aufpolstert ...

Beim Ausatmen drückt der Daumen wieder sanft in die Mitte der Handinnenfläche ...
er kuschelt sich in sein Kissen ...

Beim Einatmen lassen Sie nach ...
die Handinnenfläche polstert sich elastisch auf ...
beim Ausatmen drückt sich der Daumen wieder sanft ...
in die Mitte der Handinnenfläche ... wie in ein Schlafkissen ...

Beim Einatmen lassen Sie wieder nach ...
und wieder drückt Ihr Daumen beim Ausatmen angenehm leicht ...
in das Polster wie in ein Schlafkissen ... genau in seine Mitte ...

Während Sie nur noch darauf achten, wie Sie mit jedem Atemzug mehr entspannen ...
drückt Ihr Daumen beim Ausatmen sanft in die Mitte der Handfläche ...
beim Einatmen lässt er wieder nach ...
regelmäßig ... bald ganz von selbst ...
beim Ausatmen dieser sanfte Druck ...
beim Einatmen das angenehme Nachlassen ...

Schon läuft alles von allein ... der sanfte Druck in das Polster ...
dann wieder gelöstes Nachlassen ... harmonisch ... rhythmisch ...
viele Atemzüge lang ...

Und Sie sind sich auf einmal sehr gewahr:
»Je mehr Entspannung ich brauche, umso mehr Entspannung ist für mich da ...«

Immer mehr Ruhe breitet sich in Ihnen aus ...
und Sie sind sich auf einmal sehr gewahr:
»Je mehr Ruhe ich brauche, umso mehr Ruhe ist für mich da ...«

Und Sie empfinden bald große Geborgenheit ...
und Sie sind sich auf einmal sehr gewahr:
»Je mehr Geborgenheit ich brauche, umso mehr Geborgenheit ist für mich da ...«

Welch tiefes Wohlbefinden!
... und ganz von selbst werden sich dabei ...
ihre Muskeln lösen ...
ihre Bilder lösen ...
ihre Gedanken lösen ...
ihre Gefühle aber kommen ins Schwingen ...
von ein und aus ... ein und aus ...

Und Ihre Hände kommen zur Ruhe ... entspannen sich ...
und einfache Worte beflügeln Ihre Gefühle ...
einfache Worte, die sich im Rhythmus der Atmung innerlich sprechen:
›Ich atme ein ... ... ich atme aus ...
ich atme ein ... ... ich atme aus ...
ich atme ein ... ... ich atme aus ...
ich schlafe ein... ... ich schlafe aus ...‹

Warme Schlafenergie beginnt zu strömen ...
Schlafhormone schütten sich großzügig aus ...
verteilen sich überall hin ...
geleiten Sie zuverlässig in samtene Ruhe für tiefen, guten Schlaf ...
für tiefes, gutes Durchschlafen ...
wohlige Schwere ... wohltuendes Sinken ...

Ich atme ein ... ... ich atme aus ...
ich schlafe ein ... ... ich schlafe aus ...
ich atme ein ... ... ich atme aus ...
ich schlafe ein ... ... ich schlafe aus ...

Wohlige Schwere ... wohltuendes Sein ...
ich schlafe aus ... ich schlafe ein ...
mit schönen Träumen, die meinem Kopf aufräumen ...

Nach tiefem Schlaf klingt's morgen in mir:
›*Hello, kalimera, buon giorno, bonjour!*
Herrlich bin ich aufgewacht ... hab auch die ganze Nacht ...
kein Auge aufgemacht.‹«

25 »Die nachtblauen Samtvorhänge« – Vom Alltag abschalten, entspannt einschlafen

»Schließen Sie nun einfach die Augen ...
und spüren nur noch mal nach, ob wirklich alles für Sie bequem ist ...
und alles gut ...

Sie haben vieles ausprobiert, um besser ein- und durchzuschlafen ...
und vieles war wichtig ... und vielleicht fehlt wirklich nur noch das i-Tüpfelchen ... um Ihren Schlaf zurückzugewinnen ...
den erlösenden Schlaf ... den Sie verdient haben ...
und der ermöglicht ... dass Sie am nächsten Tag ...
vital und tatkräftig Ihr Leben in die Hand nehmen ...

Sicher organisieren Sie alles besten für Ihren Schlaf ...
Sie achten darauf, dass Sie abends zur Ruhe kommen ...
dass Sie zur rechten Zeit schlafen gehen ... sei es nach einem Tag, der Ihnen kurz erschien ... oder der eher langweilig war, der Sie anstrengte oder der Sie erfüllte ...

Und nun liegen Sie ganz entspannt ... sehr schön ...
und Sie brauchen nichts mehr zu tun ...
und Sie brauchen nichts mehr zu verstehen ...
nichts muss ... alles kann ...
denn in Hypnose zu gehen ist wie weg vom Alltag zu sein ...
keine Verpflichtungen ... einfach Urlaub ... egal wo ...
am Meer ... auf einer Insel ... auf einem anderen Stern ...
einfach sein und genießen ...

Ja, das ist Hypnose:
weg vom Alltag ... entfernt vom Tag ... ganz in Ruhe ...

So lassen Sie nun einfach nach ... fühlen sich wohl ...
und überlassen sich Ihren unbewussten Kräften ...
damit Sie etwas Natürliches wiedergewinnen, und zwar Ihren schönen, gesunden Schlaf ...
so tief und so herrlich, dass Sie aus ihm am Morgen wunderbar erfrischt aufwachen ...
erquickt ... richtig gut erholt ... und tatendurstig ...

Und während ich nun zu Ihnen rede ... und Sie meiner Stimme lauschen ...
wird Ihr Atem auf natürliche Weise ruhiger ... und ... tiefer ...
und langsam beginnen Sie ...
die Wellenbewegung Ihrer Atmung mit Gleichmut zu begleiten ...
... ein ... aus ... Pause ... ein ... aus ... Pause ... ein ... aus ... Pause ...
immer langsamer ... immer tiefer ... und gleichmäßiger ...
und Sie werden dabei ruhiger und ruhiger ...
... ein ... aus ... Pause ... ein ... aus ... Pause ... ein ... aus ... Pause ...

Und jetzt ... weil Sie weit weg vom Alltag sind ...
und schon in besonderer Schwingung ...
verspüren Sie bei jedem Ausatmen ... ein leichtes Schweben ...
frei und unbeschwert ... leichter und leichter ...

Ein ... und aus ... und leichtes Schweben ... im Rhythmus von ein und aus ...
sehr schön ...

Intuitiv finden Sie über verschlungene Wege dahin ...
wohin Sie gelangen wollen ...
in Ihre innere Ruhe ... in Ihr Schlafvermögen ...
hin zu Ihrem tiefen Schlaf ...

Und Sie können wieder lernen zu schlafen ... Sie konnten es ja ...
Sie können dahin zurückgelangen ...
und Ihr Körper kann sich erinnern ...
zurückfinden zu seiner natürlichen Funktion ...
zum normalen Nachlassen ... Absinken ...
und Sich-dem-Schlaf-Anvertrauen ...

Und während ich von eins ... bis zehn zähle ...
sinken Sie einfach tiefer ... und tiefer ... in Hypnose ...
vielleicht in schlafähnliche Hypnose ...
oder hypnoseähnlichen Schlaf ...

1 ... Sie haben viel geleistet ... Sie haben Ihre Aufgaben erledigt ...
2 ... Sie waren präsent ... und haben sich eingesetzt ...
und *3* ... die Anstrengung ist vorbei ...
4 ... nun haben Sie ein Recht auf Erholung!
5 ... so finden Sie zielstrebig zurück in tiefe innere Stille ...
6 ... zu Ihrem Schlafvermögen ...
7 ... zu Ihrem gesunden Pool der Erholung ...
der Träume ... der Regeneration ...

8 ... und der Schlaf wendet sich Ihnen zu ...
9 ... der Körper lässt wundervoll seine samtigen Vorhänge herunter ...
und schüttet großzügig Schlafhormone aus ...
10 ...Schlaf hüllt Sie ein ...

Egal was um Sie herum ist ... ein Flugzeug am Himmel ...
irgendwo Lachen oder ein Gespräch ...
oder ein Geräusch in der Ferne ...
unwichtig für Sie ...

Sie haben dieses Labyrinth durchschritten ...
mit klarer Führung des Unbewussten ...
Sie sind dort angelangt ... zurück in Ihrem Schlaf ...
im Pool der Ruhe ...
Absinken ... Loslassen ... vollkommene Stille ... tiefe Erholung ...

Nachlassen vom Tag ... Ablassen vom Alltag ... Hingeben ...
Schlafen ... tiefer als tief ...
der Körper weiß ... jede Zelle weiß ... wie gut sich das anfühlt ...

Ihr Körper gleitet vollkommen gelöst dahin ... und Sie mit ihm ...
mit jedem Ausatmen mehr ...

Und während alle Zellen des Körpers Schlaf verspüren ...
löst sich in der Tiefe, was sich lösen soll ... entkoppelt sich ...
und bahnt sich neu und frei ... elastisch ... und gesund ...
lässt los ... und nimmt Neues auf ...
nach dem gesunden Bauplan der Natur ...
herrlich erholsam ...

Sehr schön ... verbleiben Sie doch noch im Zentrum des Schlafes ...
ohne Worte ... in der Stille ... lange Zeit ...

Körper und Geist werden entscheiden ...
wie lange sie das genießen möchten ...
und wenn es genug ist, werden Sie von selber wach werden ...
dann recken und strecken Sie sich ... und schlagen munter die Augen auf ...«

26 »Der Schlafkokon« – Tief schlafen in vollkommener Geborgenheit

»Sehr gut ... und Sie haben schon Fortschritte gemacht ...
Sie haben schon ... etwas länger geschlafen ...
und Ihrem Gefühl nach auch tiefer ...
und was besser geworden ist, kann auch gut werden ...

Manchmal ergibt sich eine unerwartete Herausforderung ...
eigentlich ganz normal in einem aktiven Leben ...
und ganz normal wäre auch ...
dafür umso tiefer zu schlafen ...
damit wir wirklich erholt sind am nächsten Tag für unsere Aufgaben ...

Und nun, in dieser Zeit, in der Sie in eine wunderbare, tiefe Trance sinken ...
werden sich unbewusste Fähigkeiten mobilisieren ... damit Sie ...
zu dieser tiefen ... tiefen Ruhe kommen ... die Sie brauchen ...
für die Erholung in einem tiefen ... tiefen Schlaf ...
um sich am Morgen ... wunderbar aufgetankt zu fühlen ...

Sie liegen einfach da ... und spüren sich atmen ...
und es ist der Bauch ...
der vielleicht ein wenig gluckert ... was dafür spricht ...
dass das Nervensystem sich umschaltet ... auf Ruhe ...

Sie brauchen nichts zu tun ... es tut sich alles von selbst ...
und hat schon begonnen ...
Wenn Sie nach außen hören, vernehmen Sie vielleicht noch das Rumpeln der Straßenbahn ... den Klang von Kirchenglocken ...
Schritte im Haus ... oder den Gesang der Nachtigall ...

Wenn Sie den Kreis ihrer Wahrnehmung etwas enger ziehen ...
hören Sie meine Stimme ... und wenn Sie den Kreis noch enger ziehen ...
hören Sie Ihr eigenes Atmen ...
und die Geräusche von draußen ... werden unwichtiger und unwichtiger ...

aber wichtiger wird diese ruhige Arbeit in Ihrem Bauch ...
das ruhige Atmen Ihrer Lunge ...
die die Luft durch die Nase hereinsaugt ...
und wieder hinausströmen lässt ...

Und meine Stimme erreicht Sie gedämpft ...
vielleicht wie durch einen weichen Samtvorhang ...
und nur diejenigen Worte perlen in Ihr inneres Sein ...
die von Wichtigkeit sind ...
alle anderen gleiten an Ihnen vorbei ...

Alles unwichtig ... außer Ihrer ruhigen Atmung ... und diesem Gefühl ...
einfach abzusinken ... und abzusinken ...
mit jedem Ausatmen mehr ...
gelöster ... und gelöster ...
alles um Sie herum unwichtig ...
und nur noch Sie ... in Ihrem Sein ...

Und während Sie tiefer und tiefer in Trance sinken ...
bildet sich auf zauberhafte Weise um Sie herum eine wunderbare Hülle ...
Ihre Schlafhülle ... ein kuscheliger Kokon ...
undurchdringlich gegenüber Außenreizen und all den Dingen, die außerhalb sind ... nicht die kleinste Sorge kommt da rein ...
nicht die kleinste Aufregung ...
nicht der kleinste Kummer ... und nicht der kleinste Rest vom Tag ...

Sie ruhen in Ihrem Schlafkokon ... da haben wirklich nur Sie Platz ...
alles andere außerhalb...
und Sie innerhalb dieses supergemütlichen Schlafkokons ...
bequem wie ein Himmelbett ... mit einem wunderbaren Baldachin ...
frei von allem ...
und mit viel Schlaf für Sie ...

Und das spüren Sie jetzt so richtig ... Wärme und Weite ...
die Ruhe ... und Gelöstheit ... friedliche Geborgenheit ...
erstaunlich nur, ein feiner Duft von Lavendel weht herein ...

Die optimale Luftfeuchtigkeit ... um die Lungen zu benetzen bei jedem Atemzug ... und der ruhige Ton, den die Sterne aussenden ...
in der Tiefe der tiefen Nacht ...
strahlen sie auf Ihren Schlafkokon ...

Alles dunkel und ruhig und friedlich ... auch das Gehirn kommt zur Ruhe ...
erinnert sich daran ... wie einfach es ist abzugeben ...
abzulassen und abzuschalten ...

Tiefe Erholung ... tiefer Schlaf ... in tiefer Ruhe ... tiefer als tief ...

Und im Zentrum des Kokons Sie ... und in Ihrer Mitte ...
eine wundersame Quelle ... die etwas Besonderes sprudeln lässt ...
winzig kleine Schlafsandkörner ...

Und die Quelle gibt die kleinen Schlafsandkörner großzügig frei ...
bei jedem Ausatmen werden sie über den ganzen Körper verströmt ...
sie perlen durch den Innenraum ...
verstreuen Ruhe ... verteilen Stille ...

Alles im Einklang ... und im Gleichgewicht ...
und ich weiß nicht, ob Sie es fühlen ... oder einfach wissen ...
wie diese körperlichen Vorgänge so von allein vor sich gehen ...
zwischen den Zellen und innerhalb der Zellen ...
wie es der Natur entspricht, von der wir ein Teil sind ...

Und mit Ihrer Aufmerksamkeit wandern Sie genau dahin ...
wo es am friedlichsten in Ihnen ist ... am wohligsten ...
und am schläfrigsten ...
sehr schön!

Und von diesem Gebiet ausgehend ...
findet die Ruhe einen weiteren Bereich ...
und auch den können Sie auffinden ... und die Ruhe verspüren ...
und dabei noch ruhiger werden ... in Ihrem Schlafkokon ...

Sie wandern ... und betrachten, wie sich die Bereiche ausbreiten ...
und andere Gebiete von dieser Ruhe, dieser tiefen Ruhe tief besänftigt werden ...

Und in Trance ist man fähig ... sein Erleben aus verschiedenen Perspektiven zu betrachten ...
und so können Sie zur Seite treten ...
und sich da so wunderbar entspannt liegen fühlen ...
und schlafen sehen ... und liegen sehen und schlafen fühlen ...
und von außen erleben ... wie herrlich entspannt das wirkt ...

Die müden Glieder ... die entspannten Glieder ...
die sich dem Schlaf hingeben und sich tief erholen ...

der Körper wie hingegossen ... im Stand-by ...
die Gesichtszüge friedlich und gelöst ... Sendepause ...
das Gehirn sendet nur noch ruhige Schlafwellen aus ...
die Atmung ruhig und gleichmäßig ...
ebenmäßig wie der Atem des Meeres ...
ruhig und stetig und zuverlässig ...

Und ebenso ... kann man auch nach außen wandern ...
heraustreten aus dem Kokon ...
und von außen das schlafende Ich betrachten ...
umhüllt und geschützt und geborgen ...
warm und ruhig und sicher ... ein wundervolles Bild ...

Der friedliche Kokon ... frei schwebend in Zeit und Raum ...
und das Ich darin ... in tiefem Schlaf ...

Und in geruhsamer Lebendigkeit das treu sorgende Herz ...
und all die ruhigen Stoffwechselvorgänge ...
die den Schlaf untermalen ...
und den Körper nähren ...
und die zuverlässig sprudelnde Quelle mit den kleinen Schlafsandkörnern ...
die sich großzügig im gesamten Körper verteilen ...

Und Sie wandern von dieser Außenposition wieder nach innen in den Kokon hinein ...
in das innere Ich, um sich jetzt wirklich tief zu erholen ...
um tief in traumlosen Schlaf zu sinken ...
der Schlaf ... der so wichtig ist ...
und ein treuer Begleiter wird ... mit jedem Atemzug mehr ...
und das spüren Sie im Moment sehr intensiv ...

(längere Pause)

Und Sie können sich überraschen lassen ...
wie Sie in diesen Schlaf finden werden ...
wie es Sicherheit wird, dass Sie allabendlich in tiefen Schlaf sinken ...
und aus diesem Schlaf nach ausreichender Zeit erquickt erwachen ...

Sie werden sich so viel mehr im Hier und Jetzt spüren ...
und intensiver leben ...
um am nächsten Abend ...
umso schneller ...

und umso tiefer in den Schlaf zu sinken ...
müde, schwer und bettschwer in Ihrem Schlafkokon ...
der sich unsichtbar um Sie hüllt und ...
und worin Sie alle Geborgenheit erleben ...

Und Ihr Schlafkokon sorgt für Ihren Schlaf ...
und gewährt Ihnen Schlaf ... und fördert Ihren Schlaf ...
und schützt ihn ...
Und darauf können Sie sich jetzt schon freuen ...

Sie lassen diese Hypnose jetzt noch in Ruhe wirken ...
bis Sie das deutliche Gefühl haben ...
es ist genug, um Ihnen das Ersehnte zu schenken:
den tiefen und erholsamen Schlaf ... in Ihrem Schlafkokon ...«

27 »Wie eine Feder« – Federleicht einschlafen, ohne Zähneknirschen durchschlafen

»Sie haben die Augen schon geschlossen ... ganz wunderbar ...
so lehnen Sie sich jetzt mal richtig gemütlich zurück ...
damit Sie sich wohlfühlen ...
es einfach auch mal einfach haben ... und bald erholsame Nächte ...
Sie brauchen dafür nichts zu tun in Hypnose ...
Sie brauchen nichts zu verstehen ...
alles läuft von selber ... alles ist richtig ... alles kann ... nichts muss ...
und mit Hypnose ist vieles möglich ...
und das Mögliche ergibt sich einfacher als erwartet ...

Ich bitte Sie nur, Ihre Aufmerksamkeit ein wenig auf die Atmung zu lenken ...
auf Ihre regelmäßigen Atemzüge ...
und nur indem Sie etwas langsamer atmen ...
besänftigen Sie schon Ihr inneres System ... wunderbar ... sehr schön ...
ganz natürlich atmen Sie durch die Nase ein ... ... und ganz natürlich durch die Nase wieder aus ... sehr gut ...

Nun lassen Sie bitte – rein in Ihrer Vorstellung –
die Luft beim Ausatmen durch Ihre Kiefermuskulatur fließen ...

der Luftstrom fließt durch die Kiefermuskulatur ... leicht und frei ...
dann durch die Wangen ... leicht und frei ...
einfach ...
bei jedem Ausatmen ...
befreiend und lösend ... strömt die Luft durch das Gewebe und entspannt alles wunderbar ...

Und der Luftstrom fließt bald durch die gesamte Gesichtsmuskulatur ...
entspannt und löst ... auch Ihre Schläfen ... Ihre Stirne ...
ja, die gesamte Muskulatur ...
sie entspannt sich bei jedem Ausatmen ...
mehr und mehr ... leicht und frei ...
bis alle Strapazen gewichen sind ... und wohlige Ruhe herrscht ...

Und auch die Augenregion erlebt ihre Befreiung ...
Nerven beruhigen sich, senden Ruheimpulse ...
Muskelfasern entspannen sich ... vermitteln nur noch Wohlgefühl ...
auch in den Augeninnenwinkeln ... in den Augenaußenwinkeln ...
die Lider liegen auf den Augäpfeln leicht wie Blütenblätter ...
und selbst die Augenbraue glättet sich ...
umrahmt das Auge von oben ... in einem zarten Bogen ...

Die Kiefer entspannt und frei ... die Schläfen entspannt und gelöst ...
die Stirne entspannt und glatt ...
und die Entspannung fließt weiter und weiter ...
zum Hinterhaupt ... und vom Hinterhaupt zum Nacken ...
und vom Nacken in die Schultern ... ganz von selbst ... so wohltuend ...

Und Sie atmen weiter ganz natürlich durch die Nase ein ...
und beim Ausatmen lassen Sie Ihren Atem ausströmen ...
wie wenn Sie sachte gegen eine zarte Vogelfeder blasen ...

Und immer wieder blasen Sie die feine Feder an ...
sie schwebt in der Luft ...
bald gleitet sie auf dem Luftstrom dahin ...
und trägt Sie mit ... nicht ohne Sinn ...
Sie brauchen nicht zu wissen wie ...
die Vogelfeder allein lässt Sie schweben ...

Und Sie schweben an einen Ort ... wo Sie so gerne sind ...
in den Bergen, die Ihnen so guttun ...
an einem schönen, warmen Herbsttag ...
genau dahin, hin zu dem schönsten Ort, wo Sie sich am wohlsten fühlen ...

da schweben Sie mit Ihrer Feder hin ...
bis auf die Wiese, die so gut duftet ...

Und Ihr Körper erinnert sich ...
wie schön es ist, auf dieser Wiese zu laufen ...
wenn Sie auftreten, federt der Boden elastisch nach ...
das Gras riecht herrlich ...
die Bergluft so frisch und klar ... Blumen in leuchtenden Farben ...
die Natur gesättigt von Sonne ... und vom prächtigen Sommer ...

Und Sie lassen sich nieder ... an Ihrem Plätzchen ...
und schauen versonnen in den Himmel ...
in diesen blauen Berghimmel ...
mit den Kondensstreifen der Flugzeuge ...
die hoch am Himmel in die Ferne reisen ...

Und in diesen Flugzeugen sitzen Menschen ... und gucken Filme an ...
oder lesen ... andere sind vertieft in ein Spiel ...
vielleicht auch betrachtet der eine oder andere die Wolken draußen ...
und tief unter sich das Land mit den Bergen so hoch ...
aber die meisten schlafen wohl ...
ja, viele schlafen und träumen ...

Und Sie, unten auf dieser Wiese ... mit den Bergen so hoch ...
kommen ebenso ins Schlafen und Träumen ... und hören noch ...
in weiter Ferne ... das Geläut der Kuhglocken ...
die Rufe der Bergdohlen ...
und weit weg ... Stimmen von Menschen ... die sich auch erfreuen ...
am Berg ...
und die zu einem Brunnen wandern, in den das frische Quellwasser plätschert ...
um sich die Stirne zu kühlen ... den Nacken ... die Handgelenke ...
und Wasser zu schöpfen ... und das Gesicht hineintauchen ...
so schön kühl ... und klärend ...

Und Sie wissen in der Tiefe, Sie sind nicht allein ...
es ist lebendig um Sie herum ...
und Sie sind gleichzeitig ganz bei sich ...
Sie wissen, da sind die Dohlen ... die ein Stückchen Brot aufklauben ...
da sind auch Insekten ... die von Blüte zu Blüte fliegen ...
und dabei ihre Flügel im Sonnenlicht schimmern lassen ...

Aber Sie liegen mit Ihrer Jacke unterm Kopf im Gras ...
sind ganz in Ihrer Ruhe ...
eins mit der Natur ... und eins mit sich ...
die Berge sind nur für Sie da ...
dieses Stückchen Natur unter Ihrem Körper ...
in Ihrer Körpergröße ... das ist jetzt ganz Ihres ...

Sie sinken da hinein ... verschmelzen mit der Natur und tanken auf ...
tanken die natürliche Fähigkeit des Schlafens auf ...
und in der Tiefe ... mit unbewusstem Wissen ...
und dank Ihres körperlichen Urskripts ...
wird alles in Ordnung gebracht ...
Sie finden zurück zur natürlichen Fähigkeit ...
sich zu finden ... sich zu entspannen ...
nachzugeben ... und nachzulassen ...
und im Schlaf ... tiefer als tief ...
sich zu erholen ... und Kraft zu tanken ...

Alles um Sie herum unwichtig ... die Sicherheit des Lebens ist da ...
alles ist für Sie da ...
und mit allem Recht erlauben Sie sich Ihren Schlaf ...
gönnen ihn sich, tiefer als tief ... einfach wegdriften ... und erholen ...
tiefer als tief ... in wunderbar wohltuendem Sein ...

Ihr Körper genießt ... Ihr Kopf genießt ... und auch Ihre Seele ...

Und Sie entdecken ihn wieder ...
den natürlichen ... gesunden ... erquickenden Schlaf ...
er ist jetzt da ... und reicht Ihnen im Moment gerade die Hand ...

So stabilisiert sich alles ... wunderbar von allein ...
Sie träumen angenehme Dinge ...
und Ihre Wertschätzung für sich wächst ...
Ihr Respekt für sich nimmt zu ... und Ihre Basis stärkt sich ...

Und wenn ich jetzt von eins bis sieben zähle ...
sinken Sie in schönstes Befinden ...
und ob es weniger oder mehr Hypnose ist ...
oder weniger oder mehr Schlaf ...
überlassen Sie Ihrem Unbewussten ...
ein Training für die zukünftigen Nächte ...
für natürlich tiefen Schlaf ...

1 ... und *2* ... und *3* ... *4* ... *5* ... *6* ... *7* ...

Und immer wieder können Sie dahinschweben, mit Ihrer Vogelfeder ...
in tiefe Erholung ... in tiefen Schlaf ... und sich einfach wohlfühlen ...

Tief entspannt und gelöst ... bis in die kleinste Muskelfaser ...
überall im Körper ... tief entspannt und gelöst ...

Sie genießen das ... genießen es ausgiebig ...
sinken vielleicht noch tiefer ...
und nehmen sich dafür ausgiebig Raum ...

Und erst zu gegebener Zeit ...
werden Sie von sieben bis eins zählen und wieder ins Hier und Jetzt zurückkehren ...
mit einem Lächeln im Gesicht, wie jemand, der etwas wiedergefunden hat ...

Wenn Sie aber diese Hypnose abends beim Einschlafen hören ...
dann schlafen Sie jetzt einfach ruhig weiter ...
bis Sie so richtig ausgeschlafen sind ...
und mit Ihrem Lächeln erst am Morgen wieder aufwachen ...«

28 »Das friedliche Rauschen des Waldes« – Schlafen trotz Stress (eventuell mit Klangschalenuntermalung)

»Diese Hypnose ist in der Du-Form gesprochen, vielleicht gefällt Ihnen ...
dir das ja ...
also, auf keinen Fall bist du ... eine Schlafmütze ...
im Gegenteil, du bist eine aktive, lebendige, engagierte Person ...

Und eigentlich kannst du schlafen ...
nur dummerweise gerade dann nicht, wenn du es besonders brauchst ...
wenn du viel Arbeit hast ... bei Belastung ... unter Druck ... Stress ...
aber jetzt machen wir etwas, damit du deinen Schlaf zurückgewinnst ...

und auch dein Schlaf dich zurückerobert ...
und das ist vielleicht einfacher, als du denkst ...
und leichter, als du meinst ...

Du bist zurückgelehnt, du hörst die Klänge ...
leise und sanft im Hintergrund ...

Sehr schön ... und jetzt, wo du einfach nur zurückgelehnt bist ...
aber noch nicht wirklich in Hypnose ...
bitte ich dich, auf deine Atmung zu achten ...

Du begleitest deine Atmung mit innerer Aufmerksamkeit ...
das Ein- ... und das Ausatmen ... Ein- ... und Ausatmen ...
... Einatmen ... und Ausatmen ... gut ...

Und das Ausatmen wird langsamer ... und ruhiger ...
und ich bitte dich, deine Handstellung so zu verändern ...
dass der Daumen der rechten Hand in der Mitte der Handfläche der linken Hand liegt ...
und beim Einatmen liegt der Daumen da entspannt ...
wie auf einem gemütlichen Kissen ...
und beim Ausatmen drückt er weich in dieses Kissen ...
in die Mitte der anderen Hand ... ganz sanft ...
und beim Einatmen gibt er wieder nach ...

Beim Ausatmen drückt der rechte Daumen wieder sanft in die Mitte der linken Handfläche ... ganz sanft ...
beim Einatmen gibt er wieder nach ...

Du machst also jetzt nichts anderes als beim Ausatmen diesen sanften,
aber deutlichen Druck auszuüben in der Mitte deiner Handfläche ...
und beim Einatmen die Hände wieder zu entspannen ...

Und während du das machst, sagst du dir über zwölf Atemzüge im Stillen
beim Einatmen ›Ich atme ein‹ ... beim Ausatmen ›Ich atme aus‹ ...

(Pause)

Und jetzt ... die Hände machen das Gleiche ... aber du veränderst ein wenig die Worte ...
du sagst dir ... beim Einatmen ›Ich schlafe ein‹ ... und beim Ausatmen: ›Ich schlafe aus‹

›Ich schlafe ein‹ ... und ›Ich schlafe aus‹
und der Daumen drückt in die Mitte der Handinnenfläche ...
so, wie wenn er dich zärtlich in dein Schlafkissen drückt ...

Und während der Daumen das noch über ein paar Atemzüge weiter so macht ...
kannst du den leisen Geräuschen um dich herum zuhören ...
einer Musik zuhören ...
aber du kannst auch einfach deiner ruhigen Atmung lauschen ...
dem feinen Geräusch, wenn die Luft durch deine Nase hereinstreicht ...
und wieder hinausströmt ...
aber vielleicht magst du dich dem friedlichen Rauschen des Waldes anvertrauen?
Es trägt dich davon ... in wohliges Sein ...
Und das Rauschen des Waldes weht beruhigende Nachtluft in deine Lungen ...

Und wenn sich deine Hände jetzt entspannen, entspannen sich auch deine Gedanken ...
und schweben mit den Klängen dahin ...
dein Kopf wird leer und frei ...
deine Atmung wird noch ruhiger ... langsamer ... schlafähnlicher ...

Und der Körper weiß sehr gut, wie er einschläft ...
weil du ihm einfach Ruhe gewährst ...
und du schenkst ihm Ruhe, weil er sich erholen möchte ...
und du erholst dich, weil du am nächsten Tag ausgeruht sein willst ...
und entspannt dem Tag begegnen möchtest ...

Und du erinnerst dich an guten Schlaf ...
dein Körper erinnert sich an guten Schlaf ...
leichtes Einschlafen, wie ein Kind:
du hattest die Augen gerade noch offen ... und ...
sobald du sie geschlossen hattest – bumps – da warst du auch schon eingeschlafen ...
und dieses Vermögen ist in dir ... ist deine Natur ...

Und das Unbewusste erinnert sich an Schlaf ...
es wird dich schon vor dem Einschlafen beruhigen und friedlich stimmen ...

und alle deine Aufgaben und Fragestellungen beiseiteschieben ...
und weil alles jetzt gut aufgehoben ist ... alles an seinem Ort ...
schlummerst du einfach friedlich vor dich hin ...
und so manches sortiert sich von allein über Nacht ...
du aber schläfst ... tief ...

Und Schlafhormone streuen sich großzügig aus ...
strömen in all deine Gefilde ...
und besänftigen dich ... besänftigen dein Gemüt ...
und dein Körper schwebt dahin ... und du ... mit ihm ...

Und dein kuscheliger Schlafkokon hüllt dich behaglich ein ...
schützt und schirmt dich ab ...
und du spürst das jetzt gerade sehr deutlich ...
je mehr Ruhe du braucht, umso mehr Ruhe ist für dich da ...
je mehr Weite du brauchst, umso mehr Weite ist für dich da ...
je mehr Erholung du brauchst, umso mehr Erholung ist für dich da ...
und je mehr Schlaf du brauchst, umso mehr Schlaf ist für dich da ...
du findest ihn ... und er auch dich ...

So schön ... eins mit dir ... tiefer und tiefer im Schlaf ...
gleitest du einfach dahin ...
in der Ferne das friedliche Rauschen des Waldes ...«

29 »Die lachenden Träume« – Gutes Traumgeschehen anregen

Prolog

Gute, schöne und heitere Träume können uns bereichern und beflügeln. Schlechte Träume und Albträume dagegen können unseren Schlaf empfindlich stören und den kommenden Tag beeinträchtigen. In Hypnose ist es aber möglich, unser Traumgeschehen positiv zu beeinflussen, ja, wir können heitere, schöne und sogar wegweisende Träume anregen.

Und wenn wir keine Angst vor schlechten Träumen haben, schlafen wir auch besser ein, und wenn wir uns auf schöne Träume freuen können, schlafen wir besser durch. Am nächsten Morgen wachen wir erfrischt und in froher Stimmung auf, vielleicht sogar mit einer neuen Idee im Kopf und gekräftigt für den kommenden Tag. So lehnen Sie sich einfach genüsslich zurück und schließen die Augen, falls Sie sie nicht schon geschlossen haben.

Hypnosetext

»Wir alle haben neben allen anderen Gefühlen und Stimmungen ...
immer auch eine gewisse innere gelassene, leichte Heiterkeit.
Mal ist sie kleiner, mal größer, mal schwächer, mal stärker.
Aber sie ist da und hat in uns einen Ort, an dem sie wohnt.
Und für die Stimulierung von positiven Träumen ...
wenden wir uns jetzt diesem inneren Ort der gelassenen, leichten Heiterkeit zu.

Gelassene, heitere und auch sichere Gefühle sind bekanntlich gesund ...
sie vertreiben dunkle Wolken. Sie lassen Sonne in unsere Träume scheinen ...
und uns frohgemut schlafen ...

Wenn Sie nun diesen Ort finden und in Besitz nehmen ...
werden Ihre Träume leichter und beschwingter ...
Ihre Stimmung froh und heiter ...

Wie nun zu diesem inneren Ort finden?
Um den Ort der inneren Heiterkeit aufzufinden ...
können Sie jetzt erst mal beginnen, ein zartes Lächeln über Ihr Gesicht zu verteilen ...
auch wenn Sie sich im Moment nicht danach fühlen sollten ...
egal, spielen Sie einfach mit!
Tun Sie so, als ob es gerade passt!

Sie liegen gemütlich da ... entspannen sich ... atmen ruhig ...
und sind aufgeschlossen und offen für Überraschungen ...

Nun zaubern Sie ein Lächeln auf Ihr Gesicht ...
Sie können einfach Ihre Gesichtsmuskeln auffordern zu lächeln ...
Sie können aber auch Ihrer Fantasie freien Lauf lassen:

Streuen Sie ein Lächeln wie Puderzucker über Ihr Antlitz ...
lassen Sie eine Sommerbrise um Ihre Nase wehen ...

denken Sie an etwas, was Sie erheitert ...
oder hören Sie eine Nachtigall singen ...

Nehmen Sie sich nun dafür ein wenig Zeit ...
und beobachten aufmerksam, was jetzt vor sich geht ...

Und Sie können es ... genau. Tatsächlich, es funktioniert! Genau so!

Prüfen Sie mal nach, wo Ihr Lächeln startet!
... in den Mundwinkeln, die sich hochziehen?
... in den Augenwinkeln, die zwinkern?
... auf der Stirne, die sich glättet?
... oder auf den Wangen, die sich aufpolstern?
... in der Kehle, die frei wird?
Oder beginnt Ihr Lächeln mit einem tiefen Atemzug?

Feine Impulse steuern Ihre Gesichtsmuskeln ...
und diese entwerfen Ihr feines Lächeln ... und ...
dieses feine Lächeln macht sich genüsslich breit ...
und wirkt bald in die Tiefe ...

Das feine Lächeln beginnt nach innen zu strahlen ...
fühlen Sie, wie das Lächeln Sie öffnet und entspannt?

Kann es sein, dass es mehr Luft in Ihre Lungen bringt?
... Ihrem Herzen mehr Raum gibt?
... im Bauchraum Wohlgefühl verströmt?
Oder ob es wohl angenehm durch Ihren ganzen Körper rieselt ...
bis hinunter in die Zehen?

Vielleicht fühlt sich das sogar lustig an?

Sie brauchen ja nicht gleich zu lachen ...
aber auch Lachen ist gesund ...
Lachen vertreibt graue Wolken ...
und es wird heller im Raum der Träume ...

Sie könnten ja auch ausprobieren, wie es ist, innerlich zu lachen ...
ganz für sich ... lachen ... vielleicht tut es gut ... mehr als erwartet?

Und je mehr Sie sich in heitere Stimmung versetzen ...
umso mehr kommen Ihnen gute Erlebnisse in den Sinn ...
Erinnerungen an Zeiten, in denen es Ihnen so herrlich leicht ums Herz war ...

als Ihnen wirklich zum Lachen zumute war ...
Ja, das ist was! Herzhaft lachen!

Die Gefühle zu diesen schönen Erinnerungen sind ja in Ihnen ...
und vielleicht mögen Sie sie gerade mal wiederbeleben ...
jetzt, in diesem Moment?

Die Umgebung gefällt Ihnen ... die Atmosphäre ist angenehm ...
Musik ... Plätschern von Wasser ... oder Knistern von Kaminfeuer ...
Sonne ... oder Mond ...
Lachen mit anderen ...
die Stimme von jemandem, den Sie mögen ...
frische Luft unter freiem Himmel ...
Duft von Parfum ... von Blumen ... Bouquet von gutem Wein ...
Geschmack Ihres Lieblingsessens ... Aroma von gutem Tee oder Kaffee ...

Die Dinge, die für Sie den Ort ausmachen ... für Heiterkeit und Lachen ...

Und Sie genießen das in vollen Zügen ...
am Ort, wo Ihre gelassene, leichte Heiterkeit ...
ja, auch Ihr Lachen lebt!

Machen Sie nun ein Bild davon, am besten ... ein Selfie! Mit einem Klick!

Sie und Ihr Ort der gelassenen, leichten Heiterkeit ...
ja, auch der Ort Ihres inneren Lachens ...
Welch schönes Bild ... heiter und frei ... leicht und frohgesinnt!

Mit diesem Bild können Sie sich nun jederzeit ...
beruhigen ... entspannen ... harmonisieren ...
in gute Stimmung begeben ... und schöne Träume anregen ...
um sich schließlich ... mit jedem Atemzug mehr ...
genussvoll in Ihren Schlafkokon hineinzukuscheln ...
voller Freude auf Ihre Träume ...

Und vorm Einschlafen senden Sie eine kleine Botschaft in Ihr Unbewusstes ...
mit dem Wunsch für einen guten Traum ...
den Traum für Ihre Ziele, Projekte, Ihr Wohlbefinden ...

Und Sie werden Träume haben ... in denen Sie erfolgreich ...
Hindernisse überwinden ... Gefahren bezwingen ...
Altes abschließen ... Neues beginnen ...

Antworten auf Fragen erhalten ... Einsichten und Ideen bekommen ...
mehr verstehen ... und noch mehr lernen ... Fähigkeiten erwerben ...
neue Sichtweisen erhalten ... Erkenntnisse haben ...
Lösungen generieren ... Herausforderungen meistern ...
oder verspielt am Strand spazieren ...

Sie werden Träume haben ...
lange oder kurze ... blasse oder farbige ... langweilige oder lebendige ...
Träume, an die Sie sich im Detail erinnern ...
oder Träume, an die Sie sich ganz und gar nicht erinnern ...
vielleicht scheint es Ihnen sogar, als hätten Sie überhaupt nicht geträumt ...
aber Sie werden mit der Zeit merken, dass sich irgendetwas sehr positiv entwickelt ...

Nun ... wenn Sie denn mögen, schlummern Sie jetzt selig ein ...

Schöne, gute Träume ...
heiter und frei ...
werden Sie erwarten ...
lassen Sie am Morgen ...
leicht und beschwingt ...
in den jungen Tag starten ...«

30 »Der tropische Wasserfall« – Leicht einschlafen, erholsam durchschlafen, schön träumen, erquickt aufwachen

»Lehne dich bitte zurück ... und spüre der Bewegung deiner Atmung nach ...

Der Brustkorb hebt und weitet sich elastisch beim Einatmen ...
und sinkt weich zurück beim Ausatmen ...

Nimm dir alle Zeit ... alle Ruhe ... ! Schön so ... !

Nun kannst du langsam beginnen, über zehn Etagen tiefer ...
und tiefer in Entspannung zu gleiten ...
Entspannung, die sich zur Hypnose vertieft ...

Dafür kannst du innerlich im Stillen sehr, sehr bedächtig – und vielleicht jedes Mal beim Ausatmen – von eins bis zehn zählen ...

Oder noch einfacher: ... Du gibst diese Aufgabe an das Unbewusste weiter ... so zählt das Unbewusste für dich und zeigt dir jedes Mal an, wenn du eine Stufe tiefer gleitest. Wie es das macht? Ein Finger hebt sich von allein mit einer unwillkürlichen Bewegung an ... eine kleine Bewegung, wie ferngesteuert, aber aus dem Unbewussten dirigiert ...

Ob du es bemerkst oder nicht, kann also ein Finger jetzt ganz von allein, immer wieder, bis zu zehn Mal in seinem eigenen Tempo ein kleineres oder größeres Zeichen geben. Hiermit bekommst du ein Gefühl dafür, wie selbstständig dein Unbewusstes für dich arbeitet. Du überzeugst dich von seiner Tatkraft, die dir auch zu gutem Schlaf verhelfen kann ...

So gehst du tiefer und tiefer, geruhsam tiefer in Hypnose ... das kann ganz nebenbei geschehen ... und indem du deine langsamer werdenden Atemzüge genießt, kann es friedlicher und friedlicher in dir werden ... ja, eine Woge der Ruhe scheint dich zu erfassen ...

Und während das Unbewusste seiner Aufgabe nachgeht, kannst du dir einen sehr weichen, samtig-nachtblauen Vorhang vorstellen, der dich schützend umhüllt ... und wenn dir noch Gedanken durch den Kopf gehen ... schickst du sie einfach hinaus, durch diesen Vorhang hindurch ... sie verschwinden ... und du spürst einfach die friedliche Ruhe in dir ... der Kopf weit und klar ...

... Und irgendwann ... nach ein paar weiteren sehr tiefen, ruhigen Atemzügen ... wenn der Finger sich zum zehnten Mal bewegt hat oder es sich so anfühlt, als ob er das innere Nachlassen angezeigt hätte ... befindest du dich – wie durch Zauberhand – ... in einer herrlichen tropischen Landschaft am Rande eines Wasserpools mit einem sprudeligen Wasserfall ... das Wasser sauber und klar ... der Grund sicher ...

Es ist die reine Natur, die sich unwiderstehlich anbietet ...

Und du zögerst nicht lang. Gemächlich watest du in das wohlig warme Wasser des Pools ... tiefer und tiefer ...

Spürst du schon, wie die Wärme in deine Füße dringt ... ?
Bald auch in deine Waden ... deine Schenkel ... dein Gesäß ... deinen Bauch ... und dann den Rücken wärmt ... ?
Nun den Oberkörper ... die Arme ... die Hände ... ?

Egal worauf deine Aufmerksamkeit gerade ruht ... du lässt dich vom Wasser tragen ... du schwebst ... und sachte spült dich eine sanfte Strömung in Richtung dieses prächtigen Wasserfalles, der sich in glitzernden Perlen ergießt ...

Bei jedem einzelnen Atemzug dringt lichte Wärme wie Balsam in deinen Körper ... durchfließt deine Lungen ... und flutet dann genüsslich durch deinen gesamten Körperinnenraum ...
Bauch ... Becken ... Schenkel ... Beine ...

Vielleicht hast du schon den flachen Felsen, der bis unter den Wasserfall reicht, entdeckt ... ? Du könntest hinaufklettern ... und dich in das perlende Geriesel stellen ... die Tropfen werden wie eine sanfte, wohltuende Massage wirken ...

Warum nicht die Hand der Natur für sich Sorge tragen lassen?

Wann auch immer du dich da hinbegibst, überströmt dich das warme und klare Wasser nun auch von oben ...
eine wundervolle Dusche, vom Kopf her über die Schultern, Rücken, Bauch, Gesäß, Beine hinunter ...
eine angenehme Massage ... und spült sie alles hinweg,
die letzten Krümel des Tages ...
mit jedem Wassertropfen, der an dir herunterrinnt ...
voll-kom-men weg ...

Feine, klärende Wasserperlen umsprudeln auch jeden Muskel, jeden Nerv, jedes Organ, ja, jede Faser deines Körpers ...

Und sobald du bemerkst, es ist genug ... tauchst du aus dem Perlenstrahl des Wasserfalls heraus ... und findest auf deinem Felsen ›dein‹ eigenes sonnendurchwärmtes Plateau ... das ist erstaunlich komfortabel ... und wie deinem Körper angepasst.
Du streckst dich dort aus ...

Gleich einer Katze, die auf der Bank beim Kachelofen schnurrt ...

Wer wollte da nicht dem stetigen Plätschern des Wassers lauschen, auch dem ganz feinen Sirren des Dschungels im Hintergrund, dem Pfeifen der Vögel, dem Quaken der Frösche ...

Was sie wohl alle erzählen mögen ... ?

Ganz selbstverständlich erinnert sich das Körpergedächtnis an köstliches In-den-Schlaf-Sinken beim Zuhören einer Geschichte ...

Alles ist friedlich nun, entspannt und gelöst, angenehm warm durchblutet ... nur noch Wohlbefinden ...

Genussvolles Dösen in wohliger Wärme ... in weicher Luft ...
in betörendem Duft, den die Schlafblume verströmt ...
ein so ungemein schläfriges Gefühl ...
und Schlaf übermannt einen, ohne es sich anmerken zu lassen ...

Vollkommen entspannt, ruhig atmend ... sicher getragen von dem verlässlichen Felsen, der da schon seit Jahrhunderten, ja, seit Jahrtausenden ruht. Ein Teil der Natur. Er hält dich wie Morpheus, der Gott des Schlafes, in seinen Armen ... sicher und verlässlich ...
mit einem Füllhorn von Träumen ... von Träumen mit neuen Einsichten für gute Aussichten ...

Und du schläfst so lange und so ruhig und so tief ... dass du erst dann wieder erwachst, wenn du wirklich tief erholt bist und dein Maß an Schlaf, das du persönlich brauchst, bekommen hast ...
um deinen Körper aufzutanken ... deinen Geist zu erfrischen ...
und dich in jeder Hinsicht stärken ...

Damit du dich am Morgen voller Tatkraft und Elan fühlst ...
auch voller Zuversicht ... und guter Dinge bist.

Und jeden Abend findet dein Körper sein sonnendurchwärmtes Plateau wieder, einfach so ...«

VI Aufwind für die Stimmung – Stabilisierung und Vitalisierung

31 »Die Sonnenblume« – Einführung in Hypnose, Stärkung durch Auffinden von Ressourcen

»Sie möchten, dass es Ihnen besser geht ... und so haben Sie sich entschieden, Hypnose zu nutzen.

Sie haben sich vielleicht informiert und wissen, dass die therapeutische Hypnose, die Hypnotherapie, wissenschaftlich anerkannt ist und wärmstens empfohlen wird. Und Sie ahnen wohl auch, dass diese Methode genau die richtige für Sie ist, denn sie orientiert sich an Ihren Ressourcen ... ist fokussiert auf Ihre persönlichen Lösungswege ... und hält Ihr Ziel im Auge ...
und all das auf angenehmste Art und Weise ...

Folgen Sie nun Ihrer Intuition, vertrauen Sie in eine Methode, die schon vielen Menschen in einer ähnlichen Situation grundlegend weitergeholfen hat ...

Vertrauen Sie meiner Stimme, die Sie sicher führt ...

Vertrauen Sie aber vor allem sich selbst!

Und so aktiviert sich der Teil in Ihnen, der an die Möglichkeit von Heilung glaubt ... der an Ihre Zukunft glaubt ... der an Sie glaubt!

Nehmen Sie nun einen kleinen Gegenstand, zum Beispiel eine Münze, zwischen Daumen und Zeige- und Mittelfinger ... winkeln Sie den Arm an ... halten die Hand frei in der Luft ... gut so!

Wählen Sie nun in Ihrem Blickfeld bitte einen Punkt: ... im Muster vom Teppich ... im Bild an der Wand ... vielleicht ein kleiner, glitzernder Gegenstand ... was auch immer Ihnen gefällt ...

Schauen Sie nun unverwandt auf diesen Punkt, mit weichem und entspanntem Blick … nur auf diesen Punkt … wie in Gedanken versunken … und atmen Sie einfach schön ruhig ein … und aus … gut!

Noch werden Sie alles Mögliche im Raum wahrnehmen: … zu Ihrer Linken … über Ihnen … zu Ihrer Rechten … und zu Ihren Füßen …

Sie atmen einfach ruhig ein … und aus … ganz entspannt … ein … und aus … regelmäßig … und Ihre Augen ruhen auf diesem Punkt … ruhen wie ein Vogel, der sich auf einem Ast nach langem Flug erholt …

… ein wenig in der Sonne dösen … das Gefieder durchwärmen lassen … ins Träumen kommen …

Allmählich verändert sich dieser Punkt … wird dunkler … oder heller … aber immer noch können Sie …

… Konturen sehen … … Strukturen wahrnehmen … … Muster erkennen …

… und irgendwann schauen Sie durch den Punkt hindurch … und Ihre Augenlider werden schwerer … mit jedem Atemzug müder …

Ach, schließen Sie doch einfach die Augen! Wie schön, einfach nachzugeben!

Und bald … wie durch feine Kräfte bewegt … werden auch die Finger nachgeben … sie strecken sich gelöst … sehr entspannt … lassen los …

Dann ein ›Plumps‹!

Der kleine Gegenstand fällt … eine kleines Geräusch … das Signal für den Beginn Ihrer Hypnose …

Ihre Hand aber … von Luft getragen … schwebt … genießt die Leichtigkeit …

Und während Sie mir zuhören, werden Sie bemerken, wie Sie beginnen, sich wohler zu fühlen …

Nacken und Schultern lassen nach … bald wird Ihr Kopf leicht nach vorne sinken … er sinkt … sinkt nach vorne … die Ruhe wird tiefer … einfach loslassen … die schweren Gedanken ausleeren … sich erleichtern …

Aufatmen … einfach sein!

Sich wohlfühlen, wie ein Fuß, der an einem heißen Sommertag den engen Schuh abstreift … sich reckt und streckt … und sich erfrischt …

Wie schön! Ruhige, tiefe Atemzüge ... alles um Sie herum unwichtig ... nur noch wichtig: Sie!

... und Sie gehen auf Reise ... durch wunderbare Gefilde ... die Sie kennen ... oder gerade entdecken ...
ganz nach Ihrer Vorliebe ... ganz nach Ihren Wünschen ...

... Meereswellen spiegeln sich im Mondenschein ...

... Schneekristalle glitzern im Sonnenschein ...

... Sonnenblumen wiegen sich im Wind ... wie in Trance ...

... sie haben gute Gefühle ... denn sie haben frohe Bilder ...

Und Sie, Sie fühlen sich rundum wohl ... sicher ... und geborgen ...

Überraschend kommt Ihnen eine gute Erfahrung in den Sinn ...

... lange her ... vielleicht vergessen ... aber unbewusst sorgfältig abgespeichert ... ein Erlebnis, bei dem Sie sich super gut gefühlt hatten ...

Und während ich nun von eins bis sieben zähle ... steigt dieses Erlebnis in Ihr Bewusstsein auf ... wie eine Luftblase, die im Wasser nach oben blubbert ... ob vage ... ob deutlich ... ob luftige Vision ... ob glasklare Erinnerung ... alles ist richtig ... alles eine Spielart Ihres reichen Unbewussten ...

1 ... 2 ... 3 ... ruhige, tiefe Atemzüge ... 4 ... 5 ... 6 ... sehr schön! Und 7 ...

Bald sind Sie in diesem Erleben, als wäre es jetzt ...

... die Umgebung ... die Kleidung ...

Sie fühlen sich lebendig ... im Besitz Ihrer Kräfte ...

Sie fühlen sich in Form ... stehen auf sicherem Fuß ...

Sie meistern die Situation ... mit Schwung und Freude ...

Und während Sie das genießen ... intensiv genießen ... erwachen Ihre Stärken ... aktivieren sich Fähigkeiten ... setzen sich Potenziale frei ... und Sie entdecken vielleicht mit Erstaunen, wie kraftvoll Sie sich fühlen ... und wie dieses angenehme Sein genau das richtige Befinden ist, um Ihr Leben aus anderer Warte zu betrachten ... um Dinge zu klären ... und zu lernen ...

Und Sie können ...

... die Veränderung von Konturen sehen ...

... die Veränderung von Strukturen beobachten ...

... die Veränderung von Mustern erkennen ...

... und bald können Sie sogar die Veränderung von Empfindungen wahrnehmen.

Ihre Hand ist inzwischen entspannt hinuntergesunken ... oder vielleicht genießt sie auch noch ihr Schweben ... alles ist gut so ...
und jedes Mal, wenn Sie diese Hypnose wieder erleben,
wird sie wieder leicht ...
und Sie kommen schnell in eine gute Trance ...
jedes Mal anders und jedes Mal richtig ...
Sie brauchen immer weniger Zeit, aber die gute Wirkung wird immer stärker sein ...

Bald wird Ihr Kopf sich heben ... Ihr Körper sich straffen ... Ihr Blick sich nach vorne richten ... und Sie beenden Ihre erste Hypnose ...

Sie kommen mit neuer Energie wieder ins Hier und Jetzt zurück ...

Ihr Geist ist gestärkt ... Ihre Seele erfrischt ...

Sie fühlen sich klar, handlungsfähig und frei ...«

32 »Go with the flow« – Selbstwertstärkung, Stabilisierung

»Sie haben die Augen geschlossen und sich zurückgelehnt ...

Sie fühlen sich schon etwas vertraut ... mit einer guten Hypnose ...

Sie atmen ruhig und regelmäßig ... und fühlen, wie die Luft hereinströmt und wieder hinausbläst ... ruhig und regelmäßig ...

Sie fühlen, wie die Luft beim Einatmen kühl ist und trocken ...
beim Ausatmen warm und ein wenig feucht ...

Ihre Atemzüge werden ganz von selbst tiefer ... und vielleicht empfinden Sie ein leichtes Fließen im Körper ... angenehm gelöst ... begleitet von meiner Stimme, die Sie sicher in Hypnose führt ...

All die Gedanken, die momentan noch in Ihrem Kopf umherschwirren ... sammeln sich ... und fliegen beim Ausatmen mit der Atemluft aus Ihrem Kopf hinaus ... steigen höher ... schweben leicht in der Luft ... und steigen in den Himmel auf ... wo sie von den Wolken aufgefangen werden ...

Der Kopf wird leicht und frei ... so wird auch Ihre Seele leicht und frei ...

Und während Sie mir nun zuhören, können Sie auf besondere Art und Weise interessante Dinge erleben: ... schöne Bilder ... gute Gefühle ... großes Behagen ... erstaunliche Erfahrungen ... neue Sichtweisen ... und vielleicht fangen Sie schon an, ein wenig dahinzudriften ...

Und nach einigen sehr ruhigen Atemzügen gelangen Sie an einen schönen Ort ... ein Ort, der Ihnen guttut ... ein Ort, den Sie lieben ... der Sie erfrischt und auftankt ... vielleicht ein Ort an der See?

Sind Sie auch so gerne an der See?

Viele Menschen lieben sie, die See ... mit ihren hohen Wellen ... der kraftvollen Brandung ... der unendlichen Weite ...

Wind in den Haaren ... Gischt auf den Wangen ... Salz auf den Lippen ... und Meeresbrise in der Nase ...

Das Auge wandert die Küstenlinie entlang ... sanft geschwungene Dünen ... die endlose Fläche des Wassers ... wilde Wolkengebilde ... der Horizont weit und frei ...

Die Seeluft erfrischt Ihre Lungen ...

Die Brandung berauscht Ihr Ohr ...

Der Wind bläht Ihre Jacke ...

Sie breiten die Arme aus ... weit aus ...

Der Wind scheint Ihre Arme zu tragen ... er scheint Sie zu tragen ... urige Kraft der Natur ...

Sie fühlen sich leicht und frei ... und angenehm gelöst ...

Sie werden es gleich spüren ... zuerst sind es Ihre Hände, die Auftrieb bekommen ... der Wind hebt zuerst Ihre Hände ... lässt sie schweben ... leicht und frei ... und sie nutzen die Thermik wie ein Paragleiter ...

... leichter und leichter schweben ... höher und höher gleiten ...
ganz wunderbar ... höher und höher in eine neue Ära ...
sicher und frei ... leichter und leichter schweben ...
höher und höher gleiten ... ganz wunderbar getragen und gehalten ...
höher und höher in eine neue Ära ... sicher und frei ...

... während Sie tiefer und tiefer in Hypnose sinken ... sich mehr und mehr entspannen ... und dabei mit Ihren Stärken verbinden ...

Auch wenn es nicht so scheint, haben doch genau diese Stärken Sie durch Ihr ganzes Leben begleitet ... und während ich von eins bis sieben zähle ... spüren Sie das jetzt sehr intensiv ...

1 ... Sie sind an der See ...
2 ... es tut Ihnen gut ...
3 ... Wind in den Haaren ...
4 ... Gischt auf den Wangen ...
5 ... Salz auf den Lippen ...
6 ... und Meeresbrise in der Nase ...
7 ... der Horizont weit und frei ...

Die Seeluft erfrischt Ihre Lungen ... die Brandung berauscht Ihr Ohr ... der Wind bläht Ihre Jacke ... Sie breiten die Arme aus ... weit aus ... der Wind scheint Ihre Arme zu tragen ... er scheint Sie zu tragen ... urige Kraft der Natur.

Und Sie laufen mit dem Wind ...

... und der Wind bläst: ›Du bist willkommen!‹

... er pfeift: ›Du bist richtig!‹

... er raunt: ›Du bist wichtig!‹

... er stürmt: ›Ich stehe zu dir!‹

Tränen trocknen im Wind ...
und gelassene Zuversicht hüllt Sie ein wie ein Mantel ...

Sie fühlen sich gerade so richtig ... wohl ...
und erleben sich gerade so herrlich ... im ›flow‹!

Dies schöne Erleben sinkt tief in Sie ein ...
tönt kraftvoll durch Ihren inneren Raum ...richtet Sie auf ...

Sie entdecken eine neue Sicht ...

Ihr Leben erscheint in neuem Licht ...

Sie heilen ... und wissen, die Vergangenheit bestimmt nicht die Zukunft
... denn jeden Tag geht die Sonne neu auf ... und Veränderung liegt in
der Natur der Dinge ... in der Natur der Menschen ...
in unserer Natur ...

Hinten in den Dünen ... nur schemenhaft zu erkennen ...
scheinbar noch weit entfernt ... schlendert eine Person ...

Sie ähnelt der Ihren ... sie schreitet aufrecht dahin ...
gelassen ... zufrieden ... und zuversichtlich ...

Sehen Sie?

Gehen Sie doch ruhig ein bisschen näher heran ...
begegnen Sie Ihrem Zukunfts-Ich ... erkunden Sie alles genau ...

Sie lernen im Kennenlernen ... mit wachsender Freude am Leben!

Und Sie verstehen, dass Sie eine Zukunft haben ...
und wer eine Zukunft hat, hat auch eine Gegenwart ...

Und nach einigen Minuten äußerer Zeit ... ganz viel innerer Zeit ...
vielleicht ein ganzer Tag an der See ...
zählen Sie in Ruhe von sieben bis eins ...
und kehren ... klar und guten Mutes ...
ins Hier und Jetzt zurück ...

... frische Meeresbrise im Gemüt!«

33 »Ein herrlich grauer Novembertag« – Selbstwertstärkung, Stimmungsaufhellung

»Eine Kerze brennt ... und Sie schauen auf die Flamme der Kerze ... und auch wenn Sie auf die Flamme der Kerze schauen, können Sie trotzdem alles wahrnehmen ... den ganzen Raum ... vom Boden bis zur Decke ... Licht- und Schattenspiel ... und draußen – vielleicht hinter tropfnassen Fensterscheiben – Herbstfarben ... das Grau des Himmels, aber auch das Rot und Gelb der Blätter, die dem Rütteln und Schütteln des Windes standhaft trotzen ...

Ihre momentanen Gedanken und Gefühle sind Basis für diese Hypnose ... stimmen auf Ihr Thema ein ... und sind Voraussetzung für Veränderung ... Veränderung, die Sie sich wünschen ...

Ihr Leben hat seine Geschichte ... mit Herausforderungen ... Turbulenzen ... und Prüfungen. Vielleicht war es nicht immer so, wie es Ihren Träumen entsprochen hätte ... vielleicht meinen Sie, auch Fehler gemacht zu haben, ... und wollten eigentlich nur das Beste ...

So sind Gedanken und Gefühle manchmal grau wie ein Novembertag ... ungemütlich ... regnerisch ... Nebelschwaden wabern herum ... feuchte Kälte zieht durch Knochen und Gemüt ...

Da hilft nur, es sich innen im Haus gemütlich zu machen ... wohlige Wärme, stimmungsvolle Musik ... eine gute Tasse Tee ... ein schönes Licht ... Kerzenlicht ...

Und während Sie auf die kleine Flamme schauen ... mitten in ihr leuchtendes Zentrum ... werden Ihre Atemzüge ruhiger und regelmäßiger ... das Sichtfeld wird kleiner ... die Augenlider werden schwerer ... die Augen ermüden ... die Silhouette der Flamme verschwimmt ... die Augen mögen sich schließen ...
so geben Sie dem Bedürfnis nach ... schließen Sie die Augen!

Und während Sie innerlich immer noch das Leuchten der kleinen Flamme fühlen ... und meiner Stimme lauschen ... in Ruhe bei sich ...
wird alles um Sie herum unwichtig ...
nur noch das Gefühl von Sicherheit ... Friedlichkeit und Wärme ...
achtsam in ruhigem Sein ... aufmerksam in sich ...
und es werden Ihnen mit der Zeit kleine, aber stete Veränderungen auffallen ...

Ihr Leben heute mag vielseitig sein ... mit Reisen ... Unternehmungen ... Begegnungen ... es wirkt aber, als ob Sie das alles nicht so richtig erfüllt ... oder nicht so erfüllt, dass Sie abends zufrieden ins Bett plumpsen ... und morgens erquickt aufwachen, neugierig auf den jungen Tag und Sie heiter vor sich hin summen ...

Genau das aber wünschen Sie sich ...

Sie möchten sich wohlfühlen in Ihrer Haut ...

Sie wollen sich erfüllt fühlen in Ihrem Leben ...

Sie wollen auf natürliche Art glücklich sein mit dem, was Sie haben ... und wie Sie sind ... verbunden mit der Welt ... und freudig in sich ...

... wieso sollten Ihre Tage nicht auf der Sonnenseite des Lebens weitergehen?

Mit jedem Ausatmen sinken Sie tiefer ... tauchen bewusst ein in Ihre Novemberruhe, in der auch die Natur nachgibt ...
mit jedem Atemzug mehr ...

Genießen Sie diese herrliche Novemberruhe ...
in der Sie einfach so sein dürfen, wie Sie sich gerade fühlen ...

Mit jedem Ausatmen lehnen Sie sich mehr zurück ... tauchen bewusst ein in Ihre Novemberfarben, in der die Natur sich erholt ...
mit jedem Atemzug mehr ...

Genießen Sie Ihr herrliches Novembergrau ...
in dem Sie einfach so sein dürfen, wie Sie sich gerade fühlen ...

Und während Sie mir zuhören ... in leichter Hypnose hoch konzentriert ...
wird der Teil in Ihnen aktiv, der an Veränderung glaubt ...
der an Ihre Kräfte glaubt ... der an Sie glaubt ...

Und irgendwann ... beflügelt von dieser geheimnisvollen Instanz in Ihnen ... die Zuversicht hat ... an Sie glaubt und die Entwicklung für möglich hält ... beginnen Sie langsam ... langsam innerlich zu wandern ... ausgehend von dem Befinden, in dem Sie gerade sind ...

Wandern ... ohne bestimmtes Interesse ... ohne bestimmtes Ziel ...
aber sicher geführt von einem klugen inneren Navigator ...

Sie wandern ... wandern gemächlich ... wandern in einer Natur, die genau Ihrem Gefühl entspricht ... eine Landschaft im Nebel ...

Farben, grau wie Ihr Gefühl ... das Klima, grau wie Ihr Gefühl ...
der Himmel ... grau verhangen ... wolkenschwer ...
müde ...

... und mit jedem Atemzug setzen Sie einen bedächtigen Schritt
vorwärts ...

Sie wandern lange so vor sich hin ... Atemzug um Atemzug ...

Eine lange Zeit ... eine große Entfernung ...
weg von dem einen ... hin zu dem anderen ...

Sie erkunden bewusst ... erfühlen unbewusst ...

... verstehen bewusst ... verstehen unbewusst mehr ...

... begreifen bewusst ... begreifen unbewusst viel, viel mehr ...

... und nach geraumer Weile geschieht Wundersames ...

Wohl aus spontanem Impuls heraus beginnen Sie ... vorsichtig ...
im Wandern kleine Dinge zu verändern ...
und Sie brauchen nicht zu wissen, wie ... oder was ...
es sind tiefere Fähigkeiten, die jetzt zutage treten:

Ihre enorme Kraft ... Ihre Disziplin ... Ihr Glaube ...
Ihr Durchhaltevermögen ... Ihre Liebe zu den Dingen ...
zur Wissenschaft ... zur Kunst ... zur Musik ... zur Technik ... zur Natur ...
wohl auch zu den Menschen ...
und vielleicht auch die zu sich selbst ...

Und es begegnen Ihnen auf Ihrer Wanderung Dinge, die zu verändern
sind ...

Sie nehmen sie wahr ... und ... wie traumwandelnd ... verändern Sie sie ...

Sie treffen auf Worte, die Sie stören ...

Sie fahren mit der Hand darüber ... wischen sie weg ...
ersetzen mit dem, was wirklich passt ...
zeichnen Worte neu ... mit zeitgemäßen Schriftzügen ...

Ihr Auge fällt auf ein olles Bild, es hängt schief in einem Baum ...

Sie entfernen es ... und malen das Bild neu ...
im goldenen Schnitt von heute ...
in der Morgenröte der Zukunft ...

Ein Satz flattert ins Ohr, den Sie nicht schätzen ...
ein Ausspruch über Sie selbst, der zu verändern ist ...

Mit all Ihrer Kraft ... schubsen Sie ihn weg ...
entmachten ihn voller Schwung ... gezielt und klar ... ganz frei ...

Ein Gefühl kauert am Wegesrand ... lethargisch bedrückt ...

Im Vorübergehen streifen Sie mit leichter Hand seine Schwere ab ...
das Gefühl atmet durch ... reckt und streckt sich ...
strafft sich ... richtet sich auf ...

Sonnenstrahlen treffen Ihren Weg ... sie scheinen Sie zu begleiten ...

... die Nebel lösen sich langsam auf ... die Atmosphäre klärt sich ...

Sie gehen weiter ... und weiter ... und durch jeden Schritt,
den Sie nach vorne setzen, schließt sich ein Loch ...
jeder Tritt Ihres Fußes festigt den Boden ...
und die Energie bleibt bei Ihnen ...

Die Landschaft atmet auf ... verändert sich ... verjüngt sich ...
mit jedem Fußabdruck, den Sie hinterlassen, wird sie stabiler ...
klarer ... und fester ... und Sie wandern weiter ...

Die Landschaft wird heller ... sonniger ... farbiger ... blühender ... egal, was
um Sie herum ist ... denn ... sie kommt auf leisen Sohlen ... unmerklich
fast ... die Veränderung ... und je weiter Sie nach vorne ausschreiten,
desto entfernter bleibt Vergangenheit zurück ...
und Sie hören sich überraschenderweise innerlich sagen:

›Ich umgebe mich jetzt mit interessanten Menschen, mit denen ich mich
interessant fühle ...

... mit wertvollen Menschen, mit denen ich mich wertvoll fühle ...

... mit klugen Menschen, mit denen ich mich klug fühle ...

... mit liebenswerten Menschen, mit denen ich mich liebenswert fühle ...

... und mit begeisterungsfähigen Menschen, von denen ich mich
begeistern lasse ...‹

Diese Idee beginnt Sie zu faszinieren ... und Sie beginnen sie jetzt zu
realisieren ...

Sie erstaunen über Ihre guten Gefühle ... die Flamme des Lebens brennt
heller denn je ... Ihre Stimmung ist zuversichtlich ... Sie

freuen sich an Unternehmungen ... und freuen sich auch an Ruhephasen danach, weil die schönen Unternehmungen in Ihnen nachklingen ...

Und Sie schmunzeln vielleicht, weil Ihnen Karl Valentin mit seiner bodenständigen Logik in den Sinn kommt:

›Ich freue mich, wenn es regnet. Denn wenn ich mich nicht freue, regnet es auch.‹

Sie fühlen sich wohl und stabil ... gehen abends immer öfter mit gutem, gesundem, rundem Gefühl ins Bett ... und schlafen nachts immer öfter mit schönen, guten Träumen ...
Träume, die Ihre gute Entwicklung fördern ...

Erquickt wachen Sie am Morgen auf ... neugierig auf den jungen Tag ... auch wenn es einfach ein ruhiges Sein in einem gewöhnlichen Alltag ist.

Im Vertrauen in Ihren inneren Navigator schreiten Sie immer weiter aus ... und kehren wach und wohlgemut ins Hier und Jetzt zurück!«

34 »Wie eine Möwe im Aufwind« – Ungutes verabschieden

»Sie haben sich beachtlich vorwärtsbewegt ...

Sie haben viel verändert ...

Sie haben sich verändert ... einiges hat sich wohl auch wie von selbst erledigt ...

Sie stehen stabiler im Leben ... und sind – mit Recht – ein wenig stolz auf sich ...

Und das fühlt sich doch wirklich wunderbar an!

Und trotzdem ... vielleicht ... da ist immer noch etwas, was Sie bislang nicht abschütteln konnten ... was belästigt ... eintrübt ... nach unten zieht wie in einem Fallwind ...

... ein Wort ... ein Bild ... eine Geschichte ... ein Albtraum ... vielleicht auch nur ein vages, ungutes Gefühl ... bewusst nicht wirklich zu fassen ...

Aber ... Sie wünschen sich frei und unbelastet von Altem zu sein?

... erleichtert und ... den Blick nach vorne gerichtet?

... schwungvoll ... und frei wie eine Möwe am azurblauen Himmel ... die sich tragen lässt vom warmen Aufwind ... ?

Oh, da setzen Sie sich bitte jetzt einfach aufrecht hin ... richten den Blick mit offenen Augen nach vorne ... und schauen mit ruhigem Blick auf einen Punkt in Ihrer Augenhöhe ...

Atmen Sie ruhig ... und regelmäßig ... und lernen nun auf leichte Art und Weise, Distanz zu finden ... und Abstand zu gewinnen ... und unwichtige Dinge verblassen zu lassen ...

Und Ihr flexibles, einzigartiges Gehirn weiß, wo es steht ...

Und Ihr kreatives, innovatives Unbewusstes weiß, wie es geht ...

Und Sie schauen bitte einfach nur gelassen und entspannt auf diesen Punkt ...

Mit jedem ruhigen Atemzug mehr ... ziehen sich Ihre Antennen ein ... schalten Ihre Sender auf stumm ... fährt sich das System runter ...

Bald sind Sie ganz bei sich ... hoch konzentriert auf Ihr Ziel ... frei und unbelastet ...

Und Sie schauen einfach weiter sehr entspannt auf diesen Punkt ... und denken nun genau an das, was Ihnen gerade in den Sinn kommt ... aber bitte nur daran denken, nur anvisieren ...

Mental anvisieren wie ein Flugobjekt am Himmel ... von dem man vielleicht erst nur ein dumpfes Brummen hört ...

Nun nehmen Sie sein Erscheinen deutlicher wahr ... erkennen das Objekt ... sei es ein Wort ... ein Bild ... eine Geschichte ... ein Albtraum ... oder dieses vage, ungute Gefühl ... es bildet sich ab ... in Form und Farbe ...

Und während Sie nun weiter unverwandt auf den Punkt schauen ... und das alles gelassen wahrnehmen ... fangen Sie an, den Kopf ganz gemächlich ... im Rhythmus Ihrer Atemzüge zu drehen ... nach links ... nach rechts ...

Wenden Sie beim Einatmen den Kopf langsam nach links ... und beim Ausatmen langsam nach rechts ...

beim Einatmen nach links ... und beim Ausatmen nach rechts ...
ganz langsam ... ganz ruhig ...

Ihr Blick aber ist immer und unverwandt auf den Punkt gerichtet ...

Und weiter drehen Sie beim Einatmen den Kopf langsam nach links ...
und beim Ausatmen langsam nach rechts ...

Ihr Blick immer unverwandt auf den Punkt gerichtet ...
beim Einatmen nach links ... und beim Ausatmen nach rechts ...
ganz langsam ... ganz ruhig ...

Ihr Blick immer auf den Punkt gerichtet ...

Und Sie gehen auf Abstand ... Sie gewinnen Distanz ...

Das anvisierte Wort, Bild, Gefühl verflüchtigt sich ...

Und ... nach geraumer Weile ... und vielen Atemzügen in Ihrem persönlichen Rhythmus ... und vielem Wasser, das der Fluss vorwärtsgespült hat ... ist es nur noch ein Kondensstreifen am Himmel, der von dem Gewesenen zeugt ...

Und auch dieses Zeichen verfliegt mit der Zeit im Wind ...
und zerstäubt im Licht der Sonnenstrahlen ...

Machen Sie einfach weiter, bis Sie merken, wie Sie sich wohler fühlen ...
befreit... erleichtert ... und angenehm distanziert von dem, was Sie vorhin noch anvisierten ...
beim Einatmen nach links ... und beim Ausatmen nach rechts ...
alles weiter weg ... zunehmend unbedeutend ...

... auch Sie weiter weg ... zunehmend wohler ...

Bald bleibt Ihr Kopf in der Mitte stehen ...

Ihre Augen schließen sich ... tiefe Gelassenheit breitet sich in Ihnen aus ...

Sie genießen die gleichmütige Ruhe ...

Sie sinken in Trance ...

Sie fühlen intensiv die Weite und Freiheit, wie sie wohl eine Möwe erlebt,
die am azurblauen Himmel fliegt ...
und sich vom Aufwind emportragen lässt ...

Und schon als kleines Kind lernten wir das Händewaschen ... die Händchen nicht als Faust, nein, geöffnet unter dem klaren

Wasserstrom ... einseifen, bis es richtig schön schäumt und die kleinen Seifenblasen in allen Farben schillern ... dann wieder die offenen Händchen unter dem sauberen Wasser abspülen ... dabei ein bisschen rumspritzen ... welch Vergnügen!

Auch die Gehirnwindungen öffnen sich und lassen los ... lassen sich umspülen ... um neu zu erfassen ... neu zu erleben ... neu zu gestalten ...

Und Sie? Sie verabschieden, was nicht guttut ...

Ihr Kopf sagt ›nein!‹

Ihr Herz ›adieu‹!

Aber Sie, Sie sagen ›ja‹ zum Leben ... und fühlen sich willkommen in dieser Welt?

So treten Sie ein!

›Willkommen!‹«

35 »Paradise is now« – Achtsamkeit im Hier und Jetzt

»Es ist Ihnen angenehm warm ... es ist Ihnen bequem ...
Sie sehen echt herrlich aus ... und Sie wissen, Hypnose ist leicht ...

Und während Sie meine Stimme hören, beginnt Ihr Kopf zu sinken ...
Ihre Hand zu schweben ...
und Sie selbst sinken und schweben zugleich ...

Atemzug um Atemzug ... kommen Sie mehr und mehr ins Schwingen ...
in schöne Bilder ... gute Gefühle ... und frohe Erinnerungen ...
an glückliche Kindertage ...

Wie aufregend ist ein Kaleidoskop für ein Kind ...

Das simple, kleine Papprohr mit den vielen bunten Mustern ...

Unzählige Bilder ... immer neu ... ein kleines Drehen nur ... ein neues Bild ...
ein bisschen Schütteln nur ... ein neues Muster ...

ein leises Rasseln nur ... ein neuer Stern ... ein leichtes Klickern nur ...
ein wunderbar neues Ornament ... schöner als je zuvor ...

Diese Unzahl von symmetrischen Mustern ... diese Vielfalt an
geometrischen Formen ... alle Farben des Regenbogens ...

Und das Kind ... entzückt ... versunken ... fasziniert ... im Hier und Jetzt ...

Auf einmal glüht Sonnenlicht herein! Ein Funkeln ... und Glitzern ...
und Leuchten ... die Teilchen flirren ... tanzen ... verzaubern ...
sie scheinen zu leben ... ganz im Hier und Jetzt ...
und im nächsten Moment schon wieder neu ...

Und Sie erleben: ›Paradise ... is now!‹

Und dieses ›Paradise ... is now!‹ schmiegt sich in den Rhythmus der
Atemzüge ...

Beim Einatmen ... erklingt ... ›Paradise‹ ... fantastisch!

... malt sich ein Bild ... ›Paradise‹ ... farbig!

... belebt sich eine Szene ... ›Paradise‹ ... fantasievoll!

... und beim Ausatmen ›... is now ...‹

Paradise ... is now ... Paradise ... is now ...
Paradise ... is now ...
Paradise ... is now ...

Sie leben hier und jetzt ... und im Moment ... das zählt ...
Sie wählen den Moment ... ›Paradise is now‹ ...
nicht morgen und nicht übermorgen ...
ja, und gestern ist schon lang vorbei ...

Sie sind mitten im Moment ... und sinken tiefer ... und tiefer ein ...
in das paradiesische Kaleidoskop des Jetzt ... Wie schön!

Tiefe Gelassenheit erfüllt Sie ... ein Lächeln legt sich über Ihr Gesicht ...
strahlt in die Tiefe ...

Sie haben Talent, das Leben auch mit Humor zu betrachten ...
mit blinzelndem Auge ... und schmunzelndem Mund ...
und vielleicht fängt der Teil in Ihnen, dem das besonders gefällt,
schon damit an ...
vielleicht schmunzelt nur ein Auge ... nur die Nasenspitze ...
nur ein bisschen Mund ...
wohlmöglich aber auch der Bauch ...
oder die zehn Zehen?

1 2 3 4 5 6 7 8 9 10 ... jeder Zeh ein Smiley, das Sie anschmunzelt?

Ihre Ausstrahlung ist schön ... Ihre Stimme melodiös ...
Ihr Lächeln einnehmend ... Ihr Lachen ansteckend ...
und Sie fühlen sich gerade so richtig wohl ...
Ihr ganzes Ich erfüllt von dem Gefühl:

Paradise is now ...

Sie wissen, es braucht ein kleines Drehen nur ...
schon kommt ein neues Bild ... ein bisschen Schütteln nur ...
es ergibt sich ein neues Muster ... ein leises Rasseln nur ...
ein neuer Stern leuchtet auf ... ein leichtes Klickern nur ...
und ... neue Beziehungen stellen sich her ...

Ob's stürmt oder schneit ... die Sonne lacht ... oder der Himmel verhangen ist ... es ist immer der Moment ... in dem wir leben ... und nehmen, was dieser Moment uns bietet ...

Sie sind im Moment ... und der Moment ist gut ... und in sich selbst perfekt ...
Sie spüren es ... spüren es jetzt ... erfrischt ... beschwingt ... belebt ...

Sie geben dem Moment Zeit und Raum ... und alle Achtsamkeit ...

Er ist es wert!

Sie sind es wert!

Paradise is now!«

36 »Der ungebetene Gast«[4] – Der Depression die Tür weisen

»Sie möchten sich besser fühlen ... aufatmen. Ja, Sie möchten wieder richtig aufleben!
Aber es scheint, die Depression habe Sie im Griff. Und das schon viel zu lange.

4 In Anlehnung an L'Abate, L. (1986): Systematic Homework Assignments (SHWAs) and follow-up questionnaire for use with systematic family therapy. New York: Brunner/Mazel.

Dabei wissen Sie, dass jeder Tag ein Tag Ihres wertvollen Lebens ist ...
ein Tag der nie zurückkehren wird.

Die Depression ist Ihnen – leider – seit Langem vertraut.
Sie haben von ihr durchaus Interessantes und Wichtiges lernen können.
Sie haben sie als Gast willkommen geheißen, hereingebeten und ihr einen Platz angeboten.
Sie hörten ihr aufmerksam und geduldig zu, schenkten ihr viel kostbare Zeit Ihres Lebens.

All die Dinge, die die Depression Ihnen erzählte oder die Sie lernen sollten,
sind Ihnen inzwischen aber zur Genüge bekannt. Und deshalb ...
nach einer bestimmten Weile ...
wenn Sie Ihrem Gast in aller Ruhe lange genug zugehört haben,
verspüren Sie ...
wie Ihr Interesse nachlässt.
Aus Vertrautheit wird Vorhersagbarkeit, aus Konzentration Desinteresse.
Sie empfinden all die negativen Gedanken und Gefühle als zunehmend eintönig,
ja nervig und langweilig. Sie können sich kaum noch konzentrieren.
Ihre Gastfreundschaft wird Ihnen anstrengend und schwer.
Die Depression ermüdet und zermürbt Sie.

(Pause)

Vielleicht stellen Sie sogar mit Sorge fest,
wie der dunkle Ton der Depression sich wie eine Farbe in Ihrem Kopf, Ihrem Bauch,
Ihren Muskeln, ja, in Ihren Zellen ausgebreitet und über Ihr Gemüt gelegt hat.
Diese Entwicklung gefällt Ihnen überhaupt nicht.
Und das rüttelt Sie auf.

In Ihnen wächst die Sehnsucht nach Veränderung, der Wille nach Befreiung ...
Und bald denken Sie sich:
›Es ist genug mit den schweren Gedanken und müden Gefühlen. Es ist alles gesagt.

Ich habe aufmerksam zugehört, alles gedacht, gefühlt und wahrgenommen, was mir wichtig ist.
Ich habe von der Depression genug gelernt.
Ab jetzt will ich mich anderen (Lebens-)Inhalten zuwenden.
Ich will Neues denken und ausprobieren, mehr Handlungsspielraum haben ...
und mich leichter und freier fühlen.‹ *(Pause)*

Deutlich erkennen Sie, dass die Depression tatsächlich ja nur Besucher ist,
immer weniger willkommen, immer öfter ungelegen und neuerdings wirklich unpassend.
Und schließlich ist es Ihr Haus, und Sie bestimmen, was da vor sich geht!
Sie sind es, der festlegt, wann es für diesen Besucher ...
eine geeignete Zeit gibt zu kommen ...
und den passenden Zeitpunkt zu gehen.

Mit Selbstverständlichkeit legen Sie jetzt eine Besuchszeit fest.
Die planen Sie selber und kontrollieren sie.
So denken Sie sich bitte jetzt als Erstes eine Zeit aus, in der die Depression
Ihren Tagesablauf nicht stört, z. B. nachmittags von 16:00 bis 16:15 Uhr.
Finden Sie jetzt diese Zeit, und merken sie sich gut! *(Pause)*

Als Zweites weisen Sie der Depression einen Platz zu.
Vielleicht auf einem Hocker. Dann macht sie sich gar nicht so lange breit ...
und hat keine Lust, allzu lange zu bleiben.
Finden Sie jetzt diesen Platz, und merken ihn sich gut! *(Pause)*

Atmen Sie nun einige Male langsam und tief durch!
Spüren Sie, wie klare Luft durch Ihren Körper strömt, vom Kopf bis zu den Zehen?

Frischer Wind zirkuliert durch Ihren Körper, reinigt und klärt ihn, hellt die dunklen Töne auf.
Wo nehmen Sie das wohl als Erstes wahr?
Im Bauchraum? Im Brustraum? Im Becken? Im Herzen? *(Pause)*

Wie fühlt sich das alles für Sie an? *(Pause)*

Nehmen Sie nun weitere tiefe, entspannte Atemzüge und genießen die Vorstellung ...
die Depression wegzuschicken, wann auch immer Sie es wollen und für richtig erachten.

Sie atmen weiter tief durch, und mit jedem Einatmen nehmen Sie mehr Entschlusskraft auf ...
mehr Dynamik und Durchsetzungsfähigkeit.
Sie bekommen Lust, etwas zu unternehmen und zu verändern.
Auch wenn Sie noch nicht wissen was.
Ihnen ist danach, auf sich zu achten.
Sie fangen an, sich durchzusetzen. *(Pause)*

Und in aller Freundlichkeit, aber mit großer Selbstverständlichkeit und Bestimmtheit ...
weisen Sie der Depression immer öfter die Tür: Sie atmen sie hinaus ...

Und all Ihre negativen Gedanken und Gefühle sammeln und verdichten sich ...
und auch diese Schatten der Depression atmen Sie in nächster Zeit unermüdlich hinaus.

Sie beobachten, wie die Depression Ihren Körper verlässt.
Sie fließt aus Ihrem Geist und Ihrer Seele hinaus.
Die Depression verlässt Ihr inneres Haus.
Und das fühlen Sie jetzt ganz deutlich. *(Pause)*

Sie atmen klare, frische Luft ein und lassen diese durch Ihren Körper kreisen.
Sie spüren Ihren Atem wie eine innere Reinigung.
Frische Luft kommt in alle Poren. *(Pause)*

Sie erfahren nun tiefe Ruhe und zunehmende Gelassenheit ...
während die stärkende Trance sich in zehn Schritten vertieft ...
1 ... 2 ... 3 ... 4 ... 5 ... 6 ... 7 ... 8 ... 9 ... 10 ...

Sie empfinden ein wunderbares Gefühl von Selbstbestimmtheit und Selbstkontrolle.
Denn ab jetzt führen Sie höchstpersönlich Regie über ihr Leben!

Sie sind Herr (Herrin) in Ihrem Haus!«

VII Die Glückspraline – Pralles Glück für die Figur

37 »Beschwingt« – Intuitiv auf dem Weg zum Ziel

»Setzen Sie sich bitte bequem hin ... stellen die Füße nebeneinander ...
und legen die Hände entspannt auf Ihre Schenkel ...
gut! Nun schließen Sie gemütlich die Augen ...
und machen ein paar ruhige, tiefe Atemzüge ...
Sie haben einen großen Wunsch ...
den Wunsch nach Ihrer Wunschfigur ...
Sie haben schon viel ausprobiert ... ohne den ersehnten Erfolg ...
oder die ersehnte Dauer des Erfolgs ...
und es wirkt, als wäre der Wunsch nicht so leicht erfüllbar ...
aber das scheint nur so ...
es braucht nur eine Kleinigkeit ... eine unbewusste Kleinigkeit ...
einfacher, als Sie denken ... leichter, als Sie meinen ...
und schon sind Sie einen großen Schritt weiter ...
und Ihrem Ziel näher ...

Wir beginnen mit einer sehr einfachen Methode, in leichte, schöne Trance zu gehen ...
und eine leichte, schöne Trance ist die richtige Trance ...
für die Hypnose mit dem Wunsch nach schöner Leichtigkeit ...
heben Sie nun Ihre Hände an, sodass die Fingerspitzen Richtung Himmel zeigen ...

Atmen Sie ruhig und tief ...
und beobachten einfach, wie jetzt alles von selber läuft ...
denn während ich langsam von eins bis sieben zähle ...
wird eine Hand sich von allein ganz langsam absenken ...
lassen Sie sich überraschen, welche Hand beginnt, sich in Zeitlupe einfach zu senken ...

1 ... vielleicht, ohne es gleich zu bemerken ...
wahrscheinlich beginnt sie jetzt ...
2 ... beobachten Sie in aller Ruhe, wie sich Ihre Hand von allein langsam absenkt ...
3 ... ja, sie sinkt ... ganz von allein ... langsam, langsam ...
mit jedem Ausatmen mehr ...
und zeigt Ihnen damit an, dass Sie in eine leichte Trance gleiten ...
4 ... und Sie atmen einfach ruhig ...
5 ... und entspannen sich ...
6 ... sehr gut!
Und 7!

Nun wird auch bald die andere Hand sich langsam senken ...
weil sich dieser angenehme Zustand jetzt ganz von allein vertieft ...
es entwickelt sich eine leichte, schöne Trance ...
unbewusste Vorgänge spielen sich jetzt vollkommen selbstständig ab ...
für Ihr Ziel ...
wunderbar!

Nach geraumer Weile liegen beide Hände wieder entspannt auf Ihren Schenkeln ...
wohlige Entspannung breitet sich aus ... mit jedem Atemzug ...
und Ihre persönlichen Fähigkeiten ... Kräfte ...
entfalten sich frei und leicht ...

Tiefer und tiefer in leichter, schöner Trance sind Sie ganz bei sich ...
Ihr Unbewusstes übernimmt die Führung wie ein treuer Freund ...
es leitet Sie ... den entscheidenden Schritt zu gehen ...
und Sie finden Ihren Weg, den kein anderer raten kann ...
kein anderer je gegangen ist ...

Es wird immer klarer, wo des Rätsels Lösung für Ihren Weg zur Wunschfigur liegt ...
Richtig! In Ihnen selbst!
Sie wissen das intuitiv ... Sie fühlen das ganz intensiv.

Sie sind auf dem Weg ... und finden jetzt Ihr vollkommen Neues ...
Ihr absolut Eigenes ... Individuelles ... Ihre persönliche Lösung ...
Ihre fähigen Stärken und starken Fähigkeiten ...
um die Hürde mit Leichtigkeit zu nehmen ...
Ihre Version zum Erreichen Ihres Wunschgewichts ...

Gesund vital ... einfach ideal ...

Wie eine Luftblase im Wasser fröhlich nach oben blubbert ...
steigt ein Hinweis in Ihr Bewusstsein auf ... erst vage ...
nach ein paar Atemzügen klarer ... deutlicher ... sehr gut!

Sie nehmen überrascht die Botschaft aus unbewusster Tiefe wahr ...
nehmen die Botschaft auf ... ihr Bild ... ihr Gefühl ...
unglaublich leicht ... erstaunlich beschwingt ...
konzentriert auf Ihr Ziel ... unbeirrt konzentriert auf Ihr Ziel ...
vor Ihrem Auge ... in Ihrem Gemüt ... überall in Ihrem Körper ...

Bewegung leicht ... Bewegung beschwingt ...
Mobilisation von Fähigkeiten ... aus ganz anderen Zeiten ...
in gesunder Balance ... und organismischer Harmonie ...

Sie fühlen, Sie sind auf dem Weg ... auf Ihrem Weg ...
erstaunlich beschwingt ... belebt ...
es kribbelt angenehm in Ihnen ... kreiselt ... prickelt ...
wogt und flutet ...

Warum?
Ihr Stoffwechsel fährt hoch ... Ihre Energie kurbelt sich an ...
ohne Wenn und Aber startet ein inneres Programm ...
endlich frei erlaubt ... für alles, was richtig ist für Sie ...
rund abgestimmt ... gesund vital ... einfach ideal ...

Sie fühlen sich im Moment so richtig entlastet ... erleichtert ... frei ...
so, wie Sie wirklich sind ... bewegt ... elastisch ... federnd ...
beschwingt ...
und das prägt sich wundervoll tief in Ihnen ein ...

Sie gehen die Dinge mit Leichtigkeit an ...
Sie führen mit Lust Regie bei Ihrem Projekt ...
Sie blenden aus, was ihm nicht dient ...
Sie beherzigen, was es gelingen lässt!

Ihr Geist, luftig und weit ... Ihr Körper, leicht und frei ...
Sie folgen mit Freude der Weisheit Ihrer inneren Führung ...
hin zu Ihrem Ziel ... konstant ... und selbstverständlich ...

Wann immer Sie möchten, zählen Sie von sieben bis eins und kehren ins
Hier und Jetzt zurück ...
leicht, wie mit einem leichten Fingerschnips ... beschwingt ...«

38 »Auf dem Gemüsemarkt« – Augen auf für Gesundes, Augen zu beim Genuss!

»Vielleicht schaut eben die Sonne zwischen den Wolken hindurch ... taucht alles in schöne, satte, warme Farben ... und Ihre Augen ruhen mit weichem Blick auf einem Punkt ... in schönen, satten, warmen Farben ... während Sie bemerken, wie Ihre Atmung langsam tiefer wird ... und auch ruhiger ...

Und Sie beobachten, wie dieser Punkt, auf den Sie schauen, allmählich etwas verschwimmt ... dunkler ... oder auch heller wird ...

... und irgendwann schauen Sie durch den Punkt hindurch ...

Aber immer noch können Sie ...

... Farben sehen ... Formen unterscheiden ... Muster erkennen ...

Und bald können Sie ...
die Veränderung von Farben wahrnehmen ...
die Veränderung von Formen erleben ...
die Veränderung von Mustern erkennen ...

Und bald können Sie ...
auch die Veränderung von Empfindungen bemerken ...

Ihre Atmung wird tief und ruhig ... Ihre Augenlider werden müde und schwer ... und sie werden sich bald schließen ... nach weiteren, tiefen und befriedigenden Atemzügen ... genüsslich schließen ...

Und Sie werden feststellen, wie Sie sich nun auch innerlich gemütlich zurücklehnen ... meiner Stimme lauschen ... und sich einfach wohlfühlen ...

Sie sind neugierig, aufgeschlossen und frei ... vertrauen in unbewusste Fähigkeiten ... und lassen tiefere Kräfte für sich arbeiten ...
leicht und frei ... für Ihr Ziel ...
ohne bewusste Zugabe ... mit unbewusster Hingabe ...

Gesundheit ... Vitalität ... Ausdauer ... Kraft ...
all das in guter Form ...
in Ihrer idealen Form ...

Die bewusste Einstellung ›Das darf ich nicht, das tut mir nicht gut‹ ist wenig hilfreich. Aber dieses ›Uiih, darauf hab ich jetzt aber richtig Lust!‹ – und Ihre Hand greift automatisch zum Gesunden … wirklich Nährenden … und das in fein dosiertem Maß … ja, da ist das Unbewusste im Spiel … es lenkt Ihre Hand … führt Sie … sorgt für Sie … macht Sie satt und zufrieden … schneller als üblich … länger als sonst … und lenkt Ihren Fokus mehr und mehr auf andere schönen Dinge des Lebens …

Aber eins nach dem anderen!

Sie atmen ruhig … meine Stimme wirkt vielleicht entfernter … denn Sie sind nun näher bei sich … Sie gehen die Trancestufen hinunter … mit jedem ruhigen Atemzug tiefer … ins innere Licht … in innere satte, warme Farben … hypnosegeübt … hypnosevertraut …

… tiefer und tiefer … bei jedem Ausatmen tiefer … die Trance verstärkt sich … tiefer und tiefer … Ruhe kehrt ein … Gelassenheit breitet sich aus … sehr gut!

In diesem schönen Erleben erwachen Ihre Stärken … aktivieren sich Fähigkeiten … setzen sich Potenziale frei … während Sie vielleicht mit Erstaunen entdecken, wie wohl Sie sich in Hypnose fühlen … und wie dieses angenehme Sein genau das richtige Befinden ist, um etwas aus anderer Warte zu betrachten … neu zu organisieren … ein Ziel erfolgreicher zu verfolgen … zielstrebiger zu verfolgen …

Es interessiert Sie, neue Perspektiven zu gewinnen … und interessante Dinge zu erleben … und Ihr Geist beginnt zu wandern … schöne Erinnerungen tauchen auf … beeindruckende Erlebnisse … auf Reisen … in vorher unbekannte Länder …

Landschaften entdecken … Städte erkunden … Plätze durchschreiten … Bauten bewundern … und … Märkte besuchen:

Märkte … so vielfältig wie die Länder … die Städte … die Sprachen … die Lebensart:

… offen … überdacht … schwimmend, wie in Bangkok … Obstmärkte des Südens … Basare des Orients … Fischmärkte wie in Hamburg … oder am Fuße des Ätna, in Catania … Markthallen wie die von Paris … zauberhafte Gemüsemärkte auf einer herrlichen Piazza, umrahmt von lässigen Café-Bars … oder der Viktualienmarkt im Herzen von München …

Ihr Unbewusstes führt Sie jetzt auf den schönsten Markt Ihrer Wahl ...
die Sonne lacht ... die Stimmung ist heiter ...
Sie spüren den Henkel des geflochtenen Einkaufskorbes überm Arm ...
in der Luft liegt würziger Duft ...

Karotten ... Lauch ... Kohlrabi ...
Brokkoli ... Kürbis ... Rote Bete ...
Rettich ... Aubergine ... Tomate ...
goldene Maiskolben ... zarte Salate ... ...
Kullererbsen ... erdige Kartoffeln ...

... was auch immer das Herz begehrt ...
von heimischen Landen ... aus exotischer Ferne ...

Sie schlendern entlang der bunten Stände ... und erfreuen sich ...

... herrlich selbstvergessen ... träumend ...

Sie schlendern ... klug geführt ...

Ihre Hand wählt ... klug gelenkt ...

Sie legt intuitiv in den Korb ... was mit feinem Gespür für richtig erachtet wird ... und der Korb füllt sich ...

Knackiges Gemüse ... herrlich frisch: Spargel ... Basilikum ... Koriander ... ein prachtvoller Steinpilz ... das sieht so hübsch aus ... der weiße Blumenkohl ...

... alles gesund ... mineralstoffreich ... voller Vitamine ...

... Früchte ... sonnengereift ... duftend ... voller Aroma ...

... und als Krönung ... ein freches Radieserl ...

Und Sie ... tief in Hypnose ... und deshalb voller Klarheit ... freuen sich ...
freuen sich auf die Zubereitung gesunder Speisen ...

Ätherische Öle kitzeln die Nase, erregen die Sinne: ... frisch gestampfter Pfeffer ... Oregano, Rosmarin und Thymian ... Ingwer und sonnenreife Zitrone ... Kardamom ... ein Bouquet an Gewürzen ...

Mineralisches Meersalz ... vitalisierendes Olivenöl ...
halten jugendfrisch ... fit und attraktiv ...

Unter Ihren Händen bereiten sich köstliche Speisen wie von selbst zu ...
kein Eintopf ... sondern immer eine Komposition ...

kein Allerlei-Brei ... sondern immer ein prachtvolles Nebeneinander von knackig-farbig-frisch ... Wie appetitlich! Wie sättigend!

Vielleicht beliebt ein Rührei ... frischer Seefisch ... oder Fleisch vom gesunden Tier auf grüner Weide ... und kleine Desserts ... die glücklich machen ...

Und Sie wissen: Ihr Auge isst mit! Es hat Freude an dem fröhlich-bunten Treiben auf Ihrem Teller ...

Erst schauen ... leckeres Aroma in der Nase ... und erst dann ... feiner Geschmack auf der Zunge ... langer Genuss im Mund ... nun die Augen lustvoll geschlossen ... gutes Gefühl im Bauch ... wohlig und rund ... leicht und gesund!

Überraschend lenkt sich Ihr Fokus vermehrt auf die vielen anderen schönen Aspekte des Lebens ... auf neuartige und befriedigende Erlebnisse ...

Sie holen vernachlässigte Freuden nach ... entdecken echte Interessen ... tun etwas Schönes, etwas, was Sie schon lange tun wollten ...

Und während Sie sich schon darauf freuen, erledigt das Unbewusste die tieferen Angelegenheiten mit großer Kompetenz ... und auf überraschende Art und Weise ... es sorgt für klare Konzepte ... und gesunde Rezepte ...

Gutes Gelingen wird selbstverständlich ... macht Spaß ... tut gut ... und richtet sich häuslich in Ihnen ein ... und Sie beherzigen:

Schlaf belebt und macht fit ... Hypnose macht fit und belebt ...

Vergnügen Sie sich noch ein wenig auf diesem bunten Markt der Vielfalt ... die Luft voller Duft:

Limette ... Basilikum ... Minze ... Muskat ...

Vanille ... Zimt ... Koriander ...

Kardamom ... Anis ... und Rosenöl ...

Und Sie kehren zurück ... wenn Sie sich von diesem schönen Erlebnis rundum satt fühlen ...

... satt voller Düfte ... satt voller Bilder ... satt voller Eindrücke ... satt voller neuer Ideen ...

... frisch, klar und wach!«

39 »Das innere Freudenfeuer« – Innere Klärung lässt Pfunde schmelzen

»Sie wünschen ein Gewicht, das mit Ihrer Größe korrespondiert ...
mit Ihrem Alter ... und Ihrer inneren Einstellung ...
und das ist die Hypnose für Ihr Ziel:

In gute Balance kommen ... in ausgewogenes Gewicht ...
in Ihre Idealfigur ...

Sie haben viel erreicht im Leben ... vieles, was Sie sich erträumt hatten ...
großartig!

Aber Sie sind nicht zufrieden mit Ihrem Gewicht ...

Sie treiben vielleicht Sport ... achten auf Gesundes ... und trotzdem ...
manche Fragen sind bewusst nicht zu beantworten ...
also, warum nicht das Unbewusste zurate ziehen ...
in einer genussvollen, produktiven tiefen Hypnose?

So gleiten Sie ... mit jedem Atemzug ... mehr und mehr in wohliges Sein ...
in Hypnose ... ohne Wollen ... leicht ... ganz von allein ...

Eine Anzahl von ruhigen Atemzügen ... und schon sind Sie in Ihrem
inneren Park ... im Park der Erkenntnisse ... Fortschritte ... und
Entfaltung ...

Und wenn das Unbewusste bereit ist zur Mitarbeit ... werden Sie das
spüren ... vielleicht fühlt sich eine Hand leichter an als die andere ...
wird immer noch leichter und leichter ... leichter und leichter ...
vielleicht weil ein bunter Luftballon in den Himmel aufsteigt und Sie
ihm nachschauen?

Ihr Geist, der sich so viel beschäftig hat mit dem Thema ... wird sich
dabei zurücklehnen ... aufmerksam und aufgeschlossen ...
in äußerer Sicherheit ... und innerem Schutz ...

Die Hand steigt höher und höher ...
je tiefer und tiefer Sie in Trance sinken ...

Und Sie beginnen ... in Ihrem inneren Park zu wandeln ... wie im Traum ...

Duft von frisch geschnittenem Gras in der Nase ...

Munteres Plätschern vom Wasser des Brunnens im Ohr ...

Ein Teich ... mit einer Fülle von Seerosen ...

Ein Teehaus ... in einer Hülle von Teerosen ...

Feiner Duft ... aus der Tülle der Teedosen ...

Alles, was die Sinne belebt ... im tiefen Grün des Parks ...

... und Kiesel knirschen unter Ihren Füßen ...

Irgendwo eine Schaukel ...

Parallel ... und völlig unbehelligt ... geht das Unbewusste im Schutz der guten Trance auf Suche ... tastet sich die Lebensgeschichte entlang ... geht zurück über Jahre ... und Jahrzehnte ...

Und während Sie sich wohl auf der Schaukel vergnügen ...
ist diese kluge Instanz in Ihnen tätig ...
recherchiert mit feinstem Sensor ... entdeckt ... findet ... sammelt ...
differenziert ... wählt ... löst ... bewältigt ... klärt ... erledigt ...
und organisiert zeitgemäß ...

Ihr Unbewusstes arbeitet konsequent kompetent ... bereinigt ... heilt ... und harmonisiert ...

Geschichte ist vergangene Zeit ... ist Vergangenheit ...
längst überholte Vergangenheit ...

Alte Worte verstummen ...

Alte Bilder verblassen ...

Alte Gefühle vergehen ...

Tränen verwehen im Wind, der durch den Park streicht ...
und weil der Moment so viel schönere Gefühle bietet ...

... und nur das nüchterne Wissen verbleibt ... bleibt zurück ...
alles andere erlischt im Äther der Zeit ...

Sie leben im Heute ... im Hier ... und das spüren Sie ganz deutlich ... jetzt!

Wie schön! ... und wie auf einer Zündschnur laufen wichtige Botschaften durch Ihren Körper ... wohl von den Fingerspitzen angefangen ... den Arm hinauf ... in den Körper hinein ...

Und Sie spüren ein deutliches Kribbeln ... Kreiseln ... und Prickeln ...
warum?

Wie ein Freudenfeuer durchläuft der Strom der Befreiung Ihren Körper ... setzt leuchtende Energie frei ... mobilisiert den Stoffwechsel ... balanciert das hormonelle Geschehen ... regelt die vegetativen Vorgänge ... und das komplexe Zusammenspiel der inneren Organe ...

Unnötige Fettzellen brennen im inneren Feuer ... brennen lichterloh ... und setzen ungeahnte Energien frei ...

Ihr Organismus wird mit neuen Impulsen ... feinfühlig ... stimuliert ...

Und ist es ein Wunder, dass Sie sich wie erlöst fühlen?

Hervorragend! Nur das Gute hat Wirkung auf Sie ...

Sie spüren deutlich stabilen Schutz ... und Freude an Ihrem Leben, das Sie frei und in eigener Regie gestalten ...

Sie nehmen sich etwas Schönes vor ... organisieren Ihr Heute ... planen Ihr Morgen ... während nachts in den Träumen heilsame Vorgänge vor sich gehen ...

Das Freudenfeuer verbrennt, was überflüssig ist ... welch unbändig schönes Gefühl!

Das Freudenfeuer brennt ... nicht immer lichterloh ... doch immerwährende Glut ...

... sorgt für gesunden Stoffwechsel ...

... für Wärme ... Bewegung ... Energie ...

... und Gleichgewicht im Leichtgewicht ...

Und das Unbewusste ... wie ein Lotse ... nimmt Sie bei der Hand ... und läuft mit Ihnen in die Zukunft ... voll Freude und Leichtigkeit ... energiegeladen und kräftig ... stabil ... und gut in Form ...

Sie schauen sich um ... fühlen sich ein, wie es anders ist ... und wundern sich vielleicht, wie es Ihnen gerade so richtig gut geht ... leicht und frei ...

Wie schön! So viel innere Bewegung ... !

Und Sie sagen sich: ›Herrlich, in einem Körper zu wohnen, der richtig zu mir passt ... der mir entspricht ... dem ich vertraue! Mein Körper und ich ... ein Team ... ein lebendiges, gesundes Team!‹

Und während die Hand sich langsam absenkt ... erleben Sie sich intensiv in einem wunderbar neuen Körpergefühl ...

Die Hypnose klingt aus ... das Wohlgefühl verbleibt ...

... leichte Wärme ... warme Leichtigkeit ...«

40 »Die Sandburg« – Lust an Spiel und Spaß; für (innere) Kinder

»Streck dich nun gemütlich aus ... und schließ die Augen ... denn mit geschlossenen Augen lässt sich herrlich träumen ... und etwas Wunderschönes erleben ... an einem zauberhaften Ort ...

Und während du meiner Stimme lauschst ... spürst du, wie angenehm dein Kopf auf dem Kissen ruht ... und wie deine Arme entspannt daliegen ... warm und schwer ... auch dein ganzer Körper herrlich entspannt, warm und schwer ... und auch die Beine angenehm entspannt, warm und schwer ...
und du fühlst dich gerade so richtig wohl ...

Du spürst dein Atmen ... leicht und frei ... und mit jedem Atemzug fühlst du dich leichter und freier ... die Brust hebt sich beim Einatmen höher und höher ... und sinkt beim Ausatmen tiefer und tiefer ... gleichmäßig und leicht ... ganz von selbst ...
höher und höher schwebend ... tiefer und tiefer sinkend ...

Alles Äußere wird unwichtig ... nur noch du bist wichtig ...
und so beginnst du, auf frohe Art nach innen zu schauen ...

Und während deine Aufmerksamkeit dahin wandert, wo deine Wünsche wohnen ... fliegst du mit einigen tiefen Atemzügen einfach davon ... zu dem wunderschönen Strand, an dem du mal so glücklich warst ... so ausgelassen ... verspielt ... heiter und frei ...

Fröhliches Plätschern der Wellen im Ohr ... spürst du schon die hellen Sonnenstrahlen auf deiner Haut ... warm und lebendig ...

So ziehst du die Schuhe aus und läufst im warmen, weichen Sand ... deutlich spürst du den feinen Sand an deinen nackten Füßen ...

warm und weich ... und fühlst dich frei und leicht ...
und bist in bester Laune ...

Würzige Meeresluft in der Nase ... hüpfst du den Strand entlang ...
zarte Muscheln und bunte Steine säumen deinen Weg ...
sie glänzen in der Sonne ...

Silberne Wellen glitzern im tiefen Blau ...
weiße Wölkchen ziehen am weiten Himmel dahin ...
und du schaust im Sonnenschein übers weite Meer ...

Und ... in weiter Ferne ... erspähst du ein prächtiges Segelschiff mit
blendend weißen Segeln ... gelotst von munteren Delfinen, gleitet es
leicht und elegant durchs Wasser ...
und es kommt näher und näher ... wie um dich zu grüßen ...

Du bist ganz versunken in den schönen Anblick ...
und die windgeblähten Segel scheinen dir heiter zu winken ...

Nach geraumer Weile zieht es lautlos weiter ... wird immer schmaler und
zierlicher ... und segelt leichtfüßig dahin, wo Meer und Himmel sich
berühren ... in seine Zukunft ...
du aber bleibst wie verzaubert stehen ... an deinem schönen Strand ...

Bald laden dich Sand und Wellen zum Spielen ein ...
... die hübschen bunten Steine ...
und die Muscheln wollen von dir gesammelt werden ...
... und zu deinem Entzücken entdeckst du einen süßen Seestern ...

Du fühlst dich einfach prima ... und genießt alles in vollen Zügen ...
du bist wunschlos glücklich ...

Auf einmal aber nimmst du einen penetranten Geruch nach fettem Essen
wahr, künstliche, süße Aromen bedrängen deine Nase ...
Geruch von vielfach erhitztem Öl liegt schwer in der Luft ...

Und ... tatsächlich ... unter den malerischen Palmen befindet sich –
völlig überflüssig – ein megaüppiges Buffet ... brechend beladen
mit einer Überfülle an Fettem ... Salzig-süßem ... Buntem ...
mit dem aufdringlichen Geruch künstlicher Aromastoffe, direkt aus
der Küche des Chemielabors ...

Wahnsinn, was es da alles gibt!
Vorspeisen ... Hauptspeisen ... Zwischenspeisen ... Nachspeisen ...
und Süßigkeiten und sogenannte Betthupferl ... alles im Übermaß ...

im Überfluss ... Junkfood in Übergröße ... alles XXXL!
... fett – scharf – salzig – süß! Boaah!

Meterhohe beefige Burger ... bergeweise pappige Nudeln mit glitschigen Soßen ... billige Tiefkühlpizza mit fetter Salami ... Currywürste, zum Platzen dick und prall ... gigantische Schnitzel mit öligen Pommes ... salzige Bouletten voller Geschmacksverstärker ... dick gemästete Hähnchen mit süßlichem Ketchup ... schwere Braten mit gigantischen Knödeln ... fette Fritten mit dick Mayo ...
Chips und Flips ... und Chops und Flops ...

Und dann erst die Nachspeisen:
riesige Becher voll glimmernder Eiscreme mit stark gezuckerter Schlagsahne ... ein ungeheuer wabbelnder Wabbelpudding ...
marmeladig gefüllte, fette Krapfen mit dickem Zuckerguss ...
Cremetorten mit riesigen Aufbauten ... rosa Waffeln in grüner Schokolade ... Zuckerwatte, aufgequollen wie Unwetterwolken ...
quietschsüße Limo in grellen Neonfarben ... Lutscher und Lollis ...
Schokoriegel mit wenig gutem Kakao, aber viel künstlicher Pulvermilch ...
Fruchtgummi-Krokodile mit weit aufgerissenen Schlünden ...

Ein moppeliges Wesen mampft da schon eifrig vor sich hin und schlingt ächzend in sich hinein ...
scheinbar ohne Genuss ... eher wie mit Verdruss ...

Und es riecht so fett und schwer und süß und künstlich, dass selbst die Möwen, die über der Essenstafel ihre Kreise ziehen, dann doch – vom Wind emporgetragen – lieber zum Wasser schweben und dort Wellen reiten ... um sich wirklich zu vergnügen ...

Und merkwürdig ... auch du verspürst nicht das geringste Interesse ...
... denn der feine, weiche Sand unter deinen Füßen ...
der Wind in deinen Haaren ...
die Sonne auf deiner Haut ...
die zarten Muscheln, die schönen Steine und Seesterne am Strand sind dir viel wichtiger als all das salzige Fettsüße ...

Ja, du hast gar keine Zeit ... und es fehlt dir gänzlich der Appetit, hast du doch gut gefrühstückt ... und wenn du jetzt nur an Essen denkst, fühlst du dich schon vollkommen satt ...

Dein Körper hat ja noch jede Menge Kalorien in seinen Vorratskammern ... die will er erst mal aufbrauchen ... da steckt ja noch jede Menge Energie drin ...

So läufst du schnurstracks an der übervollen, vor Fett triefenden und in Zuckerguss getunkten Essenstafel vorbei, um dich wirklich zu amüsieren ...

Du spielst mit Wellen und Sand ... Muscheln und Steinen ...
und baust eine tolle Sandburg ...
die Burg deiner heimlichen Wünsche ...
mit Türmen ... und Brücken ... Terrassen ...
und schönen, großen Räumen ...
und kleinen Plätzen zum Verstecken ...
und Träumen ...

Voller Fantasie schmückst du deine Burg mit den zarten Muscheln und schönen Steinen ... und jede Muschel und jeder schöne Stein birgt das Versprechen, dich gesund zu unterstützen:

... ein leckeres Vollkornbrötchen ... ein Glas frische Milch ... ein saftiger Apfel ... eine knackige Karotte ... eine duftende Erdbeere direkt aus dem Beet ... ein Ei vom gackernden Huhn im Gras ... eine Nuss voller Naturgenuss ... und viele andere kleine Kraftpakete voller Vitamine, Mineralien, Spurenelemente ... und voller Geschmack ...

... gesund ... lecker ... und frisch ... von Mutter Natur direkt auf den Tisch ...

Du verlebst einen sonnigen und unglaublich glücklichen Tag am Strand ...
während die Burg dein Geheimnis birgt ...
was im Geheimen auf dich wirkt ...

Du spielst ausgelassen und vergnügt Ball ...
... wirfst ... und fängst ...
... wirfst ... und fängst ...
... leicht ... heiter ... und frei ...

Und du empfindest im Moment sehr intensiv, wie schön es ist, sich zu bewegen, zu springen, zu laufen, zu spielen ...
und das prägt sich tief in dir ein ...

Klares, reines Wasser löscht deinen Durst ... und später stillt ein gesundes Mahl deinen Hunger ... und es ist dein Körper selbst, der dich wissen lässt, wie du mit normalen Portionen natürlicher Nahrung, in gesundem zeitlichem Abstand gut satt wirst ... und zufrieden ... und ... erst mal die Vorräte aufbrauchen, dann den Nachschub!

Und so wirst du lebendiger, beweglicher und viel, viel hübscher!

Und das starke Gefühl, dass du schon satt bist, wenn du Junkfood nur
siehst, nimmst du aus der Hypnose mit ...
es wird dich in Zukunft tragen, wie der Wind die Möwe ...

Du atmest ruhig ... fühlst dich leicht ... und sehr entspannt ...
und wirst gleich die Hypnose beenden ...
klar, ruhig und konzentriert auf das, was dir wirklich guttut ...

Nun öffne wieder die Augen!
Du bist wieder hier ... mit dem Geheimnis in dir!
›Willkommen!‹

41 »Die Zähmung des süßen Monsters« – Süßigkeiten? Nee, lieber süße Hypnose!

»Auch wenn meine Freunde das anders sehen, aber ... um ehrlich zu sein ...
meist fühle ich mich vor der Hypnose ... etwas fett... und
unansehnlich ...
Aber naaaaach der Hypnose ... da fühle ich mich richtig gut ...

Drei süße Atemzüge ... und mir schon mal ausmalen ...
wie wunderschön ich nach der Hypnose bin ... wie gestylt ...
Nach der Hypnose ... da hab ich das Styling sogar im Kopf ...
nach der Hypnose hab ich die richtigen Gedanken ... am richtigen
Platz ...
und weiß, wo's langgeht ...

Aber in mir wohnt leider ein kleines Monster, das ist oft bockig und
trotzig und kräht: ›Das gönne ich mir jetzt aber ... das hab ich mir aber
verdient ... ich hab doch so 'n Stress ... ist eh alles egal ...
ich geh jetzt in den Laden und kauf ‹nen Haufen Süßes!‹
Das kleine Monster will alles ›jetzt‹ ... es will alles ›sofort‹ ... boxt es
durch ... kann nicht warten ... und dann? Es schlingt alles runter ...
huppsdiwupps ... und ... ?
... schon ist der Spaß vorbei ... und schlechte Laune hoch drei ...
Puuuh! Das kleine Monster hat oft Macht über mich ...
und das finde ich gar nicht gut ...

Aber auch mein kleines Monster weiß, dass es neben Süßigkeiten viele andere schöne Dinge im Leben gibt ... und wenn ich jetzt in Hypnose sinke ... sinkt es auch in angenehmes Sein ... es kann nicht anders ... mit tiefen Atemzügen ... und ruhigen Herzschlägen ...
Mein kleines Monster kuschelt gerne mit mir ... und deshalb lehne ich mich jetzt einfach zurück ... und mit einem Aufatmen ... und einem Seufzer ... sinken wir ein in süßes Sein ...
ich zähle nur bis drei ... und schon sind wir in der Hypnoseschaukel ... *1* ... *2* ... *3* ...

Und während wir schaukeln ... und kuscheln ... und kuscheln und schaukeln ... wird ein anderer Teil in mir stark ... meine gute Fee ... sie ist wachsam ... und fürsorglich ... weiß genau, was mir gut tut ... und was richtig für mich ist ... sie weiß, was ich wirklich liebe: mich schon fühlen ... und gut fühlen ... attraktiv ... und mit einer Figur, in der ich mir gefalle ... und beschwingt durchs Leben gehe ...

Das kleine Monster streitet oft mit der Fee ... aber die schöne Fee ... in dem zarten Gewand ... es weht leicht im Wind ... ist gütig und umsichtig ...
Sie hat Weitsicht ... schaut auf das Nachher ... auf das Morgen ... und in die Zukunft ... sie weiß, was mir wirklich gefällt ... und sie weiß, was mir wirklich gut tut ... und sie hüllt mein kleines Monster in ihr Feengewand ... besänftigt ... und beruhigt es ...

Ich aber lasse nach ... vom Scheitel bis zur Sohle ... ich lasse nach ... vor allem Dingen unter dem Scheitel ... ich lasse nach ... in meinem Gehirn ... aber auch unter dem Gehirn ... in meinem Kiefer ... aber auch tiefer als im Kiefer ... ich lasse nach ... in meinem Nacken ... und bis tief in meine Backen ... ich lasse nach ... in alle Winkel ... und sinke in wohliges Sein ... und während ich angenehm vor mich hinschwebe, verbringen mein kleines Monster und meine gute Fee eine magische Zeit miteinander ...

Die beiden wandern durch die Stadt ... die Fee zeigt auf die federleichten Wolken am Himmel ... gerade in dem Moment, als sie unbemerkt an einem Geschäft mit Süßigkeiten vorbei schlendern ... sie plaudern miteinander ... entdecken neue Dinge ... schmieden Pläne ... interessieren sich für etwas ganz anderes ...

Glückliche Stunden ...

Müde kommen sie später nach Hause ... da poltert der Kleine wieder ... und brüllt ›Ich will ... jetzt ... es steht mir zu ... hab ja sonst nix im Leben!‹ Aber die Fee weiß es besser ... sie braucht gar nicht weit zu schauen ... nur diese 10 Minuten später ...
da hat er gehabt, was er wollte, aber wir sind nicht glücklicher ...

So macht die gute Fee mit ihrem feinen, zarten Gewand ›Psst! ... gib Ruhe mein Kleiner ... ich zaubere für dich!‹
Und die Fee bezaubert das Monster mit lustigen Zaubertricks ... sie lässt etwas verschwinden ... holt etwas hervor ... taucht das Zimmer in tolles Licht ... erfüllt es mit Musik ... und dem Duft von Maiglöckchen ... und versetzt in Staunen ...

Irgendwann sinkt der kleine Kerl ermattet in den Schlaf ... in tiefen Schlaf ...

Meine gute Fee setzt sich an seine Bettkante und spricht zu ihm: ›Mein süßes Monster, mein goldener Schatz mit dem silbernen Willen ... du bist ein begabtes Geschöpf ... und du bist zu klug, um dich so albern aufzuführen ... und du bist zu intelligent, um so ein Tamtam zu machen ... du wirst mehr im Leben erreichen, wenn du dich so klug verhältst, wie du eigentlich bist ... und so intelligent, wie es dir gebührt ... und du kannst weise entscheiden, ob du dich so reif verhalten möchtest, wie es dir ansteht ...
Und nun schlaf süß, mein Schatz!‹

Tag um Tag wird das kleine Monster ein bisschen reifer ... die Fee nimmt es immer wieder zart bei der Hand ... und, wenn es einen Aufstand macht und sich durchboxen will, lenkt sie es ein bisschen ab ... weil sie weiß, in ein paar Minuten ist es unwichtig ... schon vergessen ...
und das Gefühl ist um so vieles besser ...
und das ist, was zählt ...

Die Fee ist in mir ... und sorgt für mich ... und mein neuer Slogan heißt: ›Jetzt male ich mir aus, womit ich in 10 Minuten glücklicher und zufriedener bin!‹

Ich weiß, Hunger ist körperlicher Natur ... und wenn ich Hunger habe, stille ich ihn durch Essen ... Verlangen aber ist seelischer Natur ... und wenn ich ein Verlangen habe, kann ich es auf viele Arten stillen ...«

42 »Die Glückspraline« – Süßes nur mit voller Lust

»Sie haben die Augen geschlossen und sich zurückgelehnt ... die beste Voraussetzung für eine gute Hypnose ...

Und in einer guten Hypnose können Sie auf besondere Art und Weise interessante Dinge erleben:

... angenehme Gefühle ... schöne Erinnerungen ... gute Einfälle ... neue Sichtweisen ... und erstaunliche Erfahrungen, die Veränderungen bewirken ... und Ihren Herzenswunsch erfüllen ...

Wahrscheinlich werden Sie gleich wahrnehmen, wie Ihre Atmung ruhiger und tiefer wird ... und Sie beginnen sich wohlzufühlen ... während Sie meiner Stimme lauschen ... und beim Zuhören ins Träumen kommen ...

Sehr gut so!

Und dieses Hypnoseträumen ist die beste, ja allerbeste Methode ... um leichtfüßig und zarthändig innere Angelegenheiten in Bewegung zu bringen ... in sinnvolle Neuordnung ... und organisches Miteinander ...

Und während alle schweren Gedanken ... unversehens ... wie Seifenblasen mit der Atemluft nach oben steigen ... und in der Luft zerspringen ... sinken all die schweren Gefühle ... wie fallende Regentropfen ... der Schwere nach ... nach unten ... in die Erde ...

... und Sie kommen in zwölf Schritten ... in angenehm leichtes Schwingen ...

1 ... ruhig und sanft ...
2 ... entspannt und gelöst ...
3 ... leicht und luftig ...
4 ... vollkommen in sich ...
5 ... und nur für sich selbst da ...
6 ... dem Thema gewidmet ...
7 ... von leichtem Lufthauch bewegt ...
8 ... leichter ...
9 ... leicht von sich aus ...

10 … leichter und leichter …
11 … wohliges Sein …
12 … einfach herrlich!

Angenehmes leichtes Schwingen … gleich dem Gefühl, das eine Seerose haben mag … auf fein bewegter Wasserfläche … fein bewegt vom Atem des lauen Sommerwindes …

Und dieses Schwingen aktiviert die Weisheit des Unbewussten …
mit Bildern und Gefühlen, die sich nur in Hypnose offenbaren …
Erinnerungen an schöne Kinderzeiten …
vielleicht an Käpt'n Blaubär, den lustigen Seebären …

Mit seinem kleinen Kahn taucht er neben einer malerischen Seerose auf … er schmunzelt … und … was sagt er zum Kind?

»Das Essen soll dich groß und stark machen … das Dessert aber … ein bisschen Süßes … einfach nur glücklich.«

Glücklich!

Größe und Stärke sind erreicht … und Glücklichsein ist auf viele Arten möglich … versüßt mit der ›Glückspraline‹ …
aus welchen Zutaten auch immer sie sei …

Und während Sie glücklich dem Geheimnis der Glückspraline auf der Spur sind … betrachtet das Unbewusste die innere Situation … wägt ab … ordnet neu … und bringt in ein gutes Maß …

Spannungen lösen sich … Stimmungen beleben sich …
Gefühle befreien sich … Gewohnheiten ändern sich …

Süßes ist erlaubt … wohldosiert wie ein Parfum … das schütten wir uns nicht über … wir versprühen es tröpfchenweise … tupfen es auf …

Süßes, wie die Tüpfelchen auf dem Glück …

Süßes auf der Zunge … die Geschmacksknospen sensibilisiert … intensiv genießen …
ein tiefer Atemzug … die Augen geschlossen …

Genießen … in feiner Dosierung … wie ein gutes Parfum …
ein Glücksbote … mit Kopfnote … Herznote …

Fußnote:
Sie entdecken neue Interessen … erleben ungewohnte Dinge …

tun etwas Schönes, was Sie schon lange tun wollten ...
stillen auf reife Art und Weise Ihre Bedürfnisse ...

Lücken füllen sich ... polstern sich auf ... mit jedem Tag ...
mit jeder Nacht ... mit jedem Traum, den Sie träumen ...
und wer weiß, welch schönen Überraschungen ...

Einmalig gut! Einmalig genug! Einmalig gut genug!

Sie werden ein sehr präzises Gefühl dafür entwickeln, wann es genug ist ...
wann Sie diese Hypnose beenden möchten ...

Dann zählen Sie wieder zurück von zwölf bis eins ...
und bemerken erfrischt ...

... ein zufriedenes Lächeln auf Ihrem Gesicht ...

... und ein glückliches Gefühl in Ihrem Herzen ...«

VIII Mein Wunschgewicht – Mehr Selbstfürsorge, weniger Gewicht

43 »Die Apfelhypnose« – Mehr Achtsamkeit beim Essen und damit mehr Genuss

»Genießen Sie diese Hypnose sitzend, die Augen geschlossen.

Sie haben den großen Wunsch, überflüssiges Gewicht zu verlieren ...
und ... Wünsche sind dafür da, erfüllt zu werden ...
und ... der erste Schritt dahin ist die ... Apfelhypnose ...

Die Apfelhypnose ... ist eine Fantasie ...
so simpel ... wie effektiv ...
so leicht ... wie herzerfrischend ...
so lustvoll ...wie befreiend ...

Machen Sie nun einfach ein paar tiefe, ruhige Atemzüge ...
langsam ein ... langsam aus ...
spielen Sie mit und lassen sich überraschen ...

Ruhige, tiefe Atemzüge! Sehr gut so!
Der Geist wird fokussiert ... das Unbewusste engagiert ...

Bekanntlich gibt es eine Unzahl an köstlichen Früchten ...
die einen mit vielen Kalorien ... die anderen mit wenigen ...
saure Früchte, die Zucker wollen, um genießbar zu sein ...
die Johannisbeere ... die Zitrone ...
ja, in eine Zitrone zu beißen, verlangt schon Mut ...
und wer mag sie nicht, die süßen Früchte ...
reife Erdbeeren direkt aus dem Garten ...
dunkelrote Kirschen direkt vom Baum ...
und goldgelbe Bananen vom Markt?

Aber in dieser Hypnose geht um nichts anderes als einen einfachen Apfel ...

einen guten Apfel aus unseren Landen ... rund und gesund ...
knallrot oder limettengrün ... mandelweiß oder ›purple‹ ...

Und so wählen Sie in Ihrem inneren Erleben jetzt Ihren ganz persönlichen Apfel ...
von hübscher Form ... schöner Farbe ... mit aromatischem Duft ...
aus einem Korb ... oder gleich vom Baum ... für Ihren Apfeltraum ...

Sie führen ihn aber nicht gleich zum Mund. Nein!
Sie halten ihn erst mal ...

Deutlich spüren Sie den Apfel in Ihrer Hand ...
Sie fühlen sein Gewicht ...
Ihre Finger ertasten die glatte Haut ...
Ja, Sie nehmen sogar ... den Schimmer auf seiner Schale wahr ...

Vielleicht halten Sie Ihren Apfel auch gerade so, als posierten Sie für ein Gemälde ...
mit feinem Lächeln ... gleichsam verträumt ...

Und schon dadurch beginnen sich innere Muster zu lockern ...
Verhaltensweisen zu verändern ... und neue Vorlieben zu entwickeln ...
denn ...
Sie verbleiben so über einige ruhige Atemzüge ... ... und ...
erstaunlich ... schon das genießen Sie ...

Sachte hebt sich nun die Hand und führt den Apfel Richtung Nase ...
die Nase senkt sich Richtung Apfel ...
Sie schnuppern an ihm ... ein tiefer Atemzug ...
Ihre Lungen inhalieren tief das herrliche Aroma ...

Hätten Sie geahnt, was allein der Duft eines Apfels schon bewirken kann?

Und schließlich beißen Sie herzhaft hinein ...
die Schneidezähne zerteilen die glatte Schale ...
graben sich in die saftige Frucht ...
spontan erleben Sie aromatische Frische im Mund ...

Ihre Zunge ertastet genau:
die Apfelschale ... angenehm fest ...
das Apfelfleisch ... ungemein saftig ...

Und Sie beginnen zu kauen und das Fruchtfleisch genüsslich im Mund zu verteilen ...

Ihre Zähne merken genau:
... die Apfelschale ... sie wird mit Genuss zerkleinert ...
... das Apfelfleisch ... es wird mit Lust zermalmt ...

Wie im Spiel schiebt die Zunge die fruchtige Masse im Mund hin und her ...
sondiert und sortiert ... Schale ... Faserstoffe ... Saft ...
und die Backenzähne zermalmen den Apfelbissen bis in feinste Teilchen ...

Unwiderstehlich, das lecker-frische Apfelmus hinunterzuschlucken ...

Aber halt! ... noch einen Moment verweilen ...
kosten ... genießen ... schmecken ...
und sich wirklich alles gönnen ...

Und jetzt erst rutscht der köstliche Brei durch die Kehle ...
gleitet wunderbar leicht die Speiseröhre hinunter ...
und der Magen nimmt den Apfelschmaus dankbar auf ...

Bald wird der Magen die leicht verdauliche Kost an den Darm weiterleiten ...
Ihr guter Darm, der sich schon freut ...
und der Sie befähigt, all die schönen Dinge zu tun, die Sie tun möchten ...

Und achtsam machen Sie einen Biss nach dem anderen ...
tasten mit der Zunge ...
die schiebt die Apfelportion zu den Backenzähnen hin ...
die Zähne spüren die frische Festigkeit ...
die Geschmacksknospen genießen volles Aroma ...
süße Säure ... saure Süße ...
und all die Glücksstoffe ...
in Ihrem Glücksapfel ...

So machen Sie Bissen für Bissen ... konzentriert und achtsam ...
und bald ist der Apfel rundum verzehrt ... bis auf den Grips ...

Ob Sie wohl damals ... als Kind ...
auch so gerne die Kerne geknabbert haben ...
weil die nach Mandel schmecken ... ?

Und Ihr Apfel macht Sie so ...
apfelmunter ... apfelfroh ...

apfelsatt ... und apfelrund ...
apfelfit ... und kerngesund ...

Und ... anstelle alter Gewohnheiten ... kommt Ihnen ... ganz von selbst ...
immer wieder Ihre Apfelhypnose in den Sinn ...

Sie schließen die Augen ... genießen ein paar tiefe Atemzüge ...
gehen an Ihren Apfelbaum ...
und gleiten in Ihren Apfeltraum ...

Anschließend wenden Sie sich anderen interessanten Dingen zu ...
Sie haben so viel zu entdecken ...
Dinge, die wichtig sind ... oder die einfach guttun ...

So verfolgen Sie träumend Ihr Ziel ... stetig neu und sich selbst treu ...«

44 »Zu viel Gewicht? Steig heraus!« – Mit Leichtigkeit zu mehr Genuss

»Genießen Sie diese Hypnose sitzend.
Sie können die Augen schließen ... sich zurücklehnen ...
und die Hände ganz leicht und locker auf die Schenkel legen ...
sonst gar nichts ...
einfach nur atmen ... und ›sein‹ ...
Dies wird Ihre Wunschgewichthypnose ...
wo auch immer Sie gerade sind ...
in der äußeren Realität ... und der inneren ...
im bewussten Erleben ...
und auch im unbewussten Sein ...

Vielleicht ruhen Sie zu Hause im Sessel ...
und sind in der Fantasie auf hohen Bergen ...
oder sitzen auf einer Parkbank ...
und sind in Ihrer Vorstellung am weiten Meer ...
oder schwingen in einer Hängematte ...
und pendeln in Gedanken hin und her ...
zwischen den hohen Bergen und dem weiten Meer ...

Ihre Motivation ist groß, es leichter zu haben ...
es sich leichter zu machen ...
und leichter zu sein ...
das passt prima, denn Hypnose nutzen heißt:
Du brauchst nichts zu tun ... du brauchst nichts zu verstehen ...
mach es dir leicht!

Ihr Unbewusstes ... mit leichter Hand ... und hoher Intelligenz ...
besonderem Wissen ...
und großem Erfahrungsschatz ...
übernimmt in Hypnose die Führung ...
Ihr Unbewusstes weiß, wie's um Sie steht ...
und weiß genau, worum es geht ...

Und so kehren Sie sehr ruhig bei sich ein ...
und genießen Ihre Wohlfühlhypnose ...
an einem Wohlfühlort ... in Wohlfühlstimmung ...

Sonnenlicht auf den Feldern ... Sonnenstrahlen im Herzen ...
Regentropfen in der Luft ... Wasserperlen in den Sinnen ...
Meeresrauschen in der Ferne ... Atem des Meeres im Gemüt ...
Wehen des Windes übers Land ... frische Luft in den Lungen ...

Und Sie lassen sich genussvoll davontragen ...
durch Sonnenstrahlen, Wasserperlen, Meeresrauschen und den lauen Wind ...
während ich von eins bis acht zähle ...
1 ... Sie sind ganz bei sich ... nur für sich selber da ...
2 ... um zu vergessen, was zu vergessen ist ...
3 ... und zu erinnern, was zu erinnern ist ...
4 ... um zu erfahren ... was für Sie wichtig ist ...
5 ... und zu entdecken ... was Sie vorwärtsbringt ...
6 ... um zu verändern ... was Sie verändern wollen ...
7 ... und um dahin zu kommen ... wohin Sie gelangen wollen ...
8 ... und Ihren Wunschtraum zu erfüllen ...

Und Ihre Hände werden leichter und leichter ...
eine Hand wohl mehr als die andere ...
leichter und leichter ... und sie fängt bald an zu schweben ...
vollkommen gelassen ...
sehr gut ... leichter und leichter ... sehr schön ... sehr gut ...

Während Sie diese Leichtigkeit gelassen wahrnehmen ...
und Ihre Atemzüge immer ruhiger werden ...
schaltet sich Ihr Unbewusstes ein ...

Und in dem Maße, wie die Hand leichter wird ... und anfängt zu schweben,
wird Ihnen Ihre innere Kraft immer deutlicher ...
und diese innere Kraft ist ohnegleichen ... und bewirkt:
... lange Intervalle zwischen den Mahlzeiten ...
... und Überraschendes in der neu gewonnenen freien Zeit ...

In den nächsten Wochen und Monaten konzentriert sich Ihre
Aufmerksamkeit ganz von selber auf die kreativen Aspekte im
Leben ...
... eine anspruchsvolle Aufgabe ...
... eine interessante Herausforderung ...
... eine neue Art, sich zu bewegen ...
und in der Bewegung Lust zu finden ...
... eine neue Seite an sich, die Sie wirklich erstaunt ...
... und die wachsende Neugier auf ungewohnte Sachen, die auf neue
Weise Freude machen ...

Und schon während Sie nur die Ruhe genießen ...
tanzen Gurken ... Tomaten ... und Wassermelonen beschwingt durch
den Raum ...
und Sie beobachten die fantasievolle Szene ...
während die Atmung tief und regelmäßig fließt ...
und sich heimlich der Stoffwechsel ankurbelt ...

Und wieder flanieren Gurken, Tomaten und Wassermelonen ...
schöne Früchte des Feldes ... in bunten Farben und gut in Form ...
vielversprechend fröhlich an Ihnen vorbei ...
sie beleben Ihre Träume ... und die Träume beleben Ihr Gemüt ...
während Ihr Unbewusstes in der Tiefe sondiert und sortiert ...
Muster erkennt ... und Muster verändert ...
Dinge neu regelt ... und sinnvoll ergänzt ...
werden Sie frei ... frei für Ihr Wunschgewicht ...

Und wie selbstverständlich steigen Sie aus ...
aus dem Zuviel an Gewicht heraus ...
heraus aus dem überfüllten Zug ...
denn Sie haben endgültig genug ...

Sie fahren lieber schlank im Coupé ... im schicken Cabriolet ...
Sie steigen heraus aus dem Gewicht von Zuviel ...
hinein in schönes Wohlgefühl ...

Und während Ihre Hand schwebt ... erleben Sie:
Sie steigen heraus!

Sie fühlen ... sehen ... und erleben:
Sie schälen sich heraus ... befreien sich ... steigen heraus ...
heraus aus dem Gewicht ...

Und in Zukunft speisen Sie ... langsam mit viel Genuss ...
wie ein Gourmet ...

Lange noch lassen Sie diese Hypnose in sich wirken ...
und kommen dann ...
gemächlich ... Schritt für Schritt über acht Stufen wieder wach und frisch und klar hierher ...
im Kopf die Devise:
›... siehe ... rieche ... schmecke ... genieße!‹«

45 »Die Giraffe« – Tiefe Hypnose für innere Stärkung und Selbstfürsorge

»Diese Hypnose ...
bewirkt tiefe Entspannung ...
regt Ihr Unbewusstes an, Sie besser vor Stress zu schützen ...
gegen Überlastung abzugrenzen und Überforderung zu vermeiden ...
und tankt Ihre innere Kraft auf.

Sitzen Sie bequem und beginnen diese Hypnose mit offenen Augen.
Halten Sie bitte einen kleinen Gegenstand ...
z. B. einen Stift, locker zwischen Daumen, Zeige- und Mittelfinger.

Wahrscheinlich schauen Sie auf einen Punkt ...
Schauen Sie bitte einfach weiter auf diesen Punkt, mit weichem und entspanntem Blick ...
nur auf diesen Punkt ...

Lassen Sie das Auge auf diesem Punkt ruhen ...
    wie ein Vogel, der sich nach einem langen Flug erholt ...
    sein Gefieder durchwärmt ... und in der Sonne döst ...
    noch werden Sie alles Mögliche im Raum wahrnehmen: zu Ihrer Rechten ...
    zu Ihrer Linken ... über Ihnen ... und zu Ihren Füßen.
    aber Ihr Blick ruht, und Sie atmen ruhig ...
    entspannt ... und regelmäßig.
    Ja, sehr schön!

Allmählich wird der Punkt verschwimmen ... er wird vielleicht wandern ...
    und dunkler werden oder auch heller.
    Das ist ein normales visuelles Phänomen ...
    immer noch aber können Sie ...
    Konturen sehen ... Strukturen wahrnehmen ... Muster erkennen ...

Bald wird es Ihnen scheinen, als ob Sie durch den Punkt hindurchschauen ...
    und Ihre Augenlider werden schwerer ...
    mit jedem Atemzug müder ...

Ach, schließen Sie doch einfach die Augen!
    Wie schön, einfach nachzugeben!

Und bald ... wie durch feine Kräfte bewegt ...
    werden auch die Finger nachgeben ...
    sie strecken sich ... gelöst ... entspannt ... sie lassen los ...
    Dann ein ›Plumps‹!

Der kleine Gegenstand fällt ... ein feines Geräusch ...
    das Signal für den Beginn Ihrer Hypnose ...
    Ihre Hand aber ... bleibt in der Luft stehen ... wie schwebend ...
    sie genießt die Leichtigkeit ...

Und während Sie mir zuhören, werden Sie bemerken ...
    wie Sie beginnen, sich wohler und wohler zu fühlen ...

Nacken und Schultern lassen nach ...
    und bald wird Ihr Kopf leicht nach vorne sinken ...
    er sinkt ... sinkt nach vorne ... die Ruhe vertieft sich ...

Einfach loslassen ... die schweren Gedanken ausleeren ...
    sich erleichtern ... aufatmen ... und nur noch sein!

Sie atmen ruhig ...
beim Einatmen hebt sich sehr natürlich der Brustkorb ...
wird weit und frei ...
und beim Ausatmen sinkt er von allein wieder ab ...
gelöst entspannt ...

Und jetzt geschieht etwas ganz Besonderes:
Ihr Körper beginnt zu schweben ...
bei jedem Ausatmen mehr und mehr ...
wie die Hand ... sehr entspannt ...

Sie brauchen nicht zu wissen ...
und auch nicht zu verstehen, wie das geht ...
Sie können es sich denken ... es sehen ...
einfach wissen oder fühlen:
›Ich lasse meinen Körper schweben ...
er schwebt dahin ... und ich mit ihm ...
Ich lasse meinen Körper schweben ...
er schwebt dahin ... und ich mit ihm ...
er schwebt dahin ... und ich mit ihm ... leicht und frei ...‹

Ihr Körper schwebt auf Ihrem Atemstrom dahin ... leicht und frei ...
sehr gut ... sehr schön ...

Und ohne besonderes Wollen sinken Sie mit jedem Dahinschweben tiefer in Trance ...
die Schultern lassen alle Last los ... entspannen sich ...
die rechte Schulter ...
und die linke Schulter ...
so wird der innere Raum immer weiter ... und freier ...

Und während ich von eins bis sieben zähle, wird die hypnotische Wirkung intensiver ...
und Sie fühlen sich immer noch wohler ...

1 ... mit sich ...
2 ... ruhig und frei ...
3 ... einfach nur sein ...
4 ... heiter und gelöst ...
5 ... gelassen und zuversichtlich ...
6 ... luftig und leicht
7! ... einfach nur schön ...

Alle Muskeln sind wunderbar entspannt ...
die Organe arbeiten ruhig vor sich hin ...
der Körper ist im Einklang mit sich ... er erholt sich ...
der Geist regeneriert sich ...
und die Seele tankt auf ...
Das ist der Zeitraum, in dem *der* Teil genährt wird ...
der besonders wertvoll und wichtig ist ...

Dieser Teil mag einen Namen haben ...
vielleicht ist es eine hilfreiche innere Gestalt ...
ja, vielleicht ist es ein Wesen, wie ein treuer Hund ...
ein froh gesinntes Äffchen ...
oder eine grazile Giraffe mit Weitblick aus großer Höhe ...

Und diese Fütterung geschieht genau jetzt ...
und Sie spüren es auf Ihre Art und Weise ...
Sie spüren, wie der Atem ruhig fließt ...
weil Ihr Zwerchfell die Lunge so schön regelmäßig bewegt ...
so entspannt ... alles in seiner Mitte ... sehr gut.
Wunderbar ruhige Atemzüge. Sehr schön.

Und bald können Sie ...
die Veränderung von Konturen erkennen ...
die Veränderung von Strukturen beobachten ...
die Veränderung von Mustern erleben ...
und wahrscheinlich sogar die Veränderung von Empfindungen wahrnehmen.

Sie bringen mehr Ruhe in Ihr Leben ...
es fällt Ihnen leichter, sich abzugrenzen ...
es wird Ihnen selbstverständlicher, Arbeit zu delegieren ...
und Sie fühlen sich irgendwie heiter und zuversichtlich ...

Sie kommen ins Träumen ...
und malen sich lebendig aus, was das für Sie bedeutet ...

Gönnen Sie sich viel Zeit ...
um das Neue im Traum zu erahnen ...
und so für das Morgen zu bahnen ...

Irgendwann werden Sie einen tiefen Atemzug machen und dabei merken ...

Sie fühlen sich gut ... genährt ... und gestärkt ...
alles Wichtige ist geschehen ...
dann wandern Sie gemächlich von sieben bis eins zurück und ...
beginnen sich zu recken und zu strecken ...
und orientieren sich ganz selbstverständlich in das äußere Hier und Jetzt ...

Sie werden nicht genau wissen warum, aber es wird Sie beschäftigen, dass ...
Ihr Gewicht in dem Maße abnimmt, wie Ihr Selbstschutz zunimmt ...«

46 »... und eine Portion genügt!« – Maßvoll essen. Warum nicht?

»Genießen Sie diese Hypnose sitzend, die Augen geschlossen.

Sie sind von gesunder Natur ...
Sie sind vernünftig und haben viele Vorzüge ...
aber es ist eine schwache Seite in Ihnen ...
eine, an der Sie gerne etwas verändern möchten ...
Und gleichzeitig ist Ihnen bewusst, Sie sind so willensstark,
dass Sie diese Veränderung auch vollziehen werden.

Sie haben einen Wunsch ... und Wünsche sind dazu da, erfüllt zu werden ...
und wenn man in Hypnose ist ... lassen sich Wünsche leichter erfüllen ...
ja, sogar ›beschwingt‹ ... Veränderung vollziehen sich unmerklich ...
auf unbewusste Art und Weise ...
so brauchen Sie nichts zu tun ...
und Sie brauchen auch nichts zu verstehen ...
Sie dürfen einfach vertrauen ...
in sich selbst und in Ihre unbewussten Fähigkeiten.

In Hypnose gelingen Fortschritte leicht ... und es werden sich spielerisch:
eingefahrene Muster erweitern ...
und ungeahnt neue Wege bahnen ...

moderne Modelle entwerfen ... und erstaunliche Ideen umsetzen ...
innere Dialoge verändern ... und Sie ermutigen ...
um auf ungeahnte Weise erfolgreich Ihren Wunsch zu erfüllen.

Nun, wenn Sie denn gleich in Hypnose die gewünschten Veränderungen
schon erleben ...
eröffnet sich eine neue Art zu denken ... zu fühlen ... zu handeln ...
für die Verwirklichung Ihres Ziels ...

So spielen Sie jetzt einfach mit!
Sie sitzen hier... aber tun Sie mal so, als säßen Sie am Strand einer
kleinen Meeresbucht ...

Es ist eine schöne Vollmondnacht ...
das Meer liegt Ihnen ruhig zu Füßen ...
es schimmert wie Silberpapier ...
und die Reflexe des Mondlichts tanzen munter auf den Wellen ...

Sie brauchen mir nicht zuzuhören oder hören nur mit einem Ohr zu ...
mit dem anderen lauschen Sie dem leisen Plätschern des Wassers ...
nehmen das leichte Wehen des Windes wahr ...

Sie fühlen die ruhige Atmosphäre ... lehnen sich genüsslich zurück ...
riechen die frische Meeresbrise ... und atmen tief durch ...

Alles ist nur für Sie da ...
die friedliche Ruhe ... das sanfte Licht ... die unendliche Weite ...
... und der weiche, feine Sand ... der so schön entspannt ...

Und während ich von eins bis neun zähle ...
sinken Sie tief ein ... in wundervolles Sein ...

Bei der Zahl sieben mag es sich anfühlen, als berührte Sie ein Mondstrahl
zart auf der Mitte der Stirn ...
und das wird Sie mit Ihrer inneren Stärke verbinden ...
die Stärke, die Ihnen hilft zu erreichen, was Sie erreichen wollen ...
und erreichen werden.

1 ... das Meer plätschert harmonisch vor sich hin ...
2 ... es scheint Ihnen etwas zu erzählen ...

3 ... das Mondlicht malt lustige Figuren auf das Wasser ...
4 ... sie scheinen Ihnen etwas zu zeigen ...

5 ... ein leichter Windhauch weht herüber ...
6 ... bläst alle Schwere hinweg ...

7 … eine zarte Berührung …
8 … Ihre Stärke entfaltet sich …

9 … und Ihnen wird so leicht ums Herz …

Ihr Unbewusstes tut im Stillen, was nicht in Worte zu fassen ist …
es ebnet den Weg zu Ihrem Wunschgewicht …
es wird Sie halten und führen … träumen lassen und befreien …

(Pause)

Sie werden satt und zufrieden sein rein mit dem, was Sie wirklich brauchen …
und Ihnen wird deutlich und klar:
Eine Portion genügt!

Das Zuviel an Gewicht fällt wie ein Schatten von Ihnen ab …
und daraus treten Sie hervor, so, wie Sie wirklich sind.

Sie entfalten sich in der Stille …
und Ihre Potenziale sprudeln in Hülle und Fülle …

Der erste kleine Erfolg motiviert Sie für den nächsten …
dieser wieder zu einem weiteren Erfolg …
und der größere Erfolg wird Sie mit Freude erfüllen und mit Stolz …

So gehen Sie vorwärts …
Schritt für Schritt nach vorne laufend …
Kilo um Kilo hinter sich lassend …

Es ist angenehm warm in Ihrem Körper …
angenehm ruhig … und ausgeglichen …
Ihr Unbewusstes hält die Fäden des Fortschritts fest in der Hand …
führt Sie … leitet Sie … und gibt die Richtung vor:
Eine Portion genügt!

So schauen Sie nach vorne … und finden sich wieder in der Zukunft …
vorne am Horizont …
Sie sehen das befreite Ich …
erst nur als Stimmung … dann als Spiegelung …
und alsbald als Silhouette …
heiter … beschwingt … schön … lebendig … und vital …

Und vor allem: Sie selbst!

Sie sehen sich aus der Ferne …

Schritt für Schritt nach vorne laufend ...
Kilo um Kilo hinter sich lassend ...

Sie sehen sich von hinten ...
Schritt für Schritt nach vorne laufend ...
Kilo um Kilo hinter sich lassend ...

Sie sehen sich von oben, wie mit dem Kameraauge einer Drohne ...
Schritt für Schritt nach vorne laufend ...
Kilo um Kilo hinter sich lassend ...

Und nun laufen Sie selbst mit ...
Schritt für Schritt nach vorne ...
Kilo um Kilo hinter sich ...

(Pause)

Träumen Sie noch ein wenig ...
und leben sich im Traum schon ein ... in Ihr neues Sein ...

(Pause)

Und irgendwann zählen Sie langsam im Stillen von neun bis eins und kehren ins Hier und Jetzt zurück ... im Wissen, dass Sie jederzeit an Ihr schimmerndes Meer zurückkehren können ...

Wie im Spiel tauchen Sie in Ihre Hypnose wieder ein ...
und später wieder daraus hervor ...
... gestärkt ... ermutigt ... mit neuen Bildern und Ideen ...

Schritt für Schritt nach vorne laufend ...
Kilo um Kilo hinter sich lassend ...«

47 »Meine wahre Gestalt« – Entfaltung auf tiefer unbewusster Ebene

»Spüren Sie noch mal nach, ob alles bequem für ist ...
sei es im Sitzen oder Liegen ...
und wenn ja, dann lehnen Sie sich jetzt bitte entspannt zurück ...
und schließen gemächlich die Augen ... sehr schön ...

Sie empfinden sich als zu schwer und zu dick und vielleicht auch als unattraktiv ...
und Sie wünschen sich, dass Ihr Körper leichter, schlanker und attraktiver wird ...

Für die Erfüllung Ihres Wunsches werden wir in Hypnose Ihr Unbewusstes aktivieren ...
so werden Sie jetzt gleich in ein sehr angenehmes Erleben sinken ...
mit sehr wirkungsvollen Bildern und schönen Gefühlen ...
um nicht nur anders zu essen ... sondern ...
um sich auch anders wahrzunehmen ...
sich anders zu empfinden ...
anders über sich zu denken ...
anders zu sich zu stehen ...
und die wahre Gestalt in sich zu entdecken ...

Wenn Sie sich anders wahrnehmen, anders über sich denken und anders zu sich stehen,
wird dies automatisch Ihr Erleben ändern ...
Ihr Verhalten ... und Ihr Ich-Gefühl ...

So machen Sie jetzt bitte einige tiefe Atemzüge
und erleben Sie, wie Sie sich mehr und mehr entspannen ...
mehr und mehr ...
wie unter einer Dusche ...
die alle Anspannung ... Schwere ... Müdigkeit ... einfach herunterwäscht ...

Herrlich, so eine entlastende, entspannende Dusche ... nicht wahr?

Und vielleicht kommt Ihnen gerade eine besonders schöne Dusche in den Sinn?
Die Dusche in einer Therme ... oder in einem Luxushotel ...
oder die an dem idyllischen Strand ... mit dem feinen, weichen Sand?

Gehen Sie doch mal hin zu dieser Dusche ... und stellen sich ...
... froh und munter ... mitten drunter ...

Aus dem Brausekopf sprudelt großzügig Wasser auf Sie herunter ...
... wundervoll weiches Wasser ...

Geradezu lustvoll fließt es an Ihnen herab ...
reinigend ... klärend ... befreiend ...

Das Rieseln des Wassers ...
das Glitzern der Lichtreflexe ...
das feine Strömen ...
die zarte Massage der Wassertropfen ...
all das übt einen unwiderstehlichen Reiz auf Sie aus ...
perlt doch das klare Wasser zärtlich an Ihrem Körper hinab ...
hüllt ihn gleichsam liebevoll ein ...
Sie geraten ins Träumen ... und Zeit vergeht ...

Und Sie wissen nicht wirklich warum ...
aber es wirkt fast ein bisschen magisch auf Sie ...

Zu Ihrer großen Verwunderung nehmen Sie bald ein besonderes Phänomen wahr:
rund um Sie herum bildet das Wasser einen rieselnden Vorhang ...
geheimnisvoll schimmernd ... eine sanft spiegelnde Fläche ...
Sie im Zentrum ... nackt, wie Gott Sie schuf ...
und mit Erstaunen ... erblicken Sie Ihr Spiegelbild ...

Und Sie betrachten sich ruhig ... ohne Wertung ...
... schauen mit weichem Fokus auf Ihr Spiegelbild ...

Sie schauen ruhig auf Ihre Schultern ... und Ruhe erfüllt Ihre Schultern ...
und schauen ruhig auf Ihre Brust ... und Ruhe erfüllt Ihre Brust ...
und schauen ruhig auf Ihre Hände ... und Ruhe erfüllt Ihre Hände ...
Sie schauen ruhig auf Ihren Bauch ... und Ruhe erfüllt Ihren Bauch ...
Sie schauen ruhig auf Ihre Hüften ... und Ruhe erfüllt Ihre Hüften ...
Sie schauen ruhig auf Ihre Schenkel... und Ruhe erfüllt Ihre Schenkel ...
und schauen ruhig auf Ihre Füße ... und Ruhe erfüllt Ihre Füße ...
Sie schauen ruhig auf Ihr Herz ... und Ruhe erfüllt Ihr Herz ...
Sie blicken sich ruhig in die Augen ...
und mit Ruhe erfüllte Augen blicken Sie an ...

Und Sie schauen ruhig in sich hinein ... und Ruhe erfüllt Ihr Sein ...

Und während Sie immer tiefer und tiefer in Trance gleiten ...
geschieht etwas wirklich Beeindruckendes:

All das Zuviel an Ihrem Körper wird durchsichtig wie Wasser ...
all die Speckpolster und -pölsterchen ... durchsichtig wie Wasser ...
all die Speckrollen und -röllchen ... durchsichtig wie Wasser ...
Sie sehen durch all das hindurch ...

Und ...
Sie erspähen es erst vage ...
nehmen aber bald ... immer klarer ...
das bisher Verborgene wahr ...
ja, tatsächlich ...
Sie entdecken die wahre Gestalt, die sich in Ihrem Körper verbirgt ...
Sie erkennen Ihre Silhouette ... die klaren Formen ...
die geschwungenen Linien ...

Ob Sie wohl überrascht sind, weil es unerwartet ist?
... oder einfach beruhigt, weil Sie sich wiedererkennen ...
und ... wiederfinden?

Während Sie sich erfreut mehr und mehr in den Anblick vertiefen ...
beginnt Ihre wahre Gestalt aus dem Spiegel auf Sie zu reflektieren ...

Ihr Körper fängt die wahre Gestalt vom Spiegel auf ...
Ihr Geist fängt die wahre Gestalt auf ...
und Ihre Seele auch ...
Und vielleicht erleben Sie ein feines Vibrieren ...

Ihr Körper speichert die wahre Gestalt ein ...
Ihr Geist speichert die wahre Gestalt ein ...
und Ihre Seele auch ...
und vielleicht verspüren Sie ein leichtes Sirren ...

Ihr Körper lässt die wahre Gestalt vom Spiegel wirken ...
Ihr Geist lässt die wahre Gestalt wirken ...
und Ihre Seele auch ...
Und vielleicht fühlen Sie ein warmes Strömen ...

Verträumt ... treten Sie nach geraumer Weile aus der Dusche heraus ...
trocknen sich sorgfältig ab ...
und sinken mit einem Aufatmen hinein ...
in Ihr neues Sein ...

Ihre Gedanken aber bekommen Flügel ...
sie steigen auf ... kreisen in den Lüften ...
und schreiben zehn Fragen in den Himmel:

›Wie wird es mir gelingen, aus meinem Körper von heute meine wahre Gestalt ...

die besondere Form und meine verborgene Schönheit
herauszuschälen ...
herauszumodellieren wie ein Bildhauer?

Wird es so sein ... dass ich vergesse zu essen?
Essen einfach vergessen?

Werde ich Speisen, die schwer sind und dick machen ...
auf einmal fad finden und nicht mehr mögen?
Einen neuen Pfad finden?

Werde ich zu wenig Geduld haben für große und schwere Mahlzeiten,
weil sie mich abhalten, Dinge zu tun ... die attraktiver sind?
Attraktive Dinge tun?

Werde ich wie andere Menschen, die kleine Portionen essen,
diese auch viel mehr genießen, als wenn ich eine große esse?
Kleine Portionen genießen und satt und zufrieden fühlen?

Oder werde ich eine ganz neue Art des Essens entdecken?
Essen auf neue Art?

Werde ich vielleicht Freude an ganz anderen Dingen haben
und Neues finden, um mich glücklich zu machen?
Freude an Neuem?

Was werde ich sonst noch tun, um meine Gestalt zu befreien ...
damit sie so wird, wie sie wirklich ist?
Werde ich endlich ein altes Thema abschließen und mich frei für neue Erfahrungen machen?
Altes abschließen und frei für Neues werden?

Werde ich einfach nur genießen, wie mir von selbst neue Bilder und Ideen kommen?
Neue Bilder, neue Ideen?

Werde ich erstaunt sein, wie leicht ich meine wahre Gestalt befreie,
obwohl ich wirklich nichts Besonderes tue ...
und auch gar nichts vermisse, weil ich alles, was ich brauche, habe ...
in Hülle und Fülle?‹

Und die Fragen finden ihre Antworten ...

Und Sie fühlen sich auf einmal so sicher, Sie können Ihr Ziel erreichen ...
Und Sie werden Ihr Ziel erreichen, denn es ist schon in Ihnen:
Ihre wahre Gestalt ...

die so lange im Verborgenen darauf gewartet hat, zutage treten zu dürfen ...

Mit dieser Sicherheit im Herzen kehren Sie erleichtert ins Hier und Jetzt zurück ...
und werden so, wie Sie wirklich sind.

Und darauf freuen Sie sich!«

48 »Mein wunderbares kleines Kino« – Das Wunschgewicht erleben und unbewusste Prozesse bahnen

»Gut ... Sie haben die Augen geschlossen ... und ...
es ist so schön, wenn Sie jetzt schon ein wenig schmunzeln ...

Hypnose ist leicht ... und eine gute Methode, sich auf angenehme Art und Weise mit einem Thema zu beschäftigen ... und ein Ziel zu verfolgen ... und vielleicht halten sie es nicht für möglich, aber Sie haben dafür schon den ersten Schritt getan ...

Sie haben schon gelernt ... Ihr Unbewusstes steht Ihnen bei ...
Sie dürfen sich einfach zurücklehnen ... Sie hören meine Stimme ...
alles andere wird gleichgültig ... nur noch ihr Ziel zählt ...
und dass Sie sich wohlfühlen ...

Ihre kritische Stimme sitzt brav neben Ihnen auf dem Kissen und hört auch zu ... und Sie spüren sich atmen ... die Luft strömt herein ...
und fließt wieder hinaus ... ganz natürlich ...

Und Sie spüren, wie sich der Rücken sicher anlehnt ...
und sich die Arme sicher auf den Kissen ablegen ...
alles warm und gemütlich... geschützt und sicher ...
und Sie sind mit aller Aufmerksamkeit dabei zu lernen,
ohne zu bemerken, wie Sie lernen ...
und wie Unwichtiges unwichtig wird ... und Wichtiges wichtig ...

So verändern sich innere Muster ... ohne dass Sie gleich die Veränderung von Mustern wahrnehmen ...

... verändern sich Formen, ohne dass Sie gleich die Veränderung von Formen wahrnehmen ...

... verändern sich Strukturen, ohne dass Sie gleich die Veränderung von Strukturen wahrnehmen ...

... und Sie stehen im Schutz einer angenehmen, positiven Hypnose ...

Vielleicht wird eine Hand leichter ...
gewinnt bei jedem Einatmen an Leichtigkeit ...
leichter und leichter ... wird sich langsam von Kissen abheben ...
und Ihr Körper erinnert sich, wie es sich anfühlt zu tanzen:

... federnder Boden unter den Füßen ...

... coole Musik im Ohr ...

... heißer Rhythmus im Blut ...

... beschwingte Stimmung in der Luft ...

... Heiterkeit im Gemüt ...

... und der Kopf nimmt frei ...

Sie kommen mit jedem Atemzug näher zu sich ... näher und näher ...
Schritt für Schritt ... und sind bald vollkommen bei sich ...
und das ist, wie das innere Haus zu betreten ...
auf neue Art und Weise ...

Sie kehren bei sich ein ... und schauen sich um ...
und beginnen bald durch ihr inneres Haus zu wandern ...

Sie schlendern durch die Räume im Parterre ...
machen Ihre Erkundungsrunden ...

Sie besuchen die anderen Stockwerke ...

Sie öffnen die Fenster und lassen Luft und Licht herein ...
viel frische Luft ... viel helles Licht ... im Salon ... im Kaminzimmer ...
im Spielzimmer ... in der Bibliothek ... auch im Turmzimmer ...
im gemütlichen Schlafgemach ... im großzügigen Bad ...
und natürlich in der wunderbar ausgestatteten Küche ...
im Hobbyraum ...
im Bastelraum ... und im Partykeller ...

Und wenn Sie aus dem Fenster schauen, können Sie Ihren Garten betrachten ... und mit Wohlgefallen entdecken ein kleines Gartenhäuschen ... dort wohnt die garstige Stimme, die hat dort draußen ihren Platz ... dort darf sie vor sich hin knurren, kritisieren und herummäkeln ... sich ausleben und so sein, wie sie nun mal ist ...

Und Sie ... Sie können dafür so richtig aufatmen ...
Sie haben Ihren Ruheraum und können sich hierher zurückziehen ...
Ihre Musik ... Ihr Duft ... Stoffe, die Sie lieben ...
Beleuchtung, die Sie mögen ... hier kommen Sie vollkommen zur Ruhe ...
die Ruhe, nach der Sie sich schon lange gesehnt haben ...

Die Ruhe verstärkt sich ... mit jedem Ausatmen mehr ...
und Sie fühlen sich gerade so richtig wohl ...

Und wenn Sie genug aufgetankt haben, begeben Sie sich in einen besonderen Raum ...

Dieser Raum ist ein kleines Kino ... angenehm kuschelig ...
ausgestattet mit Sitzreihen aus superbequemen Sesseln ...

Sie nehmen Platz ... nicht in einer der vorderen Reihen ...
wohl eher erst mal in einer der hinteren Reihen ...

... In dem wunderbaren kleinen Kino ... mit den bequemen Kinosesseln ...

Vorn auf der Leinwand spielt ein Film ... Sie nehmen alles erst vage wahr ...

Doch jetzt erkennen Sie genauer ...

Es ist eine wunderbare Geschichte ... die Geschichte einer kompetenten Person, die viel erreicht hat ... es war nicht so einfach ... eine Person, die auf sich achtet ... und egal, was früher war ... und egal, was die Person früher erlebt hat ... heute hat sie Selbstrespekt ... Mauern sind gefallen ... die garstige Stimme ist verhallt ... das Leben hat sich voll und ganz entfaltet ... und ... der Film handelt von Ihnen ... von Ihnen in der Zukunft ...

Sie sitzen da und verfolgen gespannt diesen Film ... vergnügen sich an den schönen Bildern und der Geschichte ... und lernen:

›Wie man kompetent im Leben steht ...
und das Unbewusste weiß, wie's geht ...‹

Im Laufe der Zeit werden Sie in den Reihen immer weiter nach vorne rücken ... immer weiter nach vorne ...
bis Sie in der dritten Reihe angekommen sind ...
dann in der zweiten Reihe und dann in der ersten ...

Und auf einmal werden Sie mitspielen in dem Film ...
und vielleicht machen Sie das jetzt gerade mal ...
kurz zur Probe ...

Sie steigen ein in den Film wie in einen Lift ...
und zugleich in ein angenehmes Gewicht ...
Sie fühlen sich sicher und wohl ... und wissen, Sie können mehr, als Sie glauben ...
Sie sind mehr als Ihre Geschichte und mehr als Ihre Gefühle über Ihre Geschichte ...

Sie spielen mit ... Sie sind Ihr Zukunfts-Ich ... ein neues Gefühl ...

Lassen Sie sich ausgiebig Zeit, sich zu erproben ... zu spielen ...
zu experimentieren ...
es wird Ihnen helfen, Ihre Träume zu verwirklichen ...
denn Sie probieren jetzt schon Ihr neues Befinden:
Es geht Ihnen gut ... in Trance haben Sie Ihr Ziel erreicht ...
Sie fühlen sich leicht und frei ...

(längere Pause)

Irgendwann steigen Sie einfach wieder aus ... hinaus aus dem Film ...
aber das gute Gefühl verbleibt angenehm in Ihnen ...

Sie verlassen den Kinoraum, denn Sie wissen, Sie können jederzeit dahin zurückkehren und für die Zukunft trainieren ...
wie im Traum ...
tags im Wachen ... und nachts im Schlaf ...

Sie können auch den Ruheraum immer wieder aufsuchen ...
da schauen Sie gelassen aus dem Fenster und werfen einen Blick auf das Gartenhaus und bemerken verwundert, dass das Häuschen immer kleiner wird ...
es wird allmählich von einer Rosenhecke umrankt ... traumhaft schöne Rosen ... und die widerspenstige Stimme wird immer schwächer und schwächer ...
bis sie verblasst ...

Und Sie fühlen sich frei ... frei und selbstbestimmt ...

Sie können in Ihren Hobbyraum gehen ... in den Musikraum ...
die Bibliothek besuchen und in den Büchern stöbern ...
und Sie können die schöne Küche benutzen ... hier kochen Sie sehr

aufmerksam etwas Feines ... mit viel Geschmack ... bereiten es appetitlich zu und genießen es in dem schönen Esszimmer ...

Und jedes Mal, wenn Sie in dem kleinen Kinosaal sind und den Film betrachten, spielt er irgendwo woanders ...
einmal am See ...
einmal in den Bergen ...
einmal an einem Ort, den nur Sie allein kennen ...
und Sie spielen mehr und mehr mit ...

Und Zukunft wird Gegenwart ... und das Ziel ist greifbar ...

Im Hintergrund verändert sich einiges ...
Sie brauchen nicht zu wissen wie ...

Aber Sie bemerken deutlich:
Dinge klären sich ... Wunden heilen ...
und Sie führen Regie über Ihr Leben ...

Und irgendwann treten Sie wieder aus Ihrem inneren Haus hinaus ...
stehen auf der Eingangstreppe ... schauen über die Landschaft ...
und schreiten dann gemächlich ...
klar und guter Dinge ... ins Hier und Jetzt zurück ...«

49 »Mein Körper von morgen« – Selbstfürsorge und Gewichtsreduktion Hand in Hand

»Diese Hypnoseanleitung ist in der Ich-Form gesprochen.
Vielleicht gefällt Ihnen das, weil es für Sie damit lebendiger ist und intensiver wirkt.
Sie können die Worte, Bilder und Gefühle sozusagen ...
eins zu eins auf sich übertragen.

Ich gehe jetzt in eine schöne Trance ... für mein Ziel ... mein Traumziel ...
und ich bin schon auf dem richtigen Weg ...
mit dem richtigen Gefühl ...
auf dem guten Weg ... mit dem guten Gefühl ...
um zuverlässig abzunehmen ...

Ein Schritt nach dem anderen ... ein Kilo nach dem anderen ...

Ich lehne mich gelassen zurück ...
und atme ganz normal ... ruhig und tief ...
nach jedem Ausatmen ...
ruhig und tief ... spüre ich das Einatmen ... weit und frei ...
meine Atemzüge sind regelmäßig und langsam ...
alles in Ruhe ... ganz friedlich ...
und mein Vegetativum beruhigt sich ... es schaltet um auf Erholung ...
Entspannung ... Wohlbefinden ... Regeneration und Neuorientierung ...

Ich brauche nichts zu tun ... auch nichts zu verstehen ...
mein Unbewusstes weiß den Weg ... besser als ich ...

Und das gibt mir so viel Sicherheit ... jetzt ... in der Phase der
Neugestaltung meines Lebens ... wo‹s mehr um mich geht ...
und ich beginne, achtsamer mit mir zu sein ...
achtsamer mit meiner Seele ...
achtsamer gegenüber meinem Körper ...

Ich freue mich sehr darauf, andere Gedanken zu haben ...
angenehme Gefühle ... überraschende Ideen ... und ... neue Pläne ...

Und während ich in meinem äußeren Rahmen ganz bequem hier bin,
wandere ich in meinem inneren Bild gemächlich woanders hin ...
mit jeder Zahl von eins bis sieben näher hin zu einem schönen Ort ...
ein Ort, an dem ich gerne bin ... und der mir guttut ...
und bin bald mehr dort als hier ...
und dieses Dort wird jetzt mein Hier ...
1 ... ich lasse den Alltag hinter mir ...
2 ... und sinke in Ruhe ab ...
3 ... ich gehe an meinen schönen Ort ...
4 ... mit jedem Atemzug mehr ...
5 ... ich gleite dahin ... wie ein Segelschiff auf dem Wasser ...
6 ... gelöst, leicht und frei ...
7 ... geborgen in den Armen meiner Hypnose ...

Und so kann ich mich meiner Fantasie hingeben ...
einer traumhaften Fantasie ...
für die traumvolle Wirklichkeit ...

In meiner Fantasie dreht sich die Zeit nach vorne ... in die Zukunft ...
in meine Zukunft ...
sieben Monate ... oder mehr als sieben Monate ... oder auch weniger ...

Ich habe die kommende Zeit schon durchschritten ...
ich habe alles Wichtige durchlebt ... verändert ...
erneuert ... erweitert ...
auf meine eigene Art und Weise ... ich habe mich bewegt ...
ich habe nur zu mir genommen, was mein Körper liebt und braucht ...
nur was ihm guttut und was er mag ...
und das hat meinem Körper gefallen!

Und nun probiere ich mich aus ...
im Körper der Zukunft ... im Gefühl der Zukunft ...

Ich schlüpfe in meinen Körper von Morgen ...
bin jetzt in meinem Körper von Morgen ...
hier, an meinem schönen Ort ...
ich bewege ich mich in meinem Traumziel ...
in meinem Traumgewicht ...
und fühle mich schon mal träumend ein ...

Und tatsächlich, es fühlt sich anders an ...
anders wenn ich gehe ...
anders wenn ich Fahrrad fahre ...
wenn ich tanze ...
Liebe mache ...
aber auch schon anders, wenn ich nur vom Stuhl aufstehe ...
mit neuer Leichtigkeit ... Behändigkeit ... Freiheit ...
und das fühle ich jetzt sehr intensiv...

Deutlich spüre ich es ...
in den Füßen ... leichter ...
in den Waden ... entspannter ...
im Gesäß ... runder ...
im Becken ... beweglicher ...
im Bauch ... wohliger ...
im Rücken ... straffer ...
im Brustraum ... weiter ...
im Schultergürtel ... gelöster ...

in den Oberarmen ... kraftvoller ...
in den Unterarmen ... dynamischer ...
in den Händen ... griffsicherer ...
und in den Fingerspitzen ... ja, da kribbelt es schon ....

Ich schreite beherzt nach vorne ... das fühlt sich richtig gut an ...
lustvoll nach vorne ...

Ich fühle mich jung ... der Körper erinnert sich ... an damals ...
als er dieses Gefühl hatte ... dieses Gefühl von lustvoll-jung ...
kraftvoll-vital ...
ja, das bin ich!

Und das bin ich mir wert ...
und nichts ist einfacher, als Dinge zu vergessen ...
Dinge zu übersehen ...und ich vergesse alles, was mir nicht guttut ...
ich vergesse alles, was mein Körper nicht schätzt und was ihm schadet ...
ich übersehe das ... der Blick ist fokussiert auf das Gesunde ...
mein Unbewusstes blendet alles andere aus ...
ich gehe daran vorbei ...
ignoriere es ...
mein Geist ist konzentriert auf die Einhaltung meiner Pläne ...
auf die Verfolgung meiner Ziele ... er blendet alles andere aus ...

Es gibt viel, was mir mundet ... guttut ...
Fleisch ... Fisch ... Gemüse ... Vollkorn ...
lecker angemachter Salat ... Früchte ...

Mein inneres Programm wird umgestellt ...
Essen bekommt für mich eine neue Bedeutung ...
meine Belohnung liegt woanders ...
denn ich freue mich von nun an, in einem Körper zu leben, der sich richtig wohlfühlt ...
und in dem ich mich richtig wohlfühle, weil er mir entspricht ...
er entspricht mir seelisch ... geistig ... und gefühlsmäßig ...

Und schon heute, nach dieser Hypnose, werde ich überrascht sein ...
ja, wie ausgetauscht ...

Abends gehe ich mit leichtem Magen und gutem Gefühl ins Bett ...
nachts schlafe ich tief und fest, weil tiefer, ruhiger Schlaf meinen Nerven guttut ...

morgens wache ich erholt auf ...
in guter Laune, denn mein Schlaf macht mich schlank ...

Den Tag beginne ich voll kornig, voll kernig ... mit Freude ...
die ersten positiven Resultate stimulieren mich positiv ...
der Spaß an der Bewegung wächst ...
auch das Wohlgefühl, das ich jetzt schon erlebe ...

Ich verspüre die innere Kraft, die in mir strömt und mir hilft,
leichter auf mich zu schauen und Stress besser abzuwehren ...

Ich verspüre die innere Liebe, die in mir strömt und mir hilft,
mich auf reifere Art zu verwöhnen ...

Ich gönne mir mehr Ruhe ... delegiere Arbeiten an andere ...
und lerne, mich ›zugewandt abzugrenzen‹ ...

Tiefer und tiefer sinke ich in Hypnose ...
damit mein Unbewusstes alles mobilisiert,
damit ich heute das für mich tun kann, was mir früher nicht möglich war ...

Ich entdecke neue Varianten ...
mich zu entspannen, zu belohnen und Geselligkeit zu genießen ...
immer achtsam mit mir ...
einfach weil ich lerne ...
einfach weil es mir gefällt ...

Meine Seele ... gelöst ... und frei ...
Meine Stimmung ... heiter ... und leicht ...
Ich lebe mich schon ein ... in mein neues Sein ...
in meinen ›Körper von Morgen‹«

IX Die venezianische Maske – Erotische Fantasien

50 »Maiglöckchen« – Sexuelle Gefühle stimulieren

»Wer weiß, was in meinem Körper schon Spannendes vor sich geht ... jetzt ... wo er fühlt, dass er Hilfe bekommt ... in genussvoller Hypnose ... Hilfe zu erblühen ... denn, wenn ich die Augen geschlossen habe ... und mich nun bequem zurücklehne ... und mir zuhöre, kann ich auf besondere Art und Weise ... interessante Dinge erleben:

... Großes Behagen ... schöne, positive Erinnerungen ... gute Gefühle ... neue Sichtweisen ... und erstaunliche Erfahrungen ...

Die Sonne scheint ... in der inneren Welt liegt Frühling in der Luft ... es braucht nicht mehr viel, dann kommen die ersten grünen Blättchen hervor ...

Und ich? Ich bin zurückgelehnt ... gespannt-entspannt ... erwartungsvoll ... für ein wichtiges Thema im Leben:

Sexualität ... Erotik ... Libido ... Freude und Spiel ... Lust in der Liebe ... beleben, was im Geheimen schon lebendig ist ... sei es im Nachttraum ... im Tagtraum ... im Wunschtraum ...

Und ... mein Körper kann von Natur aus gesund und freudig reagieren ... die Seele kann lustvoll mitspielen ... das Herz kraftvoll klopfen ... alles normal gebahnt ... alles da. Wohl aus einem wichtigen inneren Grund habe ich diese natürliche Gefühlsreaktionen schlafen gelegt. Wichtig nun: Alles erwacht.

Mein Körper erinnert sich an den letzten schönen Trancezustand ... vielleicht da im feinen, weißen Sand ... am klaren, blauen Meer ... er findet dieses schöne Befinden wieder ...

Trance ... ein wunderbarer Zustand ...
um Dinge geschehen zu lassen, die nur von allein geschehen ...
frei laufen zu lassen, was nur von allein läuft ...

Nichts muss ... alles kann! Einfach hingeben ...

Mein Körper gleitet in diese schöne Trance ... so einfach ...
so leicht, wie die Feder schwebt, die ein Vogel im hohem Flug verliert ...

Die Feder segelt ... eine Weile noch ... in gleich bleibender Höhe dahin ... gleitet dann tiefer ... sinkt schwebend ... trudelt ein bisschen im Winde ... um dann tiefer und tiefer zu sinken ... frei ... gleichmütig ... gemächlich ... alles Äußere unwichtig ...
unwichtig, ob Sonnenschein ... ob Regenplätschern ...

Mein Körper gleitet wie eine Feder ... in schwingender Bewegung ...
tiefer und tiefer ... und ich mit ihm ...

Und während ich von eins bis sieben zähle ...
fühle ich mich immer wohler ...

1 ... Ich verspüre Leichtigkeit ... für ein Thema, das Leichtigkeit liebt ...

2 ... Mein Unbewusstes freut sich schon ... und setzt sich nun in Gang ...

3 ... Eine Hand wird sich gleich leichter anfühlen als die andere ...
und ich weiß, dass jetzt unbewusste Arbeit beginnt ...
leichter und leichter ... während ich hier ruhe ...

4 ... und vielleicht gleichermaßen ... in den Frühling hinausschwebe ...
wo schon Blumen blühen ... sie verkünden eine wunderbare Zeit ...
erfüllen die Luft mit ihrem Duft ...
und dem romantischen Klang des Frühlings ...

5 ... Klang der Maiglöckchen ... und was geschlafen hat ...

6 ... erwacht wieder ... ... die Vögel wärmen sich im Sonnenbad ...
zwitschern ...

7 ... und ich, ich fühle mich einfach nur noch wohl ...

Luftballons schweben umher ... bunte ... wunderschöne Luftballons ...
sie schimmern in frischen Farben ... tanzen in der Luft ...

... Und zwei, drei schweben immer näher heran ... kommen ganz dicht zu mir ... die Sonne spiegelt sich in ihnen ... sie lassen fröhliche Bänder herunter ... die Bänder binden sich um mein Handgelenk ... und die Ballons steigen luftig auf ...
und nehmen ganz leicht und sacht die Hand mit ...

Mit jedem Einatmen wird die Hand leichter ... und leichter ... und leichter ... und leichter ... und die Hand beginnt sich abzuheben ... schwebt ein wenig ... allein mit den Luftballons ... die Hand steigt höher und höher ... während ich tiefer und tiefer in Trance sinke ... in tiefe Erholung ... in Wärme ... in Wohlgefühl ...

Schön! Einfach schön!

Meine Hand zeigt mir, wie man schwebt ... loslässt ... die Hand fühlt sich vollkommen sicher ... leicht und frei ... sie ruht in der Luft ... fühlt sich sicher gehalten ... ein Lufthauch reicht ihr, um sich beim Schweben völlig sicher zu fühlen ... frei und leicht ... so schön ... !

Ich genieße ... lächle ... die Stirn glatt ... der Blick ruhig nach innen gelenkt ... die Atmung fließend ...
der Körper entspannt ... und ich mit ihm ... leicht und frei ...

Ich sinke tiefer in Trance ... für meinen Wunschtraum:

Lieben ... verspielt sein ... kraftvoll genießen ... befreiter Sex ...

Und ebenso fühlt sich die andere Hand leicht an ... wird leichter und leichter ... schwebt ... und ich weiß, das ist ein sicheres Zeichen für Veränderung in der Tiefe ...
freilegen ... einspielen ... in Szene setzen ... beleben ...

Je höher die Hände schweben, umso deutlicher taucht aus heiterem Himmel eine sehr erotische Liebeszene in mir auf ... lustvoll und frei ... erlebt im Film ... im Leben ... oder im Traum ... lebendig ... intensiv ... voll schmelzender Leidenschaft ... unbeschwerter Verspieltheit ... gesunder Natürlichkeit ... frecher Wildheit ... frischer Dynamik ...

Und während der nächsten sieben Atemzüge ... ... steigt das Erlebnis aus dem Unbewussten in mein Bewusstsein auf ... wie eine Luftblase ... die im Wasser fröhlich nach oben blubbert ...
erst vage ... dann deutlicher ...

Bald plastisch ... klar ...

Ich sehe ... fühle ... steige ein ... steige ein in die Szene wie in ein Raumschiff ... spiele mit ... bin mittendrin ... aktiv dabei ...

Der ganze Körper vibriert ... Erregung fließt rauf und runter ... gesund ... schön ... vital ... Freude am Sein ...

Der Frühling ist da ... der Sommer ganz nah ...

Maiglöckchen verströmen genussvoll ihren üppigen Duft ...

Veilchen recken sich lustvoll aus dem grünen Gras ...

Wie magnetisch angezogen nähern sich die Hände ... ganz von selbst ... Erlebnisse mit guten, starken Gefühlen fügen sich zusammen ... verbinden sich ... frischen sich auf ... beleben den Körper ...

Hormone kommen in Schwung ... Körpersäfte kommen ins Fließen ... endlich! ... Lebensbejahende Lust wacht in mir auf ...

Die Hände kommen sich näher und näher ... mein Unbewusstes lenkt sie ... sie werden sich irgendwann auf besondere Art und Weise berühren ... vielleicht zuerst nur die Fingerspitzen tranceartig ... sachte ... zärtlich ... tief im Inneren bewegt es sich ... heilsam ... lösend ... und so, wie durch Zauber ... wohl über Nacht ... ist sie da ... die Lust ... diese natürliche, spannende, hoch spannende, wunderbare Lust ... die ich kenne ... und lebe und genießen will ...

Und immer wieder gleite ich in Trance ... überrasche den anderen ... aber vor allem mich selbst ...

Mein Gesicht spiegelt gute Stimmung wider ... verheißungsvoll, heiter, fraulich ...

Meine Stimme lädt ein zum Spiel ... melodiös, samtig, erotisch ...

Mein Körper gerät ins Schwingen ... elastisch ... offen ... dynamisch ...

Diese lustvolle sexuelle Person erblüht ... erblüht in mir ... freudig und natürlich ... wach ... hellwach ... sie zwinkert mir zu ...

Und ich?

Spüre ich einen ersten Kitzel?

Mal nachfühlen!

Handfläche? ... Kniekehle ... in der Taille ... im Nacken ... ?

Das ist sie ... meine Lust!

Und ich bin die Erste, die sie verführt ...

Die Hände werden sich nun bald langsam, langsam, sehr entspannt auf meinem Körper ablegen ...

Ich ruhe, wie nach erlebten Wonnen ... die Hypnose schön tief ...

Irgendwann komme ich über sieben Schritte wieder ins Hier und Jetzt zurück ... wach, klar, frisch, froh und munter ...
erfüllt mit Freude an meiner Lebendigkeit ...«

51 »Im Zentrum der Lust« – Schön, erotisch, frei, spontan

»Sie liegen gemütlich ... bequem zurückgelehnt da ...
ganz jetzt ... ganz hier ... neugierig ... gelassen ... aufmerksam ...

Ihr Körper ruht ... und Sie sinken gemächlich ... mit jedem tiefen Atemzug ... mehr in Hypnose ... ein schöner, besonderer Bewusstseinszustand, den Sie ja nun schon kennen ...

Gut!

Und, mag sein, die rechte Hand fühlt sich warm und schwer an ...
und die linke Hand luftig und leicht ...

... Aber vielleicht ist auch die linke Hand warm und schwer ...
und die rechte Hand luftig und leicht ...

... Vielleicht sind aber auch beide Hände luftig und leicht ...
und warm und schwer zugleich ... ?

Alles ist recht ... alles ist richtig ... alles kann, nichts muss ...

Wie schön!

Und während ich von eins bis sieben zähle, wird die Hypnose von allein so tief, wie es genau stimmig ist für Sie ...

1 ... sinken ...
2 ... angenehm ...
3 ... ganz dabei ...
4 ... ganz hier ...

5 ... mit einem Ziel ...

Sex ... und das heißt: Wohlgefühl ...

... ... 7!

Und allein durch die Ruhe Ihrer Atemzüge ...
    und die Vorfreude auf das Neue ... gelangen Sie an Ihren schönen Ort ...
    in Ihre romantische Meeresbucht ... bei Sonnenuntergang ...

Sie sitzen am Wasser ...

Ihre Zehen graben verspielt im Sand ...

Ihre Haut freut sich am Streicheln des lauen Abendwindes ...

Ihre Lungen inhalieren tief die belebende Meeresluft ...

Verträumt ... betrachten Sie das Abendrot ...
    ein heiteres Abendrot, das den Himmel in satte Farben taucht ...
    und auch Sie in warme Töne hüllt ...

Gold-warm sinkt der Sonnenball ... sinkt und sinkt ...
    wird dabei immer größer ... ein Schauspiel ... nur für Sie ...

Goldfarben ergießt sich ein glitzernder Teppich aus Licht übers Meer ...
    einladend ... verlockend zum Träumen ...
    zum Schweben ... und Tanzen mit quirligen Sonnenreflexen ...

Und unbemerkt und leise machen die Gedanken sich auf die Reise ...
    sie wollen mehr erleben ... Neues erfahren ... sie schwingen sich auf ...
    jagen ausgelassen den Küstenvögeln nach ... und fliegen vergnügt mit ihnen die Küstenlinie entlang ... weiter
    Richtung Westen ... um das Abendrot noch lange zu genießen ...
    und ... Sie für Ihre Erlebnisse vollkommen in Ruhe zu lassen ...
    auch weil ihnen das Fliegen so viel mehr gefällt ...
    die Leichtigkeit ... das Abenteuer ... die Weite ...

Hoch oben in den Lüften vergnügen sich die Gedanken ...
    drehen mit den Küstenvögeln ihre Pirouetten ...

begeistert vom Gefühl des Fliegens ... beflügelt von der Weite ... berauscht vom Getragenwerden im lauen Abendwind ...

Sie aber verbleiben in angenehmem Sein ... genießen den Moment ...

... Würzige Meeresluft in der Nase ...

... Sanfter Wind auf der Haut ...

... Plätschernde Wellen im Gemüt ...

... Schmeichelnder Lufthauch in der Ohrmuschel ...

... Flüsternder Wind im Gehör ...

... Körniger Sand an nackten Füßen ... Sandgeriesel zwischen Fingern ...

... Das Farbspiel am Himmel traumhaft schön ... wie das auf dem Wasser ...

Wohliges Nachlassen ... herrliche Gelöstheit ... süße, leichte Schwere ... laufen mit jedem Atemzug wie eine Welle durch Ihren Körper ...

So bahnen sich – völlig unbemerkt – kleine Gefühlskugeln ihren Weg ... wohl ausgelöst vom Spiel der Zehen im körnigen Sand ...

Die kleinen Gefühlskugeln kullern von den Zehen zur Ferse ...
von dort bis zur Kniekehle ... pitzeln von hier die Schenkel herauf ...
und weiter aufwärts zur Hüfte ... rieseln durch die Taille ...
rollen dann den Rücken hoch ... klettern heimlich im Nacken bergauf
... um dann ... frohgemut und keck ... direkt in den Kopf zu purzeln ...
ins Gehirn ... mitten ins ›Zentrum der Lust‹ ...

Auch von den Fingerspitzen rollen die kleinen Gefühlskugeln in die Handflächen ... rieseln von dort durch die Unterarme in die Armbeuge
... kullern weiter zur Achsel und die Schulter entlang ...
steigen mutig den Nacken aufwärts ...
verirren sich kurz im Spiel der Haare ...
finden aber ihren Weg dann ungehindert in den Kopf ... wo sie ...
wie von einem Trampolin ... lustvoll ins Gehirn hopsen ...
und da zielstrebig ins ›Zentrum der Lust‹ ...

Dieses ›Zentrum der Lust‹ ist ganz fantastisch ausgestattet ...

Sinnenfrohe Farben:

Samtig-rote Himbeere, frisch-grüne Limette, tintenblaue Heidelbeere, sonnenorangene Persimone, flirrendes Gold der Sonnenstrahlen auf

dem Meer ... Kleckse vom frechen Rot der Mohnblume ...
eingebettet in schwarze Spitze ...

Betörender Duft:

Jasmin und Rose ... Kamelie und Blume der Nacht ... ein Hauch von Zimt
und Nelke ... eine Ahnung von Meeresalge und Moschus ...

Verzaubernde Stoffe wie aus ›Tausendundeiner Nacht‹:

verschleiernde Seide ... betörende Spitze ...
kühlender Batist ... aufreizende Strümpfe ...

Accessoires nach Lust und Laune: ... Parfum ... Puder ... Perlen ...

Und das Unbewusste ... sorgfältig ... mit zarter Hand ...
räumt in der Tiefe die Wege frei ... bereinigt die Bahnen ...

... Zu den Armbeugen ... bis in die Fingerspitzen ...

... In die Kniekehlen ... bis in die Zehenspitzen ...

... Legt den Weg fröhlich frei zu den Ohrmuscheln ...
in den Nacken ... in die Achselhöhlen ...

... In die Leisten ... zur Hüfte ... zu Schenkel und Bauch und Rücken ...

... Dann mit Lust in die Brust ...

... Erst jetzt zum Po ... und ...

... Viel, viel später ... genau dahin ... ...

Das Unbewusste läuft diese inneren Bahnen entlang ...
in Gestalt einer Nymphe oder eines Satyrs vielleicht ...
schmetterlingsgleich ... setzt Impulse ... entfacht Gefühle ...
einfach ganz wundervoll ...

... Zwischen dem ›Zentrum der Lust‹... das vor Üppigkeit flirrt ...
und dem Körper ... der voller Lust reagiert ...

So funken vom ›Zentrum der Lust‹ gesunde, natürliche Impulse
vollkommen harmonisch-erotisch in den Körper hinein ...
in den Körper mit seinen wundervollen Gefilden: Berge und Täler ...
Hochplateaus und Schluchten ... Seen und Wälder ...
anmutige Auen ... heimliche Plätzchen im Schilf ...
und auf der Landzungenspitze ein imposanter Leuchtturm ...

Empfindung von Süße ...

Zarte Lust ... gesunde Leidenschaft ... feine Erotik ...
umwerfende Wildheit ... mal intensiv ... mal ruhig ...
jedes Mal anders ... immer stimmig ...

Die Gefühlskugeln fühlen sich sicher aufgehoben im ›Zentrum der Lust‹ ...

Sie werden dort arrangiert und gut sortiert ...
im Archiv der Sehnsüchte und Träume ...
der geheimen Wünsche und Vorstellungen ...
der Ideen ... und farbigen Fantasie ...

Jederzeit abrufbar für Lust ... und Laune ... Freude ... und Spiel ...
am richtigen Ort ... zur richtigen Zeit ... im richtigen Zusammensein ...

Zwischen dem Körper und dem ›Zentrum der Lust‹ ...
beflügeln reizvolle Bilder süße Gefühle ...

Und Ihr Körper lebt all das in sinnlicher Hülle und Fülle lustvoll aus ...

Gedankenfrei ... spontan ...
nimmt er sich, was er mag und kostet aus, was ihm gefällt ...

Mal zärtlich, liebevoll schmelzend ... mal wild, impulsiv und kraftvoll ...
und ab und zu ein bisschen verschlafen ... wie im Traum ...

Und die Gedanken?

Sie fliegen mit den Vögeln entlang der Küstenlinie ...
amüsieren sich durch die Nacht ...
und kehren erst am Morgen zurück ... aufgetankt und reich an Abenteuern ... Bildern und Gefühlen ...
und neuen Ideen für viele andere tolle Nächte ...

Genießen Sie noch ... und erst, wenn die Gedanken zurückkehren, zählen Sie von sieben bis eins zurück und beenden die Hypnose ...

... Wohlgemut ... prickelnd belebt ... heiter ...

... Und vielleicht mit einem leichten Schmunzeln?«

52 »Die venezianische Maske« – Lust und Libido anfeuern (für Sie)

»Während Sie sich gemütlich zurücklehnen … und meiner Stimme lauschen … beginnen Sie wohl bald leicht zu schmunzeln … weil Sie sich freuen … freuen auf Ihre Hypnose … die besondere Hypnose heute … die Ihnen Freiheit schenkt … Empfindungen bahnt … und Gefühle eröffnet …

Sie atmen ruhig … ein tiefer Atemzug … schön …
und schon sind Sie auf dem Weg …

Sie spüren in Ihre Hände hinein … sie liegen ruhig und entspannt da … warm durchblutet … gelöst und wohlig …

Und von den Händen … ruhig und entspannt … warm durchblutet … gelöst … und wohlig … fließt ein angenehmes Gefühl herauf … durch die Armbeuge … in die Schultern … von den Schultern aus in den Brustraum … warm durchblutet … gelöst und wohlig …

Ebenso die Füße … sie fühlen sich warm durchblutet …
gelöst … und kuschelig …

Und von den Füßen fließt dieses angenehme Gefühl herauf über die Knie … zu den Hüftgelenken … und ergießt sich dann von den Hüften aus in den Bauchraum … warm durchblutet …
gelöst … und kuschelig … Atemzug um Atemzug …

Nach und nach entspannen sich Schultern, Hals und Nacken … warm … und wohlig gelöst … der Kopf ist weit und frei für neue Bilder … neue Filme … neue Träume …

So kommt eine fröhliche Unordnung in alte Geschichten, rüttelt auf … schüttelt durch … Licht flutet herein … alte Bilder finden ihren angestammten Platz nicht mehr … verblassen … bedeutungslos … alte Gefühle werden durchgepustet und verwehen … bedeutungslos …

Raum wird frei für neue Bilder … Träume … Gefühle … Erfahrungen …

Und vielleicht haben Sie deshalb Freude daran, an einem romantischen Ort zu sein … an einem sonnenwarmen Herbsttag …
am Ufer eines Sees … in einem heimeligen Holzhaus …

Sonne strahlt herein ... die Luft flirrt ...
sie duftet nach Äpfeln ... auch nach Holz ...

Von der Terrasse des Holzhauses ... ein bezaubernder Ausblick:

Der See ... geformt wie ein Herz ... liegt eingerahmt von Bergen ...

Die Berghänge sind dicht bewaldet ...
und wirken wie von seidigem Fell bezogen...

Das Wasser ist glasklar ...

Der Grund des Sees schimmert zart ... und ...

... am Ende des Sees öffnet sich das Tal in eine liebliche Auenlandschaft ...

Sie genießen eine Zeit lang die schöne Aussicht ...
die behagliche Atmosphäre Ihres Holzhauses ...
und lassen die gute Stimmung auf sich wirken ...

Irgendwann aber ziehen Sie neugierig los ... Sie wandern auf dem Uferweg ... die Kiesel knirschen unter Ihren Tritten ...

Der Geruch des Sees liegt in der Nase ...
das Auge gleitet über die spiegelnde Wasserfläche ...

Wie schön, sich frei zu bewegen ...

Sie wandern durch unberührte Landschaft ...

... Vorbei an einem Bauernhof ... eine Fülle reifer Äpfel mit roten Backen am Baum ... Hühner gackern ... eine Katze sonnt sich schnurrend auf dem sorgfältig gestapelten Holz ...

Sie wandern weiter ... und weiter ... und erreichen nach einer Weile die Stadt ... die Stadt am Delta eines Flusses ... mit dem Hafen und seinem bunten Treiben ... dem Tuten der Schiffe ... dem Schreien der Seevögel, die den Schiffen folgen ...

Sie schlendern die Promenade entlang ... über belebte Plätze ... und durch verwunschene Gässchen ...

Eine schöne und lebendige Stadt, die alles bietet ... Museen und Bibliotheken ... einladende Cafés und Geschäfte aller Art ...
und Sie finden ein besonderes Geschäft: ›For Ladies Only‹ ...

Eine kleine Boutique ... für Frauen wie Sie ... Frauen, die sich gerne hübsch kleiden ... gut riechen ... Gefallen daran finden, sich zu schminken ... und sich gerne sexy zurechtmachen.

Treten Sie ruhig ein ... stöbern Sie ... probieren aus!

... Nur so zum Spiel ... schwarze Spitzenstrümpfe ... High Heels ... Agent Provocateur ... alles, was kleine Makel überspielt und den Körper ziert ... die Schönheit betont ... und Rundungen zur Geltung bringt ...

Nicht jede Frau ist eine Marilyn Monroe ...

... Aber jede Frau birgt eine kleine Marilyn in sich ... auch wenn sie als Profi ihre Frau steht ... sich auf dem Bike in die Kurven legt ... als Kamerad zur Hand geht ... oder wie eine Amazone kämpft ...

Frau liebt es, sich schön zu machen ... zu duften ... Kleider zu tragen, die beim Gehen schwingen und leicht rascheln ...

Sie nehmen mit, was Ihnen gefällt ...

... Und kehren nach schönen Stunden zurück zu Ihrem Holzhaus am See ...

Herbststimmung in der Luft ... raschelndes Herbstlaub zu Ihren Füßen ...

Sie stärken sich nach Ihrem Ausflug ... und sitzen herrlich bequem im Sessel am offenen Kamin ...
gemütlich ... gelöst ... locker ... beschwingt ...

Eine Tasse heißen Tees verströmt ihr volles Aroma ...

Das Holz riecht intensiv nach Harz ... und brennt lodernd ...

Und während Sie in die Flammen schauen ...
geraten Sie auf lustvolle Weise in Trance ...

Das brennende Holz nimmt lustige Gestalten an ... es knistert und singt ...

Das Feuer bildet bizarre Figuren ... glühende Krusten ...
kleine, blaue Flämmchen ... goldorangene Flammenzungen ...

Sie sitzen fasziniert da ... die Wärme ... das flackernde Spiel der Flammen ...
das Knistern des Feuers ... die Arme auf den Lehnen ...
die Schenkel leicht geöffnet ...

Sie kommen ins Träumen ... wohlig stimuliert ... wie verzaubert ...

Und ... heimlich, still und leise ... schleicht sich Ihre kleine Marilyn, dieser sexy-weibliche Anteil, aus dem Haus ... einfach so zum Spaß ... schleicht sich davon ...

Und landet unversehens ganz woanders ... im Park eines Herrenhauses ...

Musik erklingt ... Menschen lachen ... ...

Sie aber sitzen bequem und gemütlich am Feuer ... lassen sich vom Spiel der Flammen berücken ... wie hypnotisiert ... vollkommen entspannt ... die Schenkel leicht geöffnet ...

... Und die kleine Marilyn, das Sexy-Ich, trägt die tollen Sachen aus der fernen Stadt ...

Vor dem Gesicht eine Maske wie vom Karneval in Venedig ...
betritt sie unbemerkt die Villa ... entdeckt unentdeckt ein Fest ...
landet in einer ausgelassenen Runde ... heiter ... leicht ... frivol ...
herrlich erotisch ... wie in einem Film von Fellini ...

Menschen nähern sich tanzend ... heiter und frei ...

Das Sexy-Ich verspürt erotische Spannung ...

Schön gekleidet in zarte Seide ... schwarze Spitze ... zärtlichen Samt ...
erotisch ... sinnlich ... beobachtet die kleine Marilyn hinter der venezianischen Maske das geheimnisvolle Treiben ...
und was sie sieht, lockt Gefühle hervor ... in den Fingerspitzen ...
in den Zehen ... es kribbelt ... wird warm ... auch in den Händen ...
und in den Füßen ... und irgendwann fängt es an zu fließen ...

Das Sexy-Ich, die kleine Marilyn, hört Flüstern ... Lachen ... Glucksen ...

Laute neckischer Küsse ... sinnlicher Küsse ...
Laute des Frohsinns und der Lust ...

Laute der Liebe ...

Mit Abstand hinter der Maske ... ist sie leicht irritiert ...
irritiert auf angenehme Art und Weise ... überrascht ... vibrierend ...

Liebkosungen ... Umarmungen ... selbstverständlich ... heftig ...
mehr und schneller und kraftvoller ...
und dann wieder ruhiger und zärtlicher ... und dann wieder wild ...

Und die kleine Marilyn, das Ich mit der Maske, tritt näher ... und näher ... lässt sich ein wenig lustvoll mitreißen ... schlüpft ein bisschen hinein in den Körper der anderen ... die Augen genießerisch geschlossen ... wie in Trance ... spielt ein wenig mit ... vorsichtig ... zieht sich wieder zurück ... empfindet Gefallen ... zieht sich wieder zurück ... erlebt ... vorsichtig ... Leidenschaft durch ihren Körper brausen ...

Sie schauen ins Feuer ... angenehm traumverloren ...
die Flammen spielen miteinander ... lodern in die Höhe ... lecken aneinander ...
umzingeln sich gierig ... um dann wieder – wie im Schmusetanz – eng umschlungen zärtlich vor sich hinzubrennen und Wärme abzugeben ... bis sich auf einmal wieder ein neues Stück Holz entflammt und leidenschaftlich eine heftige Flamme nach oben schickt ...

Und das andere Ich mit der venezianischen Maske, die kleine Marilyn, testet sich aus ... kommt näher ... zieht sich wieder zurück ... kommt näher ... zieht sich wieder zurück ... steigt tiefer ein ... zieht sich wieder zurück ... spielt mit ... entfernt sich wieder ... in sicheren Abstand ... immer selbstbestimmt ...

Die kleine Marilyn schlüpft immer wieder ein bisschen hinein in dieses Spiel, das sich seiner Vollendung entgegensehnt ... kraftvoll ... lustvoll ... und bald, wie eine Auflösung seiner selbst ...
genussvoll in einem fulminanten Höhepunkt gipfelt ...

Sternschnuppenregen ...

Dann ... ermattet ... Ineinandersinken ... herrliches Fallen in eine federweiche Wolke ... federweich aufgefangen ...

Das Ich mit der venezianischen Maske, die kleine Marilyn, trippelt auf Zehenspitzen davon ... verlässt die Villa ... tritt schwebend den Rückweg an ... durch berührte Landschaft ... in das Tal hinein ...
atmet tief die Frische der Nacht ...
der Duft von Moos und Pilzen wird ihr nicht bewusst ...

Sie findet zu dem Holzhaus ... zurück an Ihre Seite ...
und verbindet sich wieder mit Ihnen ...
der Körper immer noch zart bebend ... der Kopf lustvoll verwirrt ...

Und in dem Moment, in dem Ihr euch wieder vereint ... jetzt ...
kommt es zu einem ganz eigenen, neuen, sehr schönen Gefühl ...
hier am Kamin ...

Das Feuer brennt ruhig ... glimmt wie selig vor sich hin ... warm ... die Stimmung heiter ... die Schenkel leicht geöffnet ...

Es ist Zeit, schlafen zu gehen ... tief schlafen und sich von den Aufregungen erholen ... und träumen ... und das Erlebnis lustvoll nachhallen lassen ... natürlich und schön ...«

53 »Dahingleitend ...« – Sinnlichkeit und männliche Potenz (für Ihn)

»Schließen Sie bitte die Augen ... und spüren noch mal nach, ob Sie gut liegen, alles in Ordnung ist und Sie sich wohlfühlen.

Die Hypnose wird nur wenige Minuten dauern ... aber wie ein praller Urlaubstag sein ... voller Überraschungen ...

Sie brauchen dabei nichts zu tun, nichts zu verstehen, nicht zu reagieren ... Sie können ganz angenehm daliegen und vor sich hindösen ... und sogar ins Träumen kommen ...

Wahrscheinlich wird eine Hand ... oder werden sogar beider Hände ... sich leichter anfühlen ... und sich sogar etwas abheben ...

Das ist eine hypnotische Reaktion ... und erwünscht, da das die positive Wirkung dieser Trance verstärkt ...

Ihr Unbewusstes weiß, worum es geht, und steht für Ihr Ziel schon in den Startlöchern ... und so wird gelöst, was gelöst werden soll ... belebt, was leben soll ... gekräftigt ... mit selbstverständlicher Ausdauer ... ...

In der Hypnose ist alles erlaubt und alles richtig ... und während Sie mit der Aufmerksamkeit immer mehr zu sich hinwandern und Ihre Atmung fühlen ... wie die Luft durch die Nase hereinfließt ... und wieder hinaus ... regelmäßig ... zuverlässig ... natürlich ... zuverlässig ... wie alle organischen Vorgänge ... werden Sie wohl erstaunt sein, wie leicht Sie in Trance gleiten ... mit einem Ziel, das Sie am leichtesten in einem guten Trancezustand erreichen ... mit einem Wunsch, der sich durch unbewusste Vorgänge erfüllt ... und in diesem schönen

Befinden erlauben Sie sich Freiheiten ...
lassen Sie Ihre Fantasie spielen ... segeln dahin ...

Ach ja, vielleicht segeln Sie gerne ... und besitzen sogar ein Boot ...

Vielleicht haben Sie noch nie gesegelt ... und besitzen auch gar kein Boot ...

Aber vermutlich lieben Sie Sonne, Wind und Wasser ... so spielen Sie einfach mit ... machen Sie mal blau ... kommen Sie mit in einen herrlichen Tag am Wasser ... leichte Brise ... Segelwetter ...

Und während Sie hier liegen und ruhig und tief vor sich hin atmen ... überrascht es Sie vielleicht, wie Sie gerade unbändige Lust bekommen, Ihren Körper zu spüren ... Sonne, Wind und Wasser ... und ... Sie erkennen Ihr Boot an der Anlegestelle ... schön, stattlich, sinnlich wohlgeformt ... noch liegt es in Ruhe vor Anker, wartend ... und Sie sind mehr und mehr da, wo es Ihnen wirklich gefällt ... bei Ihrem Boot ...

Sie laufen über den Anlegesteg ... und klettern in Ihr Boot ...

Sie riechen das Wasser ... hören das Platschen des Wassers gegen den Rumpf ... Ihre Augen gleiten über die Wasserfläche ...
ein herrliches Windchen ... die richtige Brise für einen Segeltörn ...

Sie hissen die Segel ... sie straffen sich in voller Größe ... Sie lichten den Anker ... es geht wie am Schnürchen ... automatisch ... gedankenfrei ...

Die Segel optimal im Wind ... mit natürlichem Antrieb durch den richtigen Winddruck auf das Segel ...
und die herrliche Luftströmung um das Segel ... alles perfekt ...

Sie segeln ab ...

Der Wind wühlt lustvoll in Ihren Haare ...
Energie überträgt sich
kraftvoll ...

Getragen werden ... bewegt werden ... allein durch physische Kraft ...
Wind ... Wasser ... Wiegen ... Schweben ...

Ihr Körper genießt in vollen Zügen ... der Wind bläst ... und bläst unter Ihre Hand ... Ihre Hand beginnt in der Luft zu schweben ... vom Wind getragen ... leicht wie ein Vogel ... höher und höher ... im Wind gewiegt ... steigt einfach und leicht ... steigt höher und höher ...

Ihr Boot wird zum stattlichen Schiff ... es fährt von selbst ...
und lässt Sie lustvoll erleben ... genießen ...

Der Horizont öffnet sich immer weiter vor Ihnen aus ...
wie angenehm, wenn etwas ganz von allein geschieht ...
Ihr Körper liebt das ... und er fühlt sich gerade so richtig wohl ...
von Wind und Wasser getragen ... von Wind und Wasser gewiegt ...
leichter und leichter ...
höher und höher bewegt ... vollkommen von selbst ...

Sie sind ganz in Ihrem Schiff ... mit geblähten Segeln ... Geknatter ... Geruch von Wasser ... Kraft des Windes ... zuverlässige physische Kraft ... der Körper eins mit Ihnen ... und Sie mit ihm ...
zusammen fühlt Ihr euch doppelt gut ...

Hervorragend!

Sie gleiten auf dem Wasser dahin ... ruhig ... gelassen ... gelöst ...
sehr schön ... in entspanntem Körper ... in angenehmer Erregung ...
in schönem Gefühl ... lustvoll und sinnlich ...

Auch die andere Hand kann leichter werden und sich leicht abheben ...
und der Körper erinnert sich ... an herrlich erotische Erlebnisse ...
stabile Gefühle ...

Und während Sie mit dem Wind dahingleiten ...
bewegt vom Strömen des Wassers ...
getragen vom Wehen des Windes ...
erwacht das Urskript des Mannes in Ihnen ...

Und Sie, ganz Mann ... entspannt und gestrafft zugleich ... genießen nur noch, wie sich alles von selbst abspielt ... Ihre Aufmerksamkeit nur auf Lust gerichtet ... abenteuerlich ... aufregend aufgerichtet ... natürlich ...

Sie schweben dahin ... eins mit sich!

Und während die Hände sich ganz von allein näher und näher kommen ... wie magnetisch angezogen ... wächst sicheres Vertrauen ...näher und näher ... um zusammenzufügen, was Sie als Mann stark ... und sicher macht ... voll im Saft ... voll in der Lust ... voll aufgerichtet ... !

Herrlich die Küste, an der Sie hautnah entlanggleiten ... sanfte Hügel ...
besonnte Hochebenen ... schattige Täler ... samtige Almen ...
liebliche Auen ... verwunschene Wege ... wilde Schluchten ...

versteckte Plätzchen im hohen Gras ...
tolle Skihänge für ausgelassenes Abfahren ...

Der Wind genau der richtige ... das Wasser herrlich ...
es glitzert im Sonnenlicht ... und Sie wie in Trance ...
Schauer rinnen den Körper hinab ...

Geruch von Haut und Haar in der Nase ... Parfum ... Schweiß ...

Gefühl von Haut an Haut ... warm› wohlig, vertraut ... aufregend ...

Sie gleiten dahin ... leicht und frei ... stark und kräftig ...
spontan, anhaltend und ausdauernd ...
vollkommen von selbst ... wie in Trance ...

Und während Sie noch etwas in diesem schönen Erleben verweilen, gehen wichtige Veränderungen vor sich ...

Bald werden Sie frisch und fit wieder hierher zurückkommen ...

Ihr Körper erholt und vital ...

Ihr Geist wach und klar ...

Ihr Gefühl heiter und frei ...

Und ab jetzt ... nutzen Sie immer diese Trance ›dabei‹ ...«

54 »Denn die Liebe ... sie ist ein Spiel!« – Sich freisprechen, freitanzen, freilieben

»Ganz leicht beginnt nun Ihre Hypnose ... mit einer einfachen Einleitung ...
die schnell in gute Trance führt ... leicht ... einfach und schnell ...
wie geschaffen für Sie ...

... Spielerisch ... für ein spielerisches Ziel ...

Legen Sie Ihre Hände jetzt bitte ganz entspannt auf die Oberschenkel ...
oder wo auch immer sie sich gerade wohlfühlen ...

Und nun strecken Sie beide Zeigefinger nach oben ... Richtung Zimmerdecke ... Richtung Himmel ... Sie halten beide Zeigefinger nach oben gerichtet ... nichts weiter ... nur ruhig atmen ... und sich wohlfühlen ...

und nachspüren, wie es sich immer ruhiger und gemütlicher in Ihnen anfühlt ... und warten ... ganz entspannt ... wie die Hypnose kommt ... leicht ... einfach ... und schnell ... wie geschaffen für Sie ... ... spielerisch ... für ein spielerisches Ziel ...

Und ein Zeigefinger ... der rechte oder linke ... wird gleich beginnen ... sich langsam ... langsam ... von allein ... zu senken, wenn Sie beginnen, wohlig in die ausgebreiteten Arme der Hypnose zu gleiten ...

Sie atmen ruhig und langsam ... genießen jeden weiten Atemzug ... und beobachten gelassen, wie sich das alles so von selbst abspielt ...

... Leicht ... einfach ... und schnell ...

... Verspielt ... für ein spielerisches Ziel ...

Der Finger sinkt und sinkt ... in Zeitlupe ... sinkt ... in Ruhe ...

Sehr schön! Der eine Finger legt sich entspannt ab ... Spannung löst sich ... Gelöstheit fließt in jeden Winkel ... warme Gefühle überall ... die Hypnose ist eingeleitet ...

Sehr gut!

Während die Hypnose sich vertieft ... wird sich auch der andere Zeigefinger langsam senken ... in Zeitlupe ... er sinkt ... liegt bald entspannt neben den anderen Fingern ...

Sie fühlen sich sehr wohl ... angenehm gelöst ...

Nichts tun ... nur ruhig atmen ... nur fühlen ... einfach sein ...

Auf diese Weise können Sie ab jetzt immer und überall und innerhalb von Sekunden in Hypnose gleiten: Der erste Zeigefinger leitet sie ein ... der zweite vertieft sie ... einfach ... leicht ...

Und schon nutzen Sie die Trance für Ihre Wünsche ... Ihre Ziele ... und Sehnsüchte ... loslassen und hingeben ... hingeben und loslassen ... im tiefem Wissen, in der Sexualität läuft alles von selbst ... ein schöner, genussvoller Selbstläufer ...

Und schon sind Sie im Besitz all Ihrer unbewussten Fähigkeiten ... entspannt ... gelöst ... frei ... spontan ...

Worte bilden sich von allein ... oder bleiben einfach weg ...

Gedanken kommen und gehen ... oder lösen sich einfach auf ...

Schöne Bilder aber bleiben ... machen schöne Gefühle ...

... Wie Tanzen in der freien Natur ... Tanzen auf einem Berg ...
Walzer ... Tango ... Salsa ... was Ihnen gefällt ...

In den Tälern hängt noch der Nebel ...

Sie aber tanzen auf dem Berg ... in der Sonne ... mit Blick in die Weite ...
auf andere Berge ... und über andere Berge hinweg ...
das Wetter heiter wie die Stimmung ... heiter ...

Sie tanzen oben auf dem Berg ... mit Ihrer Musik im Ohr ...
mit Ihrer Musik im Blut ... in Ihrem Rhythmus ...
Walzer ... Tango ... Salsa ... was Ihnen gefällt ...

Tanzen ... in der Sonne auf dem Berg ... mit Blick in die Weite ...
auf andere Berge ... und über andere Berge hinweg ...
ausgelassen und unbeschwert ...

Sie genießen in vollen Zügen ... fühlen sich froh und ausgelassen ...

Unten im Tal ... ist Ihr Unbewusstes tätig ... hält alte Szenen an ...
spult sie um Sequenzen zurück ... spielt sie in neuer Version ...
in einer neuen, guten Aufführung ...

... Lustvoll ... spannend ... schön ... spontan ...

... Löst die Nebel auf ...

Sie ... hier oben auf dem Berg ... tanzen in Ihrem persönlichen Rhythmus ...
im Rhythmus Ihres Blutes ..

... Schön ... geschmeidig ... fließend ...

... Frei und ausgelassen ...

Das Herz gibt den Takt an ...

Die Sinne übernehmen die Führung ... Haut ... Zunge ... Nase ... Ohr ...

Die Sinne sind es, die Sie davontragen ...

Sie fühlen Ihren Körper herrlich schweben ...
und Ihre Seele lustvoll schwingen ...

... Denn ...

Sie tanzen auf dem Berg ... unbeschwert ... ausgelassen ... heiter ... frei ...

Die Stimmung ist wundervoll ... und alles spielt sich von selbst ab ...

Sie können das ... Sie können das oben auf dem Berg ... und unten im Tal ...
in der Tiefe ...

Es verbindet sich zu einem harmonischen Ganzen ...
gelöst ... stark ... empfindungsfähig ... erfüllend ...

Sie tanzen sich fröhlich frei ... und erleben, wie herrlich anders es ist!

Sie werden davon träumen ... und in den Träumen lernen ...
und sich in den Träumen freisprechen ... freileben ... und freilieben ...

... Und alles spielt sich einfach ein ... denn die Liebe ... sie ist ein Spiel ...«

X Frauenpower – Für Schwangerschaft und Geburt

55 »Die Margeritenwiese« – Fröhlicher Dialog mit dem Kind im Mutterbauch

»Liebe ... (*Vorname der Schwangeren*),

lehn dich zurück ... leg dich zurück ...
und du bist eine wunderschöne werdende Mutter ...
so aktiv ... so lebenstüchtig ... das ist doch alles fabelhaft ...

Und du bist in einer ›sicheren Zone‹ ...

... du hast deinen Mann ... deine Mutter hat dir nur Gutes über deine eigene Geburt erzählt ...

Liebe ... (*Vorname der Schwangeren*), liebes, kleines Mädchen ... es ist wichtig, dass ihr noch eine richtig schöne Zeit zusammen habt ...
einen richtig schönen Sommer ... einen richtig schönen Herbst ... eine richtig schöne Adventszeit ... bis dann ...
das kleine Mädchen ... gesund und munter zur Welt kommt ...

Und du atmest ... sehr schön ... und fühlst dich ein ...
in deine innere Ruhe ...

Du lachst gerne ... du singst gerne ... du bist lebendig ...

Und man kann sich so richtig vorstellen, wie das kleine Mädchen in dir genießt, deine schöne, tiefe Stimme zu hören, wenn du singst ...
und dein Lachen ... und deine Munterkeit zu fühlen ...
und das Engagement, das du für andere Menschen hast ...

So viel Schönes ... so viel gute Ausstrahlung ... mmh ...

Und das kleine Mädchen wird sich schon was dabei gedacht haben ...
da oben vom Sternchen ausgerechnet zu dir zu kommen ...
und dich auszuwählen als seine Mami ...

Und es bildet sich gerade gesund in dir aus ...
und wächst jeden Tag ein kleines bisschen ...
natürlich ... gesund und rund ...

Du bist ganz frei, diese Schwangerschaft zu genießen ...
und um noch alle Wolken zu vertreiben, die ab und zu mal auftauchen, gehst du jetzt tiefer in Hypnose ...
mit jedem Ausatmen tiefer ... gut ... und tiefer ... sehr schön ...
und tiefer ... sehr gut ... und tiefer ... sehr schön ...

Und du kennst ja die Hypnoseinduktion: ›Nichts tun ... nichts verstehen ... nicht mal zuhören ... einfach sein ...‹

Du freust dich ... und dein Mann freut sich ... deine Familie freut sich ...
und deine Freundinnen und Freunde und deine Kollegen ...
es ist eine ganz große Freude, in der das kleine Mädchen in dir eingebettet ist ... und das spürt es auch ... mmh ...

Und eins ... und zwei ... sehr gut ... und drei ... nimmst du tiefen Kontakt auf ... mit diesem wunderbaren, kleinen Geschöpf in dir ... das so selig in seinem kleinen Privatpool in dir lebt ... sich ausreift ... fürs Leben ...
und fünf ... sechs ... und sieben ...
tiefer in Hypnose ... sehr schön ... mmh ...

Und wer weiß mehr als du, liebe ... (*Vorname der Schwangeren*), wozu der menschliche Körper fähig ist ... was er alles überwinden kann ... und wie stark die Natur ist ... vor allem, wenn es so ein Glück gibt ... so eine Freude ... so eine schöne Erwartung ...

Und so ziehen die Wolken, die mal aufgekommen sind ... und nur so schienen, als ob sie dich eine weitere Zeit begleiten wollten ...
diese Wolken ziehen vorbei!

Denn du baust auf die Natur in dir ... die Kraft in dir ... du zählst darauf ...
und du verlässt dich auf sie ...
und mit jedem Ausatmen ... kann innerlich erklingen ...

›Ich verlasse mich auf meine natürliche Kraft ...‹

›Ich vertraue in meinen Körper ...‹

›Ich baue auf meine Stärke ...‹

›Und in meinem Bauch ist alles wunderbar gesund ...
geht alles seinen ganz natürlichen Weg ...‹

Und du siehst das ... mit dem inneren Auge ... wie sich alles so schön harmonisch und gesund abspielt ... mmh ... mmh ... gut ...

Und in dieser tiefen inneren Verbindung ... mit deinem kleinen Mädchen in dir ... in deinem Bauch ... ist eine Innigkeit ... und Stimmigkeit ... und ein gesunder Austausch ... und so ein fröhliches Glück ... als ob ihr euch beide zuzwinkert und euch sagt:

›Ach, wir machen uns aber 'ne schöööne Schwangerschaft, nicht wahr, Mami? ... Und wir genießen das so richtig!‹

Und das kleine Mädchen:

›Und dein Bauch wird immer dicker und runder ... und du wirst ganz stolz auf dich sein ... und der Papi auch ... und ich werde groß und stark in dir werden ... groß und stark ... und erst zur rechten Zeit, weißt du, ich möchte das Christkindchen schon erleben, ich komme vor Weihnachten ... und dann lass ich es dich genau wissen, wann die richtige Zeit ist ... und die richtige Art und Weise, wie ich das Licht der Welt erblicke ... da wählen wir uns den besten Weg aus, nicht wahr? ... Sicher und gut ... und da halten wir so richtig zusammen ... im gesunden Zusammenspiel ... und dann wird das ganz schön ... und der Papi wird staunen ... und die anderen auch ... was wir für eine super Geburt hinlegen ... aber vorher, da lassen wir uns richtig Zeit ... lassen uns ein bisschen bewundern von den anderen ... wie du tüchtig bist in der Schwangerschaft ... was du noch alles machst ... wie du dich aber auch schonst und auf dich achtgibst ... und auf mich natürlich auch.‹

Und so träumst du jetzt noch ein bisschen weiter ... im Zwiegespräch mit dem kleinen Mädchen, das seinen Namen schon hat ... aber der ist ja noch ein Geheimnis ... und das ist gut so ... und ich bin für eine Weile still ... und ihr trefft so eine richtig schöne, gute Absprache miteinander, wie ihr diese Zeit jetzt noch genießt ... bis irgendwann Mitte Dezember ... sie dann kommt ... vor dem Christkind noch ...

Und ich bin einfach still ...

(lange Pause)

Und dann hat das kleine Mädchen auf einmal eine lustige Idee ... dass ihr schon mal einen Blick in die Zukunft werft ... und sagt:

›Mami, lass uns doch mal spielen, ich bin schon auf der Welt ...
und ich liege in deinen Armen ... an deinem wunderbar weichen Busen ...
mit der köstlichen Milch!‹

Und du spürst das Kind ... dein kleines Mädchen,
das sich an dich schmiegt ... so gesund und munter ...
und so ganz innig mit dir ... so ein Glück ...

Vielleicht siehst du es auch, wie es anfängt, die ersten Schritte zu machen ... oder du sitzt auf einer Wiese mit deinem kleinen Mädchen ... und ihr flechtet Blumenkränze ... und ich weiß nicht ... sind es Margeriten oder Gänseblümchen?

Vielleicht für dich, für die Große, die Margeriten ... und für die Kleine die Gänseblümchen ... und du riechst den Duft der Gänseblümchen ... und den Duft des Grases ... und die Welt ist einfach in Ordnung für dich ... mit ihr ... deiner kleinen Tochter ...

Und der Papi in der Nähe ... deine Familie ... und alle Menschen, die für dich wichtig sind ...

Und immer wieder ... nimmst du einfach Kontakt auf ... und spürst dieses junge Leben in dir ... mit seiner Kraft ... und gehst in die Zukunft ... und nimmst wahr, wie gut sich alles entwickelt ...

Und jetzt merke ich, ich habe sonst gar nichts mehr zu erzählen ...
aber das Zwiegespräch mit deinem kleinen Mädchen ist in dir ...
und kann sich immer wieder neu gestalten ... und dich beflügeln ...
und dir Freude machen ... und so bin ich einfach still ...
und du ... genießt noch die Hypnose und lässt sie ausklingen,
wann immer es richtig für dich ist ...«

XI Heiße Jahre, kühle Wonne – Stabil und im Einklang durchs Klimakterium

56 »Entspannende Ruhe ... klare Kühle ... ruhiger Herzschlag ... sichere Gefühle«

»Praktizieren Sie diese Hypnose im Sitzen, die Augen zu Beginn geöffnet.
Halten Sie bitte zwischen Daumen, Zeige- und Mittelfinger ganz locker einen kleinen Gegenstand, z. B. eine Münze oder einen Stift.

Nun suchen Sie sich in Ihrem Blickfeld einen Punkt, auf den Sie schauen mögen ...
Sie werden die Hypnose sehr genießen,
durchschreiten Sie doch eine turbulente Zeit:
Hitze, Schwitzen, Zittern, Stress, Herzrasen und Erschöpfung ...
und der Schlaf nicht das, was er sein sollte ...
neben all den durcheinandergeratenen Gefühlen ...

Sie vertrauen aber Ihren mentalen Stärken ...
und haben die berechtigte Annahme, dass es einfacher und schöner, gesünder ...
und zudem günstiger ist, unter professioneller Anleitung eine gute Hypnose zu nutzen ...
... und ... das Beste von allem:
Hypnose hat keine Nebenwirkungen, und wenn doch, dann nur gute ...

Sie wollen Ihren Körper in seiner natürlichen Entwicklung unterstützen ...
und wissen vermutlich, dass angenehme Bilder und zielgerichtete Vorstellungen ...
eine direkte, positive Auswirkung haben ...
vor allem, wenn sie in Hypnose entwickelt werden ...

Positive innere Bilder und Fantasien lösen positive Gefühle aus ...
Gehirnareale werden aktiviert, Nervenimpulse animiert ...
und diese Vorgänge haben auf den Körper ausgleichenden und heilsamen Einfluss.

Hormone werden stimuliert ... die Stimmung moduliert ...
und das Gedächtnis konzentriert ...

Deshalb sitzen Sie mit vorerst offenen Augen angenehm zurückgelehnt da ...
halten diesen kleinen Gegenstand ...
und schauen bitte immer noch auf diesen Punkt ...

Schauen Sie noch eine kleine Weile ... mit weichem Fokus und entspanntem Blick ...
nur auf diesen Punkt ...
und während Sie mir dabei einfach nur ruhig zuhören ...
werden Sie bald bemerken, wie Sie beginnen, sich schon wohler zu fühlen ... sehr gut!

Noch werden Sie alles Mögliche im Raum wahrnehmen:
zu Ihrer Rechten ... zu Ihrer Linken ... über sich ... und zu Ihren Füßen.

Aber Ihr Blick ruht ... und Sie atmen langsam ... und regelmäßig ...
ja, sehr schön ...

Sie lassen das Auge auf diesem Punkt ruhen ...
wie ein Vogel, der sich nach langem Flug erholt ... um ...
... den heiß gelaufenen Motor zu kühlen ... ein wenig zu dösen ...
und vielleicht ins Träumen zu kommen ...

Und es verändert sich schon:
Allmählich beginnt dieser Punkt, auf den sie schauen,
zu verschwimmen ...
er wird vielleicht wandern ...
und dunkler werden oder auch
heller ...
das ist ein erklärbares visuelles Phänomen ...

Ihre Augenlider werden schwerer ... und mit jedem Atemzug müder ...
... und irgendwann schauen Sie durch den Punkt hindurch ...

Ach, schließen Sie doch einfach die Augen!
Wie schön, so nachzugeben!

Und bald ... wie durch feine Kräfte bewegt ...
werden auch die Finger nachgeben ...
Sie lösen sich ...
Sie strecken sich ...
Sie entspannen sich ...
... und lassen einfach los ...

Der kleine Gegenstand fällt ... ›plumps‹!
Ein feines Geräusch ... das Signal für den Beginn Ihrer Hypnose ...
Die Hand aber ... von Luft getragen ... schwebt ...
genießt die Leichtigkeit ...

Nacken und Schultern lassen nach ...
bald wird Ihr Kopf leicht nach vorne sinken ...
er sinkt ... sinkt nach vorne ...
einfach loslassen ... die Unruhe ausleeren ... sich erleichtern ...
aufatmen ... nur noch sein!

Und nach und nach breitet sich tiefe Gelöstheit aus ...

Sie atmen ruhig ...
in einer Wellenbewegung heben sich beim Einatmen Brustkorb und Bauch ...
und beim Ausatmen sinken sie wieder elastisch ab ...
nun eine kleine Pause ...
bevor sich beim nächsten Atemzug Brustkorb und Bauch wieder heben ...
und die Lungen mit frischer Luft füllen ...
wie angenehm!

Und ohne besondere Wünsche und ohne besonderes Wollen ...
sinken Sie mit jedem Ausatmen tiefer und tiefer in Trance ...

Die Schultern entlasten sich ... entspannen sich ...
die rechte Schulter ...
und die linke Schulter ...
so kann der Brustraum sich weiten ...
und die Atmung noch freier fließen ...

Und während ich von eins bis sechs zähle, fühlen Sie sich immer noch wohler ...
1 ... sehr friedlich ...
2 ... und frei ...

3 ... ruhig-gelassen ...
4 ... leicht
5 ... und gelöst
6 ... Ihr Körper gleitet dahin ... und Sie mit ihm ...

Sie gleiten dahin ... wie auf einer Wolke ...
vom Wind gestreichelt ... vom Regen gekühlt ... in zeitlosem Raum ...

Das Herz pendelt sich in ruhigen Rhythmus ein ...
das Vegetativum kommt ins Lot ...
die Hormone... besänftigen sich ...
das Nervenkostüm findet seine verloren geglaubten Nerven wieder ...
Ihr Kopf seine Konzentration ...
und abends schütten sich Schlafhormone großzügig aus
für tief-erholsamen Schlaf ...

Alle Muskeln sind wunderbar gelöst ...
alle Organe arbeiten ruhig vor sich ... die Nerven entspannen sich ...
Ihr Körper kommt mehr und mehr in Einklang mit sich selbst ...
wie schön!

Vielleicht bemerken Sie von allem nur, wie ruhig Ihr Atem fließt ...
wie regelmäßig Ihr Zwerchfell die Lunge bewegt ...
alles entspannt ... alles in seiner Mitte ...

Aber bald werden Sie die Veränderungen deutlicher wahrnehmen ...
Sie erfahren mehr Ruhe in Ihrem Leben ...
und fühlen sich harmonischer denn je ...
Ihr Geist regeneriert sich ... Ihre Seele tankt auf ...

Gönnen Sie sich nun ruhig eine geraume Weile der inneren Stille ...

Und wenn es für Sie richtig ist, wird ein tiefes Einatmen ankündigen,
dass Sie sich wieder in das äußere Hier und Jetzt zurückorientieren wollen.

Dann wandern Sie gemächlich von sechs bis eins zurück ...
recken und strecken sich ...
die Füße bewegen sich ... die Augen öffnen sich ...
Ihr gesamter Körper aber bleibt in entspannter Balance ...

Sie kommen wieder hierher ...
frisch, wach ... in ruhiger Klarheit ... und Sie erleben:
entspannende Ruhe ... klare Kühle ...
ruhigen Herzschlag ... und sichere Gefühle.«

57 »Aphrodite« – Kühles Bad für heiße Wallung

»Schließen Sie bitte die Augen ... lehnen sich zurück ...
und lassen Ruhe einkehren ...

In einer guten Hypnose richtet sich alle Aufmerksamkeit nur auf uns selbst ...
so hören wir sogar unser eigenes Atmen ...
wenn die Luft durch die Nase strömt ...
herein ... und wieder hinaus ... regelmäßig ... und beruhigend ...
die Brust sich hebt... elastisch ... viel Raum für viel Luft ...
und sich senkt ... elastisch ... und viel Luft strömt wieder hinaus ...

Und während Sie mir zuhören und gleichzeitig Ihrer Atmung lauschen ...
gleiten Sie in angenehme Entspannung ...
und bald werden gute Erinnerungen auftauchen ...
zum Beispiel von einer Landschaft, die Sie mal besonders schön fanden ...
vielleicht ... wegen der beeindruckenden Kulisse ...
wie die Felsen im Meer vor einer Insel ...
oder ... wegen eines Duftes nach Maiglöckchen ...
wie ein Laubwald im Frühling ...
oder ... wegen ihrer Farbenpracht ...
wie der ›Ahornboden‹ im Karwendel an sonnigen Herbsttagen ...
auch Sie kennen so eine Landschaft ... und erinnern sich spontan ...

Ein paar ruhige Atemzüge ... und schon sind Sie da ...
vielleicht wussten Sie es ... vielleicht auch nicht:
In dieser Landschaft liegt ein zauberhafter Badesee ...

Mag sein, Sie müssen etwas genauer hinschauen, um ihn zu entdecken ...
weil er sich hinter einer Baumgruppe verbirgt ...
sein klares Wasser blinkt in der Sonne ...
Lichtreflexe tanzen auf den Wellen, die sich im feinen Wind kräuseln ...
sie scheinen Ihnen zu winken ... und dies wirkt wie ein Versprechen ...

Neugierig schlendern Sie in Richtung See ...
mögen Sie nicht Schuhe und Strümpfe ausziehen ...
um die Erde unter den nackten Füßen zu spüren?

Genussvoll wandern Sie durch flauschiges Grün ...
der Boden federt elastisch unter jedem Schritt ...

Das Ufer des Sees ist schon ganz nah ...
Sie können sehen, wie das Wasser nur sehr allmählich tiefer wird ...
und können riechen, wie frisch es riecht ...
und Sie ahnen, welche Erleichterung es Ihnen schenken wird ...

Bald stehen Sie am Saum des Wassers ...
versunken in den Anblick der schönen Szene ...
das Schnattern der Enten im Ohr ...
und auch das Plätschern der feinen Wellen ...

Zart wie eine Vogelfeder liegt ein Birkenblatt auf dem Wasser ...
wiegt sich auf den Wellen ...
und scheint dies richtig zu genießen ...

Sie entkleiden sich ...
bedächtig setzen Sie die ersten Schritte in das frische, kühle Wasser ...
Frische umspült zuerst nur Ihre Füße ...
bald spüren Sie angenehme Frische bis zu den Knöcheln ...

Nun gehen Sie bis zu den Knien hinein ...
deutlich fühlen Sie das Ansteigen des Wasserpegels an Ihren Unterschenkeln ...
bald verspüren Sie erfrischende Kühle bis zu den Knien ...

Nun waten Sie weiter ins Wasser hinein ...
Sie fühlen das Ansteigen des Wasserpegels die Schenkel hoch bis zu Ihren Hüften ...
bald verspüren Sie angenehme Kühle bis zu Ihren Hüften ...

Nun gehen Sie noch tiefer hinein ...
Sie fühlen dabei deutlich das Ansteigen des Wasserpegels bis zu Ihrem Nabel ...
und erleben die Hälfte Ihres Körpers in angenehmer Kühle ... schon fantastisch frisch ...

Sie waten tiefer hinein ... kühlen sich die verschwitzten Hände ...
die Arme, aber auch Rücken und Brust, Hals und Nacken ...
Ja, und wenn Sie mögen, tauchen Sie auch den Kopf kurz unter ...
kühlen die erhitzten Wangen ... herrlich! Eine Wonne!

Und ... Sie beginnen mit ruhigen Zügen zu schwimmen ...
im herrlich weichen Wasser bewegen Sie sich mit ruhigen Zügen vorwärts ...
den glitzernden Lichtreflexen entgegen ...

Um Sie herum bilden sich muntere Wellen ...
die scheinen von Ihnen aus wegzulaufen ...
und nehmen all die Hitze mit ...

Ja, die Wellen rollen weiter über den stillen See, der sich schillernd um Sie herum ausstreckt ... und die Wellen nehmen all die Hitze mit ...

Sie aber schwimmen vorwärts ... sicher ... und ruhig ...
regelmäßig ... und gelassen ...
der See ist nur für Sie da ... für Ihr Wohlbehagen ...
Ihr Körper gleitet in seiner Kühltrance dahin ...
bis all die kleinen Wellen all die große Hitze hinweggetragen haben ...
bis die Temperatur auf ein angenehmes Niveau gesunken ist ...

Friedlich schwimmen Sie im See ...
und fühlen sich einfach nur noch wohl ...
drehen Ihre Runden, solange es Ihnen Spaß macht ...

Irgendwann ... nach vollem Genuss ... schwimmen Sie zurück ...
waten durch das Wasser ans Ufer ...
Sie spüren, wie der Wasserspiegel an Ihrem Körper herabsinkt ...
erstaunlich nur, wie die frische Kühle trotzdem verbleibt ...

Sie entsteigen dem Wasser ... eine reife Aphrodite ... und ...
in diesem Moment ...
haben Sie für den See Ihren eigenen passenden Namen gefunden ...

Am Ufer liegt ein Handtuch für Sie im Gras ...
Sie trocknen sich ab ... ziehen sich wieder an.

Sehr beruhigt verabschieden Sie sich von Ihrem wundervollen See ...
in dem Wissen, Sie können jederzeit in Sekundenschnelle wieder in Ihre Kühltrance tauchen ...

Sie nennen den See einfach beim Namen ...
schließen die Augen und hören Ihr Atmen ...
und er wird zu Ihnen kommen und Sie in seine erfrischende Tunika kleiden ...
und seine Wellen nehmen all die Hitze mit ...

Nun begeben sich auf den Rückweg und beenden die Hypnose –
der Körper wohltemperiert ...
die Nerven beruhigt ...
das Herz im guten Rhythmus ...
der Kopf klar ...

58 »Eisblumen« – Erlernen selbstwirksamer hypnotischer Abkühlung

»In dieser Hypnose lernen Sie, sich selbst so zu beeinflussen, dass Sie sich sowohl psychisch entspannter und stabiler als auch körperlich ausgeglichener und wohler fühlen. Sie werden die Hitzewallungen reduzieren, weil Sie dank Ihrer Vorstellungskraft und hypnotischer Phänomene Ihre Körpertemperatur selbst herunterkühlen, bis es angenehm für Sie ist.

Mit einem Teil Ihres Bewusstseins hören Sie nun einfach meiner Stimme zu ...
und mit dem anderen gehen Sie auf Reisen ...
mit all Ihrer Fantasie ... und Motivation sich etwas Gutes zu gönnen ...
während Sie langsam beginnen, sich zu entspannen ...

Lassen Sie Ihre Atmung ganz natürlich fließen ... ruhig und regelmäßig ... und begleiten Ihre Atemzüge für eine geraume Weile in aller Gelassenheit ... sehr gut!

Jetzt vertiefen Sie die beruhigende Wirkung Ihrer Atmung ...
indem Sie beim Ausatmen bitte im Stillen Ihren Namen sagen ...
Ihren Vornamen ... oder einen Namen, den Sie für sich mögen ...
vielleicht sogar Ihren Kosenamen ...

Sprechen Sie Ihren Namen mit aller Wertschätzung für sich ...
in allem Respekt ... und voller Liebe ...
beginnen Sie jetzt!

Und während Sie über so viele Atemzüge, wie Sie mögen, Ihren Namen nennen ...
kommen Sie bald an einen schönen und wundersamen Ort ...

an dem Sie etwas Besonderes erleben werden:
Jeder Ton ... jedes Wort ... jede Farbe ... an diesem Ort ...
jede Szene und jedes Bild ...
werden in Ihnen Entspannung, Ruhe und Abkühlung auslösen ...
alles wird Ihnen verhelfen, sich angenehm, stabil und wohl zu fühlen ...

Sie kommen näher und näher ... Atemzug um Atemzug ...
Schritt um Schritt ... näher und näher ...
zu dem schönen, friedlichen Ort ...
und bald sehen Sie eine Tür ... eine besondere Tür ...
denn wenn sie sich öffnet ... und Sie hindurchschreiten ...
werden Sie sehr angenehm überrascht sein ...

Sie sind nun nahe der Tür. Betrachten Sie sie genauer!
Aus welchem Material ist sie? Welche Farbe hat sie? Wie groß ist sie?
Ist sie groß und stark ... oder klein und zierlich?

Nun, wenn Sie gleich durch die Tür hindurchschreiten werden ...
gelangen Sie an diesen besonderen Ort ...
ein Ort, der für Ihr Wohlbefinden alles bietet, was Sie brauchen ...

Entspannung, Ruhe, Kühle ... allen Komfort für gute Gefühle ...

Gehen Sie jetzt zu der Tür!
Die Tür öffnet sich selbsttätig ...
neugierig schreiten Sie über die Schwelle ...

Es wird Sie wohl überraschen ... oder?
Sie sind in verschneiten Bergen ...
und es ist angenehm kühl hier ...
es hat wohl auch gerade geschneit ... mit dicken Flocken ...
ja, es liegt strahlend weißer Schnee ... frischer, pulvriger Schnee ...

Eiskristalle glitzern ... und die Luft ist kühl ... herrlich kühl ...

Wirklich, sehr schön, dieser weiße, saubere Schnee ...
Schnee auf den Bäumen ... wie weiße, flauschige Polster ...
Schnee auf den Almen ... wie frisch gewaschene Laken ...

Nehmen Sie ruhig mal ein paar tiefe Atemzüge in dieser schneeigen Bergluft ...
so erfrischend!
Fühlen Sie, wie kühle Wellen Sie durchströmen? ...

Es ist wirklich ein spezieller Ort ...
die Kühle und der weiße Schnee lösen in Ihnen großes Behagen aus ...
so kühl und komfortabel ...

Und vielleicht können Sie in der Ferne schon den See sehen ...
und auch den Pfad wahrnehmen, der zu ihm hinführt ...

Und Sie wandern auf diesem Pfad ... hier in den Bergen ...
hin zu dem See, der da so ruhig vor Ihnen liegt ... wie verträumt ...

Und mit jedem Schritt, den Sie tun ...
fühlen Sie immer intensiver die kühle Luft, die frische, kühle Luft ...
die kühle Luft auf Ihren Wangen ...
die Frische auf Ihrer Stirn ...
und die kühle Brise, die an Ihren Ohren vorbeiweht ...

Es ist sehr angenehm hier ...
denn während Sie hier auf dem schneebedeckten Berg gehen ...
fluten Wellen von Wohlbefinden durch Sie hindurch ...
und die Kühle bildet um Sie herum eine regelrechte Frische-packung ...

Wann immer Sie mögen ...
können Sie auch mal eine Rast in der heimeligen Berghütte einlegen ...
so eine Hütte in den Bergen ...
an deren Fensterscheiben Eisblumen blühen ...

In Eis verzauberte Blüten ...

Berühren Sie doch mal eine dieser Eisblumen ...
sie sind so prickelnd frisch ...

Und im Moment dieser fast magischen Berührung löst sich alle Spannung ...
Sie atmen auf und gleiten in ein tieferes Stadium von Hypnose ...

Vielleicht sind Sie sich gar nicht mehr so bewusst über Ihren Körper ...
Ihr Körper aber kostet diese tiefe Gelöstheit intensiv aus ...
er erholt sich ... frei in Raum und Zeit ...
und findet sein Gleichgewicht wieder ...

Er segelt dahin in Wohlbefinden ...
und das erscheint Ihnen komischerweise als ganz normal ...
und auch Ihr Geist ist erstaunlich klar ...

Und so entspannen Sie sich mehr und mehr ...
und je komfortabler Sie sich fühlen ...
umso sicherer sind Sie, in einer guten inneren Kontrolle zu sein ...
und dieses angenehme Sein immer wieder selber hervorrufen zu können ...

Es ist ganz einfach:
Sie gönnen sich ein wenig Zeit ... atmen ruhig ...
sagen sich beim Ausatmen liebevoll Ihren Namen ...
schreiten durch die Tür ...
und finden Ihre Berge im Schnee ...
Sie erleben dort Ruhe und Entspannung und so viel Abkühlung, wie Sie brauchen ...
wo auch immer ... wann auch immer ... und solange auch immer ...
angenehme Kühle ... ruhige Gefühle ...

Und bald werden Sie bemerken, dass Sie besser schlafen ...
Ihr Befinden verbessert sich ...
und die Qualität Ihres Lebens nimmt zu ... ...

Sie werden sich einfach wohler fühlen ... entspannter ...
stabiler und ruhiger ... die Wellen glätten sich ...
und das macht Sie sehr zuversichtlich ... jetzt und für die Zukunft ...

Vielleicht möchten Sie auch gerne noch ein bisschen tiefer in Hypnose sinken ...
noch eine kleine Weile die zauberhaften Eisblumen betrachten ...
und einfach machen, was Ihnen gefällt?

Kehren Sie erst zurück, wenn es richtig ist für Sie ...
ausgeglichen, frisch und entspannt ... und mit wacher Klarheit ...«

59 »Die schöne Kriegerin« – Ausgeglichen und standsicher

»In dieser Hypnose werden Sie erleben, wie es Ihnen ...
dank Ihrer Fantasie und Vorstellungskraft ...
aber vor allem unbewusster Vorgänge ...
gelingt, sich besser zu fühlen ...
wieder ins Lot zu kommen ... und in Ihre Stärke ...

Sie haben die Augen geschlossen ... die Hände auf Ihren Schenkeln ...
lehnen Sie sich nun zurück ...
und atmen erst einmal so richtig tief durch ...
richtig tief und befreiend ... das tut so gut!

Sie hören meine Stimme ...
und vielleicht in der Ferne den Klang der Glocke einer Kirchturmuhr ...
aber äußere Zeit wird unwichtig ...
alles um Sie herum ist unwichtig ...
Sie sind in Ihrer inneren Zeit ... in Ihrem inneren Raum ...

Und während Sie sich mehr und mehr zurücklehnen ...
und mehr und mehr nachlassen ...
können sich mehr und mehr kleine Veränderungen vollziehen ...
und so werden Sie bald bemerken, wie Sie beginnen, sich wohler zu fühlen.

Im hypnotischen Befinden werden ... ohne bewusstes Zutun ...
die inneren Vorgänge sortiert ... die Gedanken geklärt ...
... und die Gefühle harmonisiert ...

Es werden die kleinen Chaoten gezähmt ...
die scheinbar unkontrollierbar ihr Spiel mit Körper und Seele treiben ...

Sie werden zu braven Wesen, die Ohren anlegen ... Pfötchen geben ...
und neugierig warten, in welch schönen Traum sie gleich sinken werden ...
denn sie haben die Hypnose gern ...
und werden bald wieder ausgeglichen und zuverlässig für Sie sorgen ...

Ich bitte Sie nun, eine kleine Weile auf Ihre Atmung zu achten ...
darauf, wie die Brust sich hebt beim Einatmen ...
und wieder absinkt beim Ausatmen ... sehr gut!

Und jetzt schauen Sie bitte ... ein paar Mal ... unter den geschlossenen Augenlidern ...
beim Einatmen nach oben ...
und beim Ausatmen nach unten ... sehr gut ...
beim Einatmen nach oben, wie wenn Sie zur Stirne hinschauen ...
und beim Ausatmen nach unten, wie wenn Sie zu den Füßen blicken ...

Beim Einatmen schauen Sie nun weiterhin nach oben ...
in den klaren, kühlblauen Himmel ...
und beim Ausatmen nach unten ...
auf die Erde, die Sie stabil und sicher trägt ... genau!

Beim Einatmen nach oben ... beim Ausatmen nach unten ...
Beim Einatmen tanken Sie kühles Himmelsblau auf ...
beim Ausatmen lassen Sie es erfrischend durch Ihren Körper rauschen ...
und alle Hitze fliegt hinweg ...
ein ... und aus ... und alle Hitze fliegt hinweg ...

Und Ihr Körper beginnt zu schweben ... mit jedem Ausatmen mehr ...
Sie brauchen nicht zu wissen, wie das geht ... Sie denken es sich ...
Sie sehen es ... oder empfinden einfach:
›Mein Körper schwebt ... mein Körper schwebt ...
er schwebt im kühlen Atemstrom dahin ... und ich mit ihm ...‹

Und ... zu Ihrem Erstaunen ...
hüllt sich ein lichtblaues Gewand um Ihren Körper ...
beruhigt und kühlt ihn von außen ...
und das fühlen Sie jetzt immer mehr ...

Sie gleiten tiefer ... und tiefer ... in das so ersehnte Befinden ...
erholsam ... beruhigend und stabilisierend ...
so wie Sie es sich schon lange wünschten ...

Und Sie hören mir vielleicht nur noch mit einem Ohr zu ...
mit dem anderen hören Sie Ihre gleichmäßige Atmung ...
das sanfte Wehen des frischen Windes ...
oder das feine Rieseln von lauem Sommerregen,
der lindernd auf das erhitzte Land fällt ...

Sie schweben dahin ... und sinken noch tiefer in Trance ...
während ich von eins bis sieben zähle ...
und bald werden Sie eine überraschende Empfindung haben ...
die Ihnen wohl gefällt ...
1 ... mit sich ...
2 ... ganz dabei ...
3 ... schweben Sie frei ...
4 ... öffnet sich die Tür ...
5 ... zu wohligem Sein ...
6 ... kehrt wieder ein ... berührt sanft die Stirn ...
wonnige Wärme nur dort, wo gewollt ...
7 ... in tiefer Trance ... tiefer als tief ... erholt!

Zu ihrer Überraschung finden Sie sich wieder in der Mitte eines Pavillons ...
umgeben von plätschernden Brunnen ... zwitschernden Vögeln ...

Klares, frisches Wasser in glitzernden Karaffen ...
rote Wassermelone zwischen Eiswürfeln in kristallenen Schalen ...
Duft von grüner Minze ...

Und Sie?
Gekleidet in ein kühlend-blaues Gewand ...
stehen Sie in aufrechter Haltung ...
Ihr Körper wohltemperiert ...
Ihr Herz im guten Rhythmus ...
Ihr Kopf klar ...

Sie können sich auch von außen betrachten ... sehen sich selbst da stehen:
die Kriegerin für ruhige Klarheit ... erfahrene Bewusstheit ...
kluge Besonnenheit ... unerschütterlich ... ruhig ... stolz und stabil ...
Sie sehen sich im blauen Gewand ... in diesem Pavillon ...
und aller Raum gehört Ihnen ...

Und gleichzeitig sind Sie es ...
in diesem schönen, blauen Gewand ... in Ihrem Pavillon ...
Sie fühlen das leichte Wehen von Ruhe und heiterer Gelassenheit ...

Verbleiben Sie doch eine Weile in dieser Position ... in Ihrer Kraft ...
in Ihrer Stabilität ... in Ihrem schönen Sein ... sich selbst ganz nah ...

Und plötzlich sind Sie sich Ihrer Kunst bewusst,
das Leben in diesen neuen Zeiten gut zu gestalten ...
denn ... Sie stehen da ... in Ihrem Pavillon ...

elastisch und doch stabil ...
federnd und doch unerschütterlich ...
der Blick nach vorne ... das Ziel fokussiert ...
entspannt ... in Ruhe ... und ganz bei sich ...

Welch schöne Stimmung ... welch Leuchten in Ihren Augen ...
eine reife, schöne Kriegerin ...

Sie sind ganz in Ihrer Ruhe ... und ... Ihnen ist bewusst wie nie zuvor:
›Ich erlaube mir, diesen Lebensabschnitt zu genießen ...
und lass mich überraschen, wie ...
ich bin die schöne Kriegerin ...
Stabilität ... Kraft ... Zuversicht ... sind meine treuen Begleiter.‹

Lange verbleiben Sie in diesem schönen Sein ...

Tief in wohltuender Hypnose ... tanken Sie Kraft ...
und genießen Ihr gutes Gefühl ... Ihr Vertrauen ...
und Ihre wachsende Stärke ...

Irgendwann kehren Sie leichtfüßig und froh ...
über sieben Stufen wieder ins Hier und Jetzt zurück ...
immer im Sinn ... die schöne Kriegerin ...

XII Ich lebe mich gesund – Mut, Stärke, Zuversicht

60 »Ich lebe mich gesund!« – Beruhigung, Erholung und Zuversicht

»Nehmen Sie bitte für die Einleitung dieser Hypnose einen kleinen Gegenstand *(eine Münze, ein Steinchen oder einen Stift oder Ähnliches)* ganz locker zwischen Daumen und Zeige- und Mittelfinger und setzen sich bequem hin.

Mit vorerst offenen Augen sitzen Sie nun angenehm zurückgelehnt da und halten diesen kleinen Gegenstand ... wie in Gedanken versunken ...

Wahrscheinlich schauen Sie schon auf einen Punkt ... auf das Muster im Teppich ... einen Fleck an der Wand ... ein Baumblatt ... vielleicht auf einen glitzernden Gegenstand ... es könnte auch die rote venezianische Vase auf dem Fensterbrett sein ...

Schauen Sie nun unverwandt für eine Weile auf diesen Punkt, mit weichem und entspanntem Blick ... nur auf diesen Punkt ...

Lassen Sie das Auge auf diesem Punkt ruhen ... wie ein Vogel, der sich nach langem Flug erholt ... ein wenig in der Sonne döst ... und sein Gefieder durchwärmen lässt ...

Noch werden Sie alles Mögliche im Raum wahrnehmen: zu Ihrer Rechten ... zu Ihrer Linken ... über Ihnen ... und zu Ihren Füßen. Aber Ihr Blick ruht, und Sie atmen ruhig ... entspannt ... und regelmäßig. Ja, sehr schön ... !

Allmählich wird dieser Punkt etwas verschwimmen ... er wird vielleicht wandern ... und dunkler werden oder auch heller. Das ist alles ganz normal, ein normales visuelles Phänomen. Und es mag leicht so scheinen, als ob einen dieser Punkt – verspielt – hypnotisierte ... oder ... kann es sein, dass man ihn selbst hypnotisiert?

... und irgendwann werden Sie durch den Punkt hindurchschauen ...

Und die Augenlider werden schwerer ... und schwerer ... schwerer ...
und schwerer ... und ermüden und sinken herunter ... ...

Ach, schließen Sie doch einfach die Augen!

Und ein tiefer Atemzug wird die Hypnose einleiten ...

Ja, sehr schön! ... So gelöst, dass die Finger sich gleich völlig von allein
öffnen werden ... wie ferngesteuert auseinandergezogen ...
und der kleine Gegenstand gleitet aus Ihren Fingern ...
und fällt ...
und verursacht beim Auftreffen auf dem Boden ein Geräusch ...
›plumps‹!

Dieses Geräusch wird in Zukunft das Signal für Sie sein, dass die allerbeste Trance beginnt.

Die Hand aber ... bleibt ganz von allein – wie von einem Luftkissen getragen – einfach dort in der Luft stehen ... und hilft Ihnen, mit jedem langsamen Atemzug, die Trance auf sehr angenehme Art und Weise zu vertiefen. Tiefer ... und tiefer ... tiefer ... und tiefer.

(Pause)

Der Körper fühlt ein gelassenes Strömen ... er atmet auf ...
der Körper dehnt und streckt sich ...
wohlig wie ein Fuß, der den Schuh abstreift ...

Und auf der Leinwand der geschlossenen Augenlider bildet sich Ihre ganz
persönliche Ruheszene ab:
der stille See im sanften Mondlicht ... ...
die in Schnee gehüllte Berglandschaft ...
das Getreidefeld, das sich im Sommerwind wiegt ... ...

Ihr Ruhebild ... Ihr Erleben ... Ihr Wohlfühlen ... beruhigend ... lösend ...

Sehr schön. Sehr gut. Ruhige, tiefe Atemzüge ...

(Pause) ...

Und die Erlaubnis wächst, gut auf sich zu hören ...
auf sich zu achten ... und gut mit sich umzugehen ...

(Pause)

So wandern Sie in großer Achtsamkeit ... wie träumend ...
durch Ihren Körperraum ...
und streichen mit liebevoller Hand über das Gewebe ...

mit Sorgfalt ... und Umsicht ...
so wie man über eine Tischdecke streicht, damit sie schön glatt ... und sauber duftend daliegt.

(Pause)

Auf verschiedenen Ebenen geschieht nun etwas ganz im Stillen und wird miteinander wirksam: die Gelöstheit ... die Ruheszene ... tiefe Erholung ... heilsame Vorgänge ...

Sie genießen das ... und Ihre Hand, die ist inzwischen wohl entspannt heruntergesunken ... vielleicht auch nicht ... und alles ist gut so.

(Pause)

Und jedes Mal, wenn Sie diese einfache Hypnose wieder ausführen, kommen Sie schneller in eine heilsame Trance ...
gesundende Vorgänge werden wie automatisch ablaufen ...
mit Bildern oder ohne ... mit Gefühlen oder ohne ...
jedes Mal anders und jedes Mal richtig. Sie werden immer weniger Zeit brauchen, aber die Zeit wird immer intensiver sein.

Und Sie werden danach erfrischt ... gestärkt ...
und gefestigt wieder erwachen ... und ... es wird Ihnen guttun.

Und Sie nehmen sich fest vor: ›Ich lebe mich ... gesund!‹

Erst nach geraumer Weile ... kommen Sie Schritt für Schritt ...
klar und frisch ... und gut gestimmt in das Hier und Jetzt zurück ...
das angenehme Gefühl im Körper bewahrend.«

61 »Kraftort Portovenere« – Die Chemotherapie gut vertragen (1)

»Schließen Sie die Augen ... und machen nun einfach sehr friedliche Atemzüge, wobei Sie vor allem sehr langsam ausatmen ... eins, sehr gut ... zwei, schön! ... drei, ja gut, weiter so! ... ... sehr gut! vier ...

Wahrscheinlich haben Sie bislang nicht darauf geachtet, dass die Luft beim Einatmen kühler ist ... und beim Ausatmen wärmer ... beim Einatmen trockener ... und beim Ausatmen leicht angefeuchtet ...

Aber haben Sie vielleicht wahrgenommen, wie alles um Sie herum leiser wurde?

Und so werden Sie, wenn Sie näher zu sich hinhorchen, sogar Ihr eigenes Atmen vernehmen. Sie hören, wie die Luft zur Nase hereinstreicht und … wieder hinausfließt, ein ganz feines Geräusch, stetig und ruhig … wie ein treuer Begleiter …

Und Sie hören meine Stimme, die zu Ihnen spricht.

Die Hypnose ereignet sich nun von allein … und Hypnose gelingt immer und ist immer erfolgreich, wenn es ein Ziel gibt.

Und Sie haben ein präzises Ziel … und um das zu erreichen, können Sie auf einmal ganz von allein – während Sie wissen, dass Sie hier sind – ganz woanders sein … vermutlich an einem Ort, der Ihnen besonders gefällt …

Es könnte auf einer Terrasse mit weitem Ausblick sein, vielleicht vor Ihnen ein kleiner Hafen, das ruhig-tiefblaue Meer …
ein schöner Ort … mit einem malerischem Namen:
… mag sein Portovenere, Hafen der Venus …

Allein schon der Name lässt träumen …

… Das Auge nimmt das wundervoll mittelmeerische Licht auf … Geglitzer vom Tanz der Sonnenstrahlen auf dem Wasser … flirrende Farben …

… Die Ohren erkennen Geräusche einer kleinen, südländischen Hafenstadt: das Tuten einfahrender Schiffe … Rufe der Fischer … Rasseln von Ankerketten … Lachen von Kindern … Trällern einer Opernarie … irgendwo spielt jemand verträumt Klavier …

… Die Nase atmet Meeresfrische, Duft von Jasmin … Zitronenblüte … Thymian … Oregano …

… Die Wangen genießen das Streicheln des lauen Windes …

… Die Sinne tanken die ruhig-heitere Stimmung auf …

… was Sie aber sicher noch nicht gemerkt haben, ist, dass da Luftballons herumschweben. Leicht und munter … heiter und farbig … wirklich … ich weiß auch nicht, wo die gerade herkommen … Luftballons … einige schweben einfach vorbei,
aber zwei, drei … wie viele? … bleiben in Ihrer Nähe in der Luft stehen und lassen fröhliche Bänder herunter … die binden sich um Ihr

Handgelenk ... und ziehen die Hand ein bisschen in die Höhe ... die Hand wird leicht ... – und ich frage mich, ob Sie das schon spüren – ... sie vergisst alle Schwere ...
wird leichter und leichter ... hebt sich ein bisschen ab ...

... wohl auch durch den Lufthauch des Meeres ... und während der Ellbogen ruht, steigt die Hand höher und höher ... ja, sehr schön.

Und in dem Maße, wie die Hand höher und höher schwebt, gleiten Sie in eine wirklich ergiebige Trance ... tiefer und tiefer ... fühlbar ... unfühlbar ... sichtbar ... unsichtbar ...
alles ist richtig ... alles willkommen ... sehr gut.

Und während Sie hier sind und gleichzeitig an diesem wundervollen Ort, wo Sie sich zurücklehnen ... und ins Träumen kommen ...
kann etwas völlig nebenbei geschehen:

Ihr Körper bekommt durch einen kleinen Eingang kraftvolle Unterstützung ... eine Flüssigkeit mit feinen Substanzen, durch lange Forschung präzise abgestimmt.

Und während Sie tiefer, ganz entspannt in Hypnose sinken ...
sind Sie einfach offen für diese heilsame Unterstützung ...
die Aufmerksamkeit auf den schönen Ort gerichtet,
auf diesen wundervollen Ausblick ...

Und gleichzeitig strömt die Flüssigkeit mit ihren präzise abgestimmten Substanzen durch ein ausgeklügeltes Leitsystem exakt dahin ...
wo sie hilfreich ist ... bis in die entlegensten Winkel.

Und diese Flüssigkeit hat nur diese Wirkung ... nur diese eine Wirkung und keine andere ... genau die verwilderten Zellen aufzustöbern, anzudocken, anzugreifen, sie zu vernichten und unschädlich zu machen ...

Dann wird alles durch körpereigene Labors bearbeitet ... und weiter durch körpereigene Abflusskanäle ausgeschieden. Ganz natürlich.

Und Sie lehnen sich zurück und begleiten alle Vorgänge mit Zuversicht ... und Zeit vergeht wie im Flug.

Und wenn die feinen chemischen Substanzen zur Wirkung gekommen sind, können Sie sich wohler fühlen als erwartet:

Sie werden erleichtert frische Luft atmen.

Sie werden ausgiebig trinken.

Sie werden mit gesundem Appetit gut essen.

Sie werden in erholsamen Schlaf fallen, der Ihnen guttut … und nur aufwachen, um zu trinken und sich zu erleichtern.

Sie werden sich ruhig und zuversichtlich fühlen.

Sie werden Unangenehmes verschlafen, mit guten Träumen, im Wissen, dass alles der Bewältigung der Krankheit dient, also Ihrer Heilung … Ihrer Entwicklung … Ihrer Zukunft …

Sie werden ein Modell dafür sein, wie man gut mit sich umgeht … und die Therapie im Guten wirken lässt.

Sie haben die Kompetenz dazu und den unbeugsamen Willen.

Und Sie nutzen die Wirkung … Nebenwirkung ist unwichtig … unbedeutend … Nebensache …

Sie setzen auf die heilsame Wirkung!

(Pause)

Und jedes Mal, wenn Sie mit diesen Worten wieder in Hypnose gehen, können Sie noch tiefer in Trance sinken, und die gute Wirkung wird noch stärker sein.

Und weil sich das jetzt alles abspeichert und Sie vielleicht noch ein bisschen weiter träumen, werde ich still sein …
… und irgendwann werden Sie das Bedürfnis verspüren, die Hypnose abzurunden. Da werden Sie schrittweise, langsam, langsam wieder hierher zurückkehren … mit dem Wissen, dass Sie sich jederzeit wieder auf Ihre Terrasse … wo auch immer sie sei … zurückziehen und wohlfühlen können …«

62 »Vollmond am Strand« – Die Chemotherapie gut vertragen (2)

»Dies ist eine Wohlfühltrance ... ganz persönlich für dich.

Sie basiert auf der langjährigen, positiven Erfahrung mit vielen anderen Menschen in einer ähnlichen Situation.

Ohne dein Zutun, also ganz von allein, bewirken die Worte, Bilder und Vorstellungen, dass du dich stabil und wohl fühlst ... vor, während und mit der Therapie. Alle unnötigen Gedanken lösen sich in ein wundervolles Nichts auf ...

... Ein sicheres Gefühl macht sich in dir stark ... achtet auf Zuversicht ... und Wohlbefinden.

Falls du die Augen noch geöffnet hast, schließ sie nun einfach ... und atme ruhig weiter ...

Genieße vor allem das erleichternde Aufatmen ...

... und das entspannende Ausatmen ...

... die kühlende Luft beim Aufatmen ...

... und die angenehm feuchte Wärme beim Ausatmen ...

... so beginnt die Trance ... von selbst ...

... und ... wie im Traum ... gelangst du an einen Ort, der dir besonders guttut ... ... in ein Erlebnis, das für dich ganz besonders ist ...

... zum Beispiel ...

... in eine wunderbare Vollmondnacht am Strand ...

... im Kreis deiner Freunde ...

... viele kleine Lichter ... im feinen, weißen Sand ...

... vor dir glitzert das Meer ...

... Mondstrahlen ... tanzen auf dem Wasser ...

... plaudern und lachen ...

... kleine Wellen ... plätschern an den Strand ...

... die klare Bucht ... ruhig und weit ...

... die schöne Landschaft ... vom Mondlicht sanft beschienen ...

... die Frische des Meeres ... in Nase und Lungen ...

... zärtlich ... streichelt der Wind deine Haut ...

... verspielt ... baden die nackten Füße im feinen, weißen Sand ...

... Luftballons schweben umher ... leicht und munter ... heiter und frei ...

... lassen fröhliche Bänder hinunter ...
die bindest du um dein Handgelenk ...

... sie ziehen deine Hand ganz sacht in die Höhe ... immer leichter und leichter ... lassen sie schweben ... leicht und frei ...

... Wie ein Lufthauch des Meeres schwebt deine Hand ...
und du mit ihr ... leicht und frei ... einfach schön!

Und wie deine Hand höher und leichter schwebt, gleitest du in ein angenehmes Sein ... tiefer und tiefer ... einfach richtig gut ...
tiefer und tiefer ... ganz leicht ...
wie im Traum ... einfach so ... richtig schön ...

(Pause)

Und in diesem schönen Erleben ... bekommt dein Körper – durch einen kleinen Eingang – hoch willkommene, kraftvolle Verstärkung ...

... Heilmittel – fein abgestimmt, genau richtig für dich – fließen durch deine Adern, lösen die Zellen auf, die nicht gesund sind für dich ...

... und schaffen Raum und Platz für die Zellen, die heil und gesund sind für dich.

Du bist einfach offen für diesen heilsamen Einfluss ...

... während die Heilmittel ... fein für dich abgestimmt ... genau dorthin strömen ... wo sie hilfreich sind ... für deine Gesundung ...

Und dein intelligenter Körper nimmt diese Hilfe dankbar an ...
und verwertet sie ganz wunderbar ...
genau so, wie er sie gut brauchen kann.

Diese Heilmittel – fein abgestimmt, genau richtig für dich – fließen durch deine Adern, lösen die Zellen auf, die nicht gesund sind für dich ...

... und schaffen Raum und Platz für die Zellen, die heil und gesund sind für dich.

Du schaust aufs Meer ...

... die vielen kleinen Lichter werfen Reflexe auf den Sand ... verbreiten frohe Stimmung ... tiefe Ruhe und Zuversicht ... Verbundenheit ... Geborgenheit ...

(Pause)

Und du fühlst dich sicher, wohl und frei:

Dein Atem ruhig und tief ...

Sauerstoff strömt reichlich durch deine Zellen ...
und belebt deinen Körper.

Du trinkst gern und ausgiebig.

Leckeres Essen stärkt dich.

Tiefer Schlaf erholt dich.

Ruhig ... vertrauensvoll ... sicher ... geborgen und zuversichtlich ...
und du fühlst dich jetzt gerade richtig gut!

Mit guten Träumen, im Vertrauen, dass alles der Heilung dient ...
deiner Gesundung, deiner Entwicklung ... deiner Zukunft ...

Du weißt, dass du gesund leben willst ... in tiefem Vertrauen in deine Kräfte ... und in die Intelligenz deines Körpers ... und ... deiner Seele.

(Pause)

Und während du dich besser und besser fühlst, lässt du dich tiefer und tiefer in diesen heilsamen Trancezustand sinken ... nimmst dir alle Zeit der Welt ...

(Pause)

Dies kommt in deinem ganzen Körpers an, und du träumst noch ein bisschen weiter ... im sauberen, hellen Sand mit den vielen kleinen Lichtern ... der frischen, kühlenden Meeresluft ... dem leichten Wind, der dich zart umfächelt ... ganz im Einklang mit dir ...

(Pause)

Während dein Körper noch in der heilsamen Trance verbleiben mag, weil er fühlt, dass ihm das guttut ... spürst du irgendwann ganz deutlich, du kommst als Person zurück ... ins Hier und Jetzt ... und nimmst dieses wunderbare Erlebnis mit ... ins Hier und Jetzt. So geht Heilung weiter, mit dir als Person ... ganz wach und klar ...

Du kehrst zurück ... frisch ... klar ... erholt ... frohen Mutes, dankbar für alles, was deine Heilung bewirkt.

Ein Schatten war auf dein Leben gefallen. Aber du gehst gestärkt aus ihm hervor.

Und dein Leben wird reicher und intensiver sein als zuvor.

Und jedes weitere Mal, wenn du dies hörst, wird die heilsame Wirkung stärker und stärker ... und Zeit verfliegt ...«[5]

63 »Besuch im Eispalast« – Für die Strahlentherapie, stimmungsaufhellend und ermutigend

»Wenn wir nicht gesund sind, unterliegen wir leicht unseren Stimmungen. Manchmal sind wir aufgeblüht und optimistisch ... manchmal entmutigt, betrübt und durcheinander.
All das aber ... gehört zu einem lebendigen Leben.

Und diese Hypnose wird ihnen helfen, dass es Ihnen besser geht.

Sie waren tapfer und diszipliniert und haben sich gefreut, wenn Sie zu Recht bewundert wurden, wie gut Sie bis heute alles durchschritten haben.

Diese Zeit liegt jetzt hinter Ihnen und ein neuer Abschnitt vor Ihnen. Und auch nach diesem neuen Abschnitt, der irgendwann wieder hinter Ihnen liegen wird, werden Sie wieder stolz sein, dass Sie alles so gut geschafft haben.

5 Die didaktische Erläuterung dieses Textes findet sich in Kaiser Rekkas, A. (2019): Vollmond am Strand. Hypnotische Sprache in 70 Tranceanleitungen. Heidelberg (Carl-Auer), 3. Aufl. Zudem ist diese Hypnoseanleitung als Audiodatei, gesprochen von Agnes Kaiser Rekkas, abrufbar unter: https://www.carl-auer.de/vollmond-am-strand.

Sie sitzen ... mit geschlossenen Augen ... gemütlich zurückgelehnt und atmen ruhig und regelmäßig ... und werden gleich bei jedem Ausatmen tiefer und tiefer in Hypnose gleiten ... ein Zustand, den Sie schon kennen und der sich als sehr nützlich erwiesen hat.

Sie wissen, Sie können weiterhin alles denken, Sie können aber auch alles Denken Ihrem unbewussten Wissen überlassen. ...
Denn nun leistet das Unbewusste seine Arbeit ... und das Körpergedächtnis aktiviert sich für gesunde Vorgänge.

Sie dürfen einfach ruhen und beginnen, innerlich leicht zu lächeln.

Und während ich langsam von eins bis einundzwanzig zähle, sinken Sie angenehm tiefer und tiefer ... tiefer und tiefer: 1 ... 2 ... 3 ... sehr schön!
... 4 ... 5 ... 6 ... 7 ... 8 ... 9 ... ja, sehr gut!
... fast die Hälfte der Strecke, schwebend davongetragen ...
heilsam und hell ...

10 ... 11 ... 12 ... 13 ... 14 ... 15 ... 16 ... 17 ... entfernt und luftig sinken, alle Sorgen hinter sich lassen, frei ... 18 ...
begleitet von kraftvollen Farben und tragenden Klängen ... 19 ... 20 ...
vielleicht im Duft einer Rose ... und ... nicht bevor die ›21‹ erklingt, werden Sie so tief in tiefer Hypnose sein, wie es für Sie heute richtig ist, um sich wohlzufühlen.
Und Sie machen das sehr gut so.

Und erst wenn die ›21‹ erklingt, werden Sie auf einmal – wie von Zauberhand – irgendwo in der Zukunft sein. Im Sommer eines Jahres, das gerade erst begonnen hat, an einem herrlichen Sonnentag, warm und nicht zu heiß, mit blauem Himmel.

Und Sie werden etwas Schönes tragen und ihn genießen, diesen Sommertag ...
und zurückblicken auf die Zeit, damals, im Winter ...

Und Sie werden zurückblicken auf eine Zeit, die nicht einfach war. Und sie wird für Sie weit zurückliegen ... fast unfassbar. Das Gefühl darüber wird verloren sein, nur das Wissen verblieb, dass es etwas gab, was Sie glorreich überwunden haben.

So viel wichtiger, im Jetzt zu atmen, die Sonne auf der Haut zu spüren und in einem kraftvollen Körper zu sein.

Die winterliche Zeit wird lange hinter Ihnen liegen. Sie werden davon erzählen, wie von etwas, was Urzeiten her ist, woran Sie sich vielleicht nur mühsam erinnern, vielleicht auch gar nicht mehr erinnern wollen.

(Pause)

Und bei ›21‹ wird tiefe Hypnose, tiefer als tief, ausgelöst, womit es unwahrscheinlich ist, dass sich nicht eine gute Entwicklungen vollzieht, in so tiefer Erholung ... tiefer als tief.
Und Sie werden es sehr genießen.

Sehr gut!

21! ...

Diese tiefe Ruhe tut gut.

(Pause)

Ihre Aufmerksamkeit bleibt auf die Zukunft gerichtet, die Sie im Moment schon leben: ... durch sommerliche Felder radeln ... tanzen ... lachen ... lieben ... bei Sonne ... bei Vollmond ...

Zukunft ... in Ihrem inneren Erleben schon Gegenwart.

Währenddessen kann sich der Körper auf die optimale Verwertung der Behandlung einstellen ... so, wie Sie sich guten Bildern hingeben ... nimmt er die Therapie an ...

Und mag sein, Ihrer Fantasie gefällt die Idee, vom Sommer aus einen märchengleichen Eispalast zu besuchen. Wie schön, da umherzuwandeln und die gläsernen Klänge zu hören, die das fantastische Eis, das klirrende Eis produziert.

Warm eingepackt in Wolle und Fell schlendert man staunend an den Skulpturen aus Eis vorbei, ganz eingenommen von dem Geglitzer der Eissterne ... und Lichtspiel der Eiszapfen ... und Eisfiguren ...
Brücken aus Eis über gefrorene Flüsse ... eine Traumlandschaft, in der der Körper sich regeneriert, und ein verzauberndes Licht dafür sorgt, dass Eiskristalle heilsame Farben reflektieren.

Und das Unbewusste erledigt dabei eigene Dinge.

Sie aber erfreuen sich an dieser Schönheit und heiteren Inszenierung ... und auf einem tiefgefrorenen See drehen zierliche Eistänzerinnen ihre Pirouetten ... und amüsieren sich ... man hört das knirschende Gleiten der Kufen über Eis und ab und an ihr fröhliches Lachen ...

Sicher haben Sie es nicht erwartet, aber es steht ein Schlitten für Sie bereit, der lädt Sie ein zu einer Fahrt ... so steigen Sie ein und gleiten nun selbst über das Eis, fühlen den Boden nun anders unter sich, sicher und eben ... und lassen sich von all der Schönheit verzaubern!

Die klare, saubere Kälte des Eispalasts tut Ihnen auf unerklärlich angenehme Weise gut und erfrischt die Zellen ... kühlt und beruhigt und klärt. Gewebe schwillt ab, schwemmt aus und reinigt sich. Die verwilderten Zellen fallen in sich zusammen ... wie eingefroren ... lösen sich auf ... ... die gesunden Zellen aber vitalisieren sich, fühlen sich wohl und stark und entwickeln eine gesunde Wärme.

Sie brauchen nichts zu tun als auf Ihr Wohlbefinden zu achten ... jetzt und nachher, heute und morgen ... und Sie werden immer ein bisschen in der Zukunft zu sein, wo das Heute schon ein Gestern ist.

Und Sie können das sehr gut. Sie sind es sich wert! Sehr schön! Sehr gut!

Und der Körper heilt, die Seele heilt, selbst der Geist ...
und Schwere fließt ab ... luftige Leichtigkeit zieht mit einem Hauch von Frühling in Ihr Gemüt ... denn ohne dass Sie es bemerkt haben, hat der Schlitten den Eispalast hinter sich gelassen ... und längst das Frühlingsland erreicht ... mit jungem Grün und erwachendem Leben, mit zarten Farben ... und dem Duft von Veilchen.

Und ganz wie Sie wollen, können Sie nun den Schlitten immer selbst lenken ... zum Eispalast, um sich kühlende Frische zu holen und genau da wirken lassen, wo es Ihnen guttut ... zur Straffung der Seele, zur Kühlung des Körpers, zur Klärung des Geistes.

Und wenn Sie genug haben, fahren Sie wieder ins Frühlingsland, um sich von dort aus auf den Sommer mit seinen langen Tagen zu freuen, von dem aus Sie zurückschauen können auf den Winter, der laaaange hinter Ihnen liegen wird.

Und das löst eine solche Zuversicht aus, dass es sich ganz friedlich anfühlt.

Und alles Wichtige, was Sie eben erlebt haben ... gehört, gesehen, gefühlt, gerochen und vielleicht geschmeckt ... speichert sich in Ihnen ab.

Dadurch ist es immer abrufbar, jeweils das, was Sie brauchen, genau passend zur Situation. Somit können Sie noch tiefer in Trance kommen, ganz in Ruhe, ganz versunken, der Heilung hingegeben ... tief in Trance, wo Worte überflüssig werden.

(Pause)

Und irgendwann wird es für Sie richtig sein, im Stillen wieder zurückzuzählen von einundzwanzig bis eins. Sie werden bei eins wieder in der äußeren Welt auftauchen, wach ... guter Dinge ... erfrischt und gefestigt ... mit einem ruhigen Gefühl im Herzen ... und einer klaren Orientierung im Geist.«

64 »Mit unbeirrbarem Glauben« – Erholung, Stärkung, Mut und Ausdauer

»Lehnen Sie sich zurück! Das ist das Beste, was Sie jetzt tun können.

Nachlassen ... für eine geraume Zeit dem Körper Ruhe geben ...
auch der Seele ... und dem Geist ...
nachlassen und ablassen ... gedankenleer ...

Nichts wollen und nichts müssen ... einfach innehalten ...
und die eigene Atmung hören ... und sinken ... sicher und stabil ...
gehalten von der Unterlage, auf der Sie ruhen ...

Nichts tun ... nichts verstehen ... nicht zuhören ... einfach sein ...
davonschweben auf Klängen ... Klänge der Worte ...
Klänge Ihrer Atmung ... Klänge einer schönen Weise ...
und Ruhe breitet sich aus ... tiefe, wunderbare Ruhe ...
tiefe Erholung ...
und Sie erlauben sich das ... sehr gut ... !

Sie sinken ... und schweben ... und Ihr Körper erhält alle Bedingungen ...
um sich wohler zu fühlen ... sich zu erholen ... tiefer ... und tiefer ...
wie auf einer Wolke getragen ...
einer Wolke aus Licht ... Ruhe ... und Wohlbefinden ...

Das Beste, was Sie Ihrem Körper geben können, ist dieses Loslassen ...
Schweben ... Sein ... und Glauben ...

Der Glaube stärkt sich ... und jetzt ... während der Körper ruht ...
findet der Geist auf verschlungenen Wegen ...
zu den Antworten ... um das Rätsel zu lösen:

Was ist Ihr erfolgreicher Weg ... in Regeneration und Kräftigung ... ?

Wie ist Ihr erfolgreicher Weg ... andere in Erstaunen zu versetzen ... ?

Wo ist Ihr erfolgreicher Weg ... in die Genesung ... ?

Und der Geist ... – ohne Ihr bewusstes Wissen – forscht ... unablässig ...
feinfühlig ... und findet genau heraus: Wo sind die Verbindungen ...
die Brücken und Wege ... in die Zukunft ... eine lebendige ... Zukunft ... ?
In ein neues Leben?

Glaube und Zuversicht ... lassen – vollkommen unbeirrt –
... die dunklen Wolken an Ihnen vorübersegeln ...
lösen die Schatten auf ... indem Licht auf sie fällt ...
verwehen Sorgen ... mit dem Wind des Südens ...

Unbeirrt wächst Standfestigkeit ...
und der Glaube wird stark wie ein Fels ...
die Sicherheit ... dass alles gut wird ... bleibt immer präsent ...

Sie gehen Ihren Weg unbeschadet durch alles hindurch ...
in Ihre Zukunft ... unbeirrt ... zuversichtlich ... stabil ... ...

Immer präsent das sichere Gefühl, dass alles gut wird ...

Der Glaube, fest wie ein Fels, dass Ihnen die Zukunft gehört ...

Die Zuversicht, unerschütterlich, dass Sie Ihren Weg gehen ...
der ganz anders sein kann, als der der anderen ...

Sie können das ... Sie haben das verdient ...

Ihr Körper wird es Ihnen zeigen ... und Sie erholen sich tief ...
tiefer als tief ... tiefe Hypnose ... und der Körper heilt ...

Ihr Körper vertraut Ihnen ... und Sie ... vertrauen Ihrem Körper ...
Gemeinsam seid Ihr stark.

Sie machen das sehr schön ... und viele Gedanken und Empfindungen
verschwinden, wie sie gekommen sind ... und in der Tiefe wissen Sie:

Es wird alles gut!

Dieser felsenfeste Glaube bleibt Ihnen immer treu ...

Und irgendwann einmal ... wird diese Zeit Geschichte sein ...
und das Leben wird ganz andere Aspekte haben ...
Aufgaben ... Inhalte ... und Perspektiven.

Sinken Sie ruhig noch tiefer ... ! Sinken Sie in einen schönen Traum ... !

Träumen Sie diesen Traum ...
der dem Körper guttut ... dem Herzen ... und dem Kopf ... !

Und immer wieder tanken Sie auf ... wenn Sie diese Hypnose hören ...
die angenehmen Minuten werden geräumig wie Stunden ...
gute Zeit wird unendlich ... während die Zeiten zwischendurch sich im Zeitraffer abspielen ... unwesentliche Gefühle ... gleichsam vergessen ...

Und so werden Sie nachher aus dieser Hypnose erwachen:
ausgeglichen ... gestärkt ... mit festem Mut ...
unbeirrt ... egal, was die Werte momentan anzeigen ...
Sie wissen, Sie werden das schaffen ...
den Blick nach vorne gerichtet.

Und erst ... wenn Sie sich erfrischt und gestärkt fühlen ...
erwachen Sie wieder aus dieser tiefen Hypnose ...
während der Körper ruhig noch länger die gute Trance genießt ...«

65 »Die ozeanische Trance« – Tiefe Hypnose für Wohlbefinden und Kräftigung

»Lehnen Sie sich zurück und schließen die Augen ... !

Prüfen Sie nun noch mal nach, ob alles richtig ist ... warm ... bequem ...
für eine wunderbare, produktive Hypnose ...
um beizutragen, dass schlechte Werte sich verbessern
und gute Werte sich stabilisieren.

Und wie immer in Hypnose ... brauchen Sie nichts zu tun:

... nichts vorstellen, nichts bemühen, einfach sinken und sich alles erlauben ... und meine Worte ... mit dem Klang meiner Stimme ...

sind bei Ihnen ...
werden positive Bilder entwerfen ...
und gute Gefühle auslösen ...

Und wie immer vertieft sich die Hypnose von allein:

... sich innerlich ausstrecken ... dahinschweben ...
befreit von Zeit ... und Raum ... erholsam ... und stärkend ...

... einfach nur atmen ... und immer mehr Abstand nehmen ...
hören ... und wirken lassen ... und ... jedes Ausatmen erleichtert und befreit ... jedes Einatmen tankt Licht ... Luft ... und Sauerstoff auf ... harmonisierend ... entlastend ... klärend ... gut! ... Sehr schön!

(Pause)

Und vielleicht verspüren Sie schon den feinen Lufthauch über der Stirn ... ?

... angenehm kühl ... lindernd ... auch über den Augen ... den Wangen?

Ruhe strömt ein ...

Die Schultern sinken entlastet zurück ...
ja, der gesamte Körper gibt angenehm nach ...
und eine tiefe ... ruhige ... wunderbar heilsame Hypnose beginnt Sie einzuhüllen ... wie eine samtig-zärtliche Umarmung ...

Vielleicht fühlen Sie sie ... ... am Arm ... Hinterhaupt ... Bauch ... Schenkel ...
vielleicht tauchen Sie aber schon längst in einem Ozean aus Düften ...
im Lichtspiel ... und dem Klang der Meereswellen ...
und lassen sich träumend von der Strömung tragen ...

Sonnenlicht schimmert durch Ozeanblau und verzaubert das Gemüt ...

(Pause)

Ein Fisch gleitet gleichmütig vorbei ... reflektiert dabei unwissend die Farben des Regenbogens auf Sie ... und genau da, wo sich Licht und Farbe bündeln ... tritt ozeanisches, reinigendes Fluidum sacht in Ihren Körper ein ... fließt zielstrebig genau dahin, wo der Körper Reinigung und Klärung braucht ... umspült alles in kleinen, spiraligen Wirbeln ...
entfernt achtsam unerwünschte Partikel aus dem Gewebe ...
und mit jedem tiefen Atemzug streift eine dynamische Strömung sie hinweg ...

Es fließt hier hinaus ... fließt da hinaus ... fließt hier hinaus ...
fließt da hinaus ... fließt hier hinaus ... fließt da hinaus ...

Fließt hinaus ... und der Schwere nach ... nach unten weg ...
und wie meine Stimme in die Tiefe sinkt, sinken auch diese Partikel
in die Tiefe ...

Und übrig bleibt Entspannung ... Ruhe ... gesunde Durchblutung ...

Das ozeanische Wasser flutet ... und spült ... und reinigt ...
und Sie geben nur die Erlaubnis dafür ... dieses: »Es darf geschehen« ...

Und Sie lassen es geschehen ...

(Pause)

Und in der Tiefe des Ozeans findet sich ... überraschenderweise ...
noch etwas Besonderes ... und ich weiß nicht, was es ist ...
und ob in einer Muschel verborgen ... eine perlmuttfarbene Perle
wohl ... Ihr Unbewusstes wird es Sie wissen lassen ...
das Geheimnis der Perle ... die Botschaft ... die Wirkkraft der Perle ...

So sinken Sie in immer tiefere Trance ... erfahren Kühle und Linderung ...
und zugleich Wärme und Energie ... fühlen tiefe ozeanische Ruhe ...
und Zuversicht.

Unnütze Gedanken steigen auf wie Luftblasen und zerplatzen an der
Wasseroberfläche ...

Schwere Gefühle sinken ab zum Meeresboden ...
aufgefangen von Seeanemonen.

Schwebendes und Leichtes ...
Nährendes und Heilendes aber bleiben bei Ihnen.

Und Sie werden sich fragen, ob es der ruhige Rhythmus der Atmung
oder das ozeanische Strömen ist, was den Körper in genau die
richtige Schwingung bringt ...
dass es nicht anders als gesundend sein kann ...

... wie auch immer ...

... Im Moment ... und auch in der Zukunft ... werden Sie wieder und wieder
im Ozean der Heilung schwebend schwimmen ...
und schwimmend schweben ...
und das Sonnenlicht wird durch die farbfrohen Fische auf Sie
reflektieren ... und im Fokus der Farbe und des Lichtes wird das

ozeanische Heilwasser in Sie einströmen und gemeinsam mit dem Körperwissen für Reinigung und Klärung des Gewebes sorgen ... überall ... und in spiraligen Wirbeln werden alle Zellen umspült ... gereinigt und geklärt.

(Pause)

Bevor Sie aber an die Oberfläche zurückkehren, werden Sie immer zu Ihrem Kleinod tauchen und Antworten auf Fragen erhalten.

Und nun erlauben Sie sich noch alle Zeit dieser Welt, bis Sie sicher sind, es ist genug. Erst danach kommen Sie ganz ruhig, besonnen, sehr friedlich und zuversichtlich wieder ins Hier und Jetzt zurück, während Ihr Körper in dieser heilsamen Trance bleiben kann, solange es ihm gefällt ...

Und der Körper weiß genau, was ihm bekommt ...«

66 »Der Ressourcentank« – Schöne Erinnerungen für Halt und Zuversicht

»Lassen Sie bitte vorerst die Augen noch offen ... und wählen für eine kurze Weile ... einen Punkt da oben, irgendwo an der Decke ... und schauen einfach ganz entspannt auf diesen Punkt ... mit weichem Blick ...

Und auch während man nur auf einen Punkt schaut ... kann man alles um sich herum wahrnehmen ...
alle Farben ... Formen ... Umrisse ... Licht und Schatten ...

Und Sie achten auf Ihre Atmung und schauen auf den Punkt ...
und irgendwann ... nach eigenem Wollen, werden Sie drei besondere Atemzüge machen:

Sie werden tief Luft holen ... und ... beim Ausatmen die Augen schließen und Ihren Körper schweben lassen.

Also:

Mit offenen Augen tief einatmen ...
... jetzt langsam ausatmen ... die Augen schließen,
und der Körper schwebt ... sehr schön ...

Augen öffnen ... tief einatmen ...
... langsam ausatmen ... die Augen schließen,
und der Körper schwebt ... sehr schön ... !

Augen öffnen ... tief einatmen ...
... langsam ausatmen ... die Augen schließen,
und der Körper schwebt ... sehr schön ... !

Die Augen bleiben nun geschlossen, die Atmung ganz ruhig ...
ganz im Gleichmaß ...
in Vorbereitung auf die Hypnose, die alles bewirken wird,
was Sie brauchen ... um in guter Verfassung zu bleiben und sich
körperlich wohl und stabil zu fühlen.

(Pause)

Und ganz von allein schwebt der Körper mit jedem Ausatmen mehr und mehr ... und das bewirkt gleichsam ein Gefühl des Sinkens ...
und Sie wissen, Sie brauchen nichts zu tun ...
und die kleinen Geräusche vom Bauch vermitteln nur, dass die Entspannung beginnt ... und das vegetative Nervensystem sich umstellt auf Erholung:
... nichts tun müssen ... nicht reagieren ... nicht verstehen müssen ... einfach nur da sein ... bei sich sein ... mit diesem schwebenden Gefühl ... in einem vollkommen geschützten Raum ... während nur draußen die Zeit vergeht ... innerlich zeitlos ... voller Weite ... Ruhe ... Besinnung auf das Wesentliche ...

Und die Ruhe wird tiefer ... tiefer ... tiefer ... und nun können auch die Schultern entspannt zurücksinken. Sehr gut! Sehr schön! Die Hände liegen warm auf dem Körper ... und Hypnose breitet sich aus ...
wie ein angenehmes Fluidum ... das durch den Körper fließt ... in einer wunderbaren Farbe ... genau die richtige, um das Richtige zu bewirken ... Besänftigung und Linderung ...
Erfrischung und Vitalisierung ... und Sie atmen ruhig und tief ...

(Pause)

Sie haben in Ihrem Leben jede Menge an schönen und guten Erfahrungen gemacht ... und während der Körper sich jetzt leichter anfühlt und leichter ... und vielleicht eine Hand sich besonders leicht anfühlt, sodass Sie sich abhebt von Ihrem Körper ... entwirft das Unbewusste ... einen Tank, einen großen, geräumigen, wunderschönen Tank ... für ein großes Reservoir ...

Und vielleicht sehen Sie ihn ja schon ... aber ob Sie ihn sehen, ihn fühlen oder einfach nur um ihn wissen ... ist eigentlich vollkommen egal ... denn das Unbewusste ist schon dabei ... diesen Tank mit wunderschönen Erlebnissen aus Ihrer Geschichte zu füllen:

Bilder voller Leichtigkeit ... Fröhlichkeit ... Heiterkeit ... Sommerlachen ... Herbstfarben ... ... knirschender Schnee ... knisterndes Kaminfeuer ... Schneeglöckchen ... Frühlingsduft ...
... sei es in alten Gemäuern mit langer Geschichte ...
sei es in den Bergen ... oder am Ufer eines Sees ...

(Pause)

Und der Tank füllt sich ... Sie sehen, wie der Pegel steigt ... mit Szenen ... mit Worten ... Sätzen ... Musik ... Farben ... Überraschungen ... Düften ... Sonnenschein ... Erfolgen.

Bilder über Bilder ... Klänge ... Gerüche ... Gefühle ... Tagesausflüge ... Sonnenuntergänge ... Vollmondnächte ... der Gesang der Nachtigall ... beglückende Zeiten ...
der Tank füllt und füllt sich ...

Der Pegel steigt weiter ... bald randvoll ... voll, fast übervoll ...

(Pause)

Jederzeit und überall sind diese schönen, wunderbaren, beglückenden Erfahrungen abrufbar ... fließen ganz spontan in Sie ein, womit Sie ganz von allein ... träumend einen schönen Traum träumen ...
um alles Äußerliche auszublenden ...
und innere Vorgänge im Guten zu beeinflussen ...

Und die Zuversicht nimmt zu, denn es gibt bei diesem Tank noch einen Spezialtank ... den Reservetank, das ist der, der die Zukunftsbilder birgt ... die vom nächsten Jahr ... vom übernächsten ...
Situationen in 5 Jahren ... und weit in der Zukunft ...

schemenhaft ... vielleicht Ahnungen nur ...
doch Gewissheiten gleich ... gereift ... gesund, im Kreis Ihrer Lieben ...

Und das Unbewusste ... nicht ich ... nicht Sie ...
Ihr Unbewusstes hat diese Bilder entworfen ... das weiß, wie's weitergeht ... mit eigener Intuition ... und unbeirrbarer Gewissheit ... telepathisch ... die Bilder der Zukunft ... im Reservetank ...

(Pause)

Und diese Bilder ... kommen Ihnen immer ganz spontan, wenn es notwendig ist ... wenn Sie Unterstützung brauchen im Glauben an die Zukunft, an Ihre Zukunft.

... und alles funktioniert – umso besser, je mehr Sie sich schweben lassen ... in bestimmten äußeren Situationen ... innerlich woanders hin ... und so beruhigt sich das ganze System ...

Entzündungen klingen ab, so wie sie gekommen sind ...

Schleimhäute regenerieren sich schneller als erwartet ... weil das milde Fluidum Sie umhüllt und lindert ... schützt ... und stärkt ...

Und wie ein treuer Freund bleibt gelassene geistige Kraft immer in Ihnen ...

Alles Unangenehme wird spontan ausgeblendet ...
der Tank lässt Sonnenlicht durch den Körper fluten ...
wenn er Licht und Wärme braucht ...
lässt quirlige Regentropfen für Erfrischung perlen ...
fröhliches Lachen bei Traurigkeit erklingen ...
eine grüne Wiese zum Herumtollen ausbreiten ...
barfuß, unbeschwert ...

(Pause)

Mit allen Medikamenten, was auch immer es sei ...
bei jeder Intervention, wie auch immer sie sei:

Der Kopf fühlt sich frei, weit, luftig ... wie der weite, blaue Himmel ...

Der Körper gönnt sich tiefe Ruhe ... und die Müdigkeit verfliegt ...

Das Verdauungssystem regeneriert sich von allein ...

Und erstaunlicherweise haben Sie Lust auf bestimmte Speisen ...
die Ihnen schmackhaft vorkommen und Sie gut nähren ...
und kräftigen ...

Ihr Geist aber ... schaut unbeirrt nach vorne.

Nachts in den Träumen ... – und das ist interessant, wenn auch nicht wirklich erklärbar – werden Sie von der Zukunft träumen ...
schöne Träume, schöner als im schönsten Traum, wie alles weitergeht ... und Sie fest auf dieser Erde stehen ...
im Kreise der Menschen, die Sie lieben ... die Zukunft von morgen ...
von übermorgen ... und in ein paar Wochen ... Monaten und Jahren ...
und das gibt Ihnen Halt ... und das wirkt sich wie erlösend auf Ihren Körper aus ...
und die Sorgen schwinden ... die Zuversicht erstarkt ...

Und Sie kommen in diese Ruhe, diese ausgewogene Ruhe ...
die Ihnen guttut.

Bleiben Sie dabei ... sinken noch tiefer in Hypnose ...
und lassen das Unbewusste jetzt alles optimal sortieren ...
womit es in vollstem Maße wirkt, genau so wie es richtig ist für Sie.

Und erst dann, wenn all das geschehen ist ...
werden Sie die Hypnose abschließen ...

Und jedes Mal ... wenn Sie diese Hypnose wieder praktizieren, wird sie noch tiefer wirken. Sie werden danach wohlgerüstet sein ...
zuversichtlich ... und sich geistig und körperlich stabil fühlen.

Nur, bitte ... belassen Sie den Körper noch ein wenig in diesem wunderbar heilenden Schweben ...
weil er das mag ... und weil es ihm hilft ...«

67 »Im Teich der Erholung« – Energie tanken

»Sie haben die vergangene anstrengende Zeit mit Schwung ... und Kraft durchschritten ... und erledigt. Da ist es mehr als normal, wenn Schwung erlahmt ... Kraft sich erschöpft ... Reserven dahinschmelzen ... Sorgen eng machen ... und die Lebensfreude auf der Strecke bleibt ...

Und es ist gut, das erst mal zu akzeptieren ... Es ist einfach so.

So gilt es innezuhalten, sich Ruhe zu gönnen und abzusinken ...
denn dieses Loslassen und Absinken ... lässt neue Kraft schöpfen ...
und wieder in Schwung kommen.

Und wer weiß inzwischen besser als Sie, dass man in Hypnose liebevoll bei sich ist ... vollkommen in sich ... und ausschließlich für sich selbst da ... die beste Voraussetzung für Ruhe und Regeneration?

Erlauben Sie sich deshalb jetzt, ein wenig nachzugeben ...
und abzutauchen ...
mit jedem Atemzug mehr ... mit jedem Atemzug tiefer ...

Wohin? In den Teich ... der Erholung!

Mit jedem Ausatmen mehr ... sinken ... in Ihre Farben ...
sinken ... in Duft, den Sie lieben ...
sinken ... in Ihr Ambiente ... sinken ... so wie es Ihnen guttut ...
sinken ... und haargenau richtig ist ... sinken ... hinunter ...
sinken ... in den Teich der Erholung ...

Wie schön! Nach Zeiten der Anstrengung und Verausgabung ...
der Turbulenzen ... mit vielen Gefühlen ... absinken ...
bis auf den Grund ... in vollkommene Ruhe ... in kristallklare Stille ...

Und während ich langsam von eins bis sieben zähle, können Sie gemächlich hinuntersinken ... bis Sie da sanft und sicher landen ...
aufgefangen ... auf dem Grund ... geborgen ... im Teich der Erholung ...

1 ... und *2* ... sinken ... und *3* ... und *4* ... sinken ... und *5* ...
wie in ausgebreitete Arme sinken ... und *6* ... sinken ... und *7* ...

Ganz auf den Boden ... sicher getragen ... nur sein ... nichts müssen ...
nur ruhen ... tief erholen ... nicht mal träumen ... nur ruhen ...
Urlaub von allem ...

... erholen in der Stille der Tiefe ... und der Tiefe der Stille ...

(lange Pause)

Ob Sie wohl bemerken, wenn ... aus dem Sediment des Teichbodens bald klitzekleine Blasen aufsteigen ... ?

Ein warmer Hauch ... ein Kitzel von Sonnenstrahl ...
ein vages Wohlgefühl ... eine Ahnung von Leben ...
ein zufälliger Impuls ... wie der Flügelschlag eines Schmetterlings ...

Aus dem Sediment setzen sich Kräfte frei ...
unentwegt ... und regelmäßig ...

Spüren Sie schon die feine Massage der aufsteigenden Bläschen,
zart wie Luftperlen im Wasser?

Licht fällt wie durch seidigen Vorhang in den Körperraum ...
gelinde Erholung ... erfrischte Atmung ...
ansteigende Energie ... zunehmende Stärke ...

Stärke und Substanz ... Festigkeit und Stabilität ...
polstern sich langsam, aber stetig auf ...

Genau da ... wo es noch eng ist ... genau da ... rollt die Welle der Atmung hin ... bewegt ... löst ... entspannt ... und es wird weich, flexibel und elastisch ... und fühlt sich einfach gut an.

(Pause)

Und ich weiß nicht, ab wann die Dynamik ausreicht ... und ebenso wenig weiß ich, ab wann Sie es erleben werden ...
dass Sie ... allmählich ... vom Grund etwas emporschweben ...
getragen durch natürlichen Auftrieb ...

Und erstaunlicherweise werden Sie sich auf einmal sicher fühlen ...
dass Ihr Unbewusstes eine gesunde Kontrolle über gesunde körperliche Vorgänge hat ...
und eindeutige Signale geben wird, wenn Sie achtsam sein sollen ...

Und Sie wissen intuitiv, Sie können sich auf Ihr Unbewusstes und Ihren Körper verlassen ...
und Ihre Parole heißt: ›Gesundheit ist meine Perspektive!‹

Eine wunderbare Gelassenheit durchflutet Sie ...

(Pause)

Und das Sonnengeflecht lächelt ... und lächelt Sie an ...

Und immer wieder, auch jede Nacht im Schlaf sinken Sie ab in den Teich der Erholung ... bis auf den Grund ... und aus dem Sediment des Teichbodens steigen kleine Blasen auf ... und in diesen Blasen

sind wertvolle Bestandteile ... die, wohldosiert ... passgenau ...
aufgenommen werden ...

Sie tanken auf ... bekommen mehr und mehr Auftrieb ... Aufhellung ...
Aufpolsterung ... und alles das, was wichtig ist ...
bis Sie ruhig wieder nach oben schweben, aufgetankt ... erholt ...

Und so werden Sie sich mehr und mehr regenerieren ... und stabilisieren ...
und in einem gesunden, frohen Leben etablieren ...

Wenn Sie jetzt genug aufgetankt haben und Sie den Auftrieb richtig
schön spüren, ist es Zeit, diese Hypnose zu beenden.

Dann zählen Sie innerlich von sieben bis eins zurück
und öffnen die Augen ... wach ... frisch ... klar ... und erholt.«

XIII Das Seepferdchen – Glückliche Zähne

68 »Das Seepferdchen« – Beim Zahnarzt entspannt am Strand!

»Genießen Sie diese Hypnose mit geschlossenen Augen,
gemütlich sitzend oder liegend.

Es wird ein wunderbarer Zahnarztbesuch …
Ihr Zahnarzt wird begeistert sein …
denn während der ganzen Behandlung sind Sie super entspannt …
entspannt am Strand …

Warum nicht? Es sich einfach gut gehen lassen?
Was gibt es Besseres? Die anderen arbeiten … und Sie machen frei …
Sie lehnen sich auf Ihrer Zahnarztliege gemütlich zurück …
wie auf der Strandliege … nur bequemer …
Sie schließen die Augen …
und nehmen unter den geschlossenen Lidern die warmen Sonnenstrahlen wahr …
gedämpft … angenehm …

Sie vertrauen Ihrem Arzt … Sie vertrauen seiner Erfahrung …
Sie vertrauen dem Team … Sie vertrauen aber vor allem sich selbst …

Sie sind vollkommen sicher, es wird hochprofessionelle Arbeit getan …
und Zeit vergeht wie im Flug.

So geben Sie Ihre Zähne … Ihr Zahnfleisch …
ja, Ihren Kiefer einfach dort vorne ab …
wie zur Reparatur … wie ein Auto in die Werkstatt …
Und Sie genießen, dass alle nur für Sie da sind …
konzentriert auf Ihr Ziel:
gesunde Zähne … frischer Atem … befreites Lachen …

Sie aber machen es sich schön!

Deshalb werden Ihre Atemzüge ruhiger ... und tiefer ...
und Sie merken, wie gut Ihnen das tut ...
eins ... zwei ... drei ...
und schon sind Sie an einem Strand mit kleinen, feinen Kieselsteinen ...
sie glitzern in der Sonne ...

Es riecht nach Meer ...
und tief atmen Sie die jodhaltige Brise des Meeres ein ...
Sie erfreuen sich an den Farben der Natur ...
vor Ihnen die begrünte Küstenlinie ...
über Ihnen der blaue Himmel mit kleinen, weißen Wolken ...

Und schon verändert sich Ihre Wahrnehmung sehr positiv ...
das Klappern der Instrumente hört Ihr Ohr als das Klickern der Kieselsteine ...
Geräusche des Absauggerätes werden zum Rauschen des Meeres ...
und manchmal sprüht Ihnen doch tatsächlich frische Meeresgischt ins Gesicht ...

Sie riechen die Frische des weiten Meeres ...

Und genau diese Wahrnehmungen sind es, die Sie wissen lassen ...
Sie sind an Ihrem Ort am Meer ... und da sind Sie wirklich gerne ...
Sie fühlen sich erstaunlich gelassen ...
und sinken mehr und mehr in Hypnose ...

Ihre Aufmerksamkeit ist vollkommen hier ... am Strand ...
und Sie schlendern am Saum des Wassers ...
Ihre Füße federn elastisch vom Boden ab ... Schritt für Schritt ...
Ihre Arme schwingen frei... vor und zurück ...
Ihr Kopf ist leicht ... Ihr Blick klar ... Ihre Stimmung heiter ...

Ihr Herz schlägt ruhig und regelmäßig ...
pumpt wohlig entspanntes Blut durch Ihre Adern ...

Sie wandern am Strand ...
hören das Plätschern der kleinen Wellen ...
das Rauschen des großen Meeres ...
das Klickern der Kiesel, die mit jeder Welle herangespült ...
und wieder zurück ins Meer genommen werden ...
die Rufe der Möwen ...
Wind, der durch das Seegras streicht ...

Tuten der Schiffe in der Ferne ...
und Sie sinken mehr und mehr in Hypnose ...

Vielleicht wird Ihre linke Hand leichter und leichter ...
Sie fühlen wie aus der Ferne, wie sie sich leicht abhebt ...
sie schwebt höher und höher ...
wie eine Möwe ... und Sie sinken tiefer in Hypnose ...
vergessen alles um sich herum ... es ist so schön hier ...

Vollkommen im inneren Erleben spielen Sie nur mit, wenn Sie aufgefordert werden:
›Den Kopf ein wenig drehen ...
den Mund mehr öffnen ... mehr schließen!‹
Sie folgen automatisch ... wie eine Puppe, die auf ein Signal reagiert ...
›Bitte den Mund ein wenig mehr öffnen ... mehr schließen ...
den Kopf mehr nach rechts ... mehr nach links ...
bitte aufsitzen ... bitte ausspülen ... bitte wieder zurücklehnen!‹
Sie folgen automatisch ... wie eine Puppe ...

In Wirklichkeit sind Sie am Strand ... wandern am Saum des Wassers ...
und fühlen sich so richtig wohl ... leicht und frei ... vogelfrei ...

Die wunderbare Meeresluft kühlt Ihre Atemwege, macht sie feucht und weit und glatt ...
die Atmung fließt frei und leicht ... ein und aus ...
frei und weit ... ein und aus ... frei und weit ...
die jodhaltige Luft des Meeres tut so gut!

Ihre Aufmerksamkeit wird auf ein schönes Plätzchen gelenkt ...
und während Ihre linke Hand sich langsam senkt, lassen Sie sich hier nieder ...
Ihre Hand fühlt die Kiesel und den Sand ... sie spielt damit ...
gräbt eine kleine Höhle ... und Ihre Hand fährt in diese Höhle hinein ...

Ihre Hand begegnet anderen kleinen Kieseln ... und Muscheln ...
die Finger erkunden alles genau ...
Sie sind ganz in Ihrer Hand ... in Ihren Fingern ...
Sie wandern durch die kleinen Dinge des Meeres ...
während angenehmes Licht auf Sie scheint ...
und das Leben draußen weitergeht ...

Ihre Ohren hören muntere Wellen plätschern ...
Ihre Finger ertasten kleine Kieselsteine ...
geglättet von der Bewegung des Meeres ...

Ihre Hand findet kleine Meerestiere ... winzige Krabben ...
Sandgeriesel ...

Ein Delfin lädt Sie zum Tauchen ein ... ein Manta schwebt elegant vorbei ...
und auf Aufforderung machen Sie den Mund mehr auf oder mehr zu ...
wie ferngesteuert arbeiten Sie mit ... wie eine Puppe ...
Ihre Aufmerksamkeit aber ist hier ...

In der Muschel rauscht das Meer ... erzählt Geschichten ...
Seesterne winken mit roten Armen ...
das Seepferdchen frisst Gras ...
Seegras ... versteht sich ...
... und Sie sinken in einen Traum ...

Ihr Arzt staunt, wie gut es Ihnen geht ... ja, alle staunen ...
und es geht flink von der Hand ...
und Sie selber sind die Ruhe in Person ...

Sie lassen die anderen arbeiten ... hochprofessionell ...
Sie selbst aber machen frei!
Sie gehen angenehm auf Reisen ... juhu! Ferien ...
Sie lassen sich von der Muschel erzählen ... aus der Tiefe des Meeres ...

Sie freuen sich an dem Seepferdchen ... es zieht aufrecht an Ihnen vorbei ...
verschwindet wieder geheimnisvoll zwischen Seeblumen ...
und nimmt Sie für eine Weile mit in seine zauberhafte Welt ...

(längere Pause)

In der Nacht vor der Behandlung schlafen Sie ruhig und tief ...
und träumen schon von Ihrem Strand ...
am Morgen sind Sie aufgeräumt und guter Dinge ...

Sobald Sie die Praxis betreten, sind Sie die Ruhe in Person ...
kaum lehnen Sie sich auf der Strandliege zurück ...
sinken Sie in Hypnose ... sind am Strand ...
denn warum sollten Sie all das nicht genießen?

Sie lassen die anderen arbeiten ... hochprofessionell ...
Sie selbst aber machen frei!
Sie gehen angenehm auf Reisen ...

Juhu!«

69 »Lavendelblau« – Wohlbefinden vor und während der Zahnarztbehandlung

1 »Sie wünschen sich, dass es Ihnen vor, während und auch nach der Behandlung beim Zahnarzt gut geht. Dafür machen wir jetzt eine schöne Hypnose mit auf Sie abgestimmten Suggestionen.

Sitzen Sie bitte bequem zurückgelehnt, die Augen geschlossen.
Machen Sie nun einen tiefen Atemzug ... sehr schön so!

Und jetzt seien Sie einfach erwartungsvoll ...
und legen vielleicht schon mal ein feines Lächeln über Ihr Gesicht ... denn ...
Sie werden bald in eine angenehme Hypnose sinken ...
damit Sie sich wohlfühlen ...
sowohl vor ... als auch während Ihrer Zahnarztbehandlung ...

2 Sie werden *bald* in eine angenehme Hypnose sinken ...
damit Ihr Nervenkostüm sich stärkt ...

Sie werden *gleich* in eine angenehme Hypnose sinken ...
damit Ihr Zahnarzt konzentriert und zügig arbeiten kann ...

Sie werden *jetzt* in eine angenehme Hypnose sinken ...
damit Ihre Zähne schön werden ... Ihr Lächeln attraktiv ...
und Ihr Lachen befreit ...

3 So atmen Sie ruhig und regelmäßig ...
ruhige und regelmäßige Atemzüge stellen das vegetative Nervensystem um ...
auf Gleichmaß ... und auf Entspannung ...
weil die Situation nicht einfach ist ...
vielleicht aber auch nur nicht einfach erscheint ...
denn ... Angst ist unangenehm, aber nicht gefährlich ...
und Sie sind stärker, als Sie meinen ... Sie werden es schaffen ...
Sie werden aufblühen ... und lachen ...
und das erweckt Hoffnung in Ihnen ...

Sie können meiner Stimme lauschen ...
vielleicht auch nur mit einem Ohr ...
und mit dem anderen etwas ganz anderes hören ...

vielleicht den Klang der Kirchturmuhr ... das Wehen des Windes ...
oder die Geräusche eines Ortes ...
an dem Sie sich so richtig wohlfühlen ...

4 Tatsächlich, um sich während der Behandlung richtig wohlzufühlen ...
ist es gut, innerlich irgendwo anders hinzugehen ...
wo man sich einfach nur gut fühlt:

Mag sein, Ihnen gefällt die Vorstellung ...
während Ihrer Behandlung in einem Häuschen im Süden zu sein ...
vielleicht in den Lavendelfeldern der Provence ...
vielleicht auch beim Pont du Gard ...
dem Aquädukt der alten Römer ...

Und Ihre Erinnerung kann die schönsten Bilder ...
die Sie jemals von dieser Gegend gesehen haben, auf Ihre innere Leinwand zaubern ...

Blau ... lavendelblau ... die ganze Landschaft ... lavendelblau ...

In der Ferne sehen Sie ein romantisches Haus, das Ihnen gefällt ...
es hat eine weitläufige Terrasse ...
sie bietet einen wunderbar weiten Ausblick ...
hoch über duftender Lavendelblüte ...

Und so gehen Sie dorthin ... und betreten die Terrasse ...

Das Licht ist hell ... die Stimmung leicht ...
Duft von Lavendel strömt in Ihre Nase ...
so atmen Sie richtig auf ...
atmen tief die ätherischen Öle ein ...
die auf Sie erstaunlich beruhigend wirken ...

Sie schauen sich um ... und entdecken auch andere Blumen ...
Rosen ... Oleander ... Hibiskus ... ein zierliches Zitronenbäumchen ...
... aber auch ein stabiler Tisch ...
an dem es sich herrlich frühstücken lässt:
knusprige Baguettes und Croissants ... richtig zum Reinbeißen ...
Café au lait ... genussvoll zum Schlürfen ...
und ein Sonnenschirm, der alles in fröhliche Farben taucht ...

Sie sehen vor Ihrem inneren Auge ... die Farben ... und die Formen ...
und genießen Luft und Licht ... Duft und Sicht ...

Warum nicht ... sich in den gemütlichsten Sessel setzen ...
sehr zurückgelehnt ... sehr entspannt?
Leichtigkeit des Seins ...

5 Was Sie nicht erwartet haben auf Ihrer Terrasse ...
das sind Luftballons ...
und Sie fragen sich vielleicht ... woher die kommen ...

Und zu Ihrer Überraschung entdecken Sie einen kleinen Baum ...
er trägt weder Blüten ... noch Früchte ... aber Luftballons ...
und die Luftballons lösen sich vom Ast ...
und schweben direkt zu Ihnen herüber ...
und zwei, drei binden ihr Band um Ihr Handgelenk ...
und die Luftballons steigen gemächlich in den blauen Himmel auf ...
und heben dabei sachte Ihre Hand ...
für die hypnotische ›Handlevitation‹ ...
um Ihre Trance sachte zu vertiefen ...
und ... es ist wohl Ihre linke Hand ...

6 Und Sie sinken bei den Zahlen von eins bis sieben ...
immer noch tiefer in angenehmes Sein ...
tiefer und tiefer in innere Ruhe ... in Ihren Mittelpunkt ...
während Ihre linke Hand ... mit den Luftballons ...
leichter und leichter wird ...
entweder nur im inneren Erleben oder auch in der Wirklichkeit ...
sie hebt sich ab ... sehr schön ...

1 ... leichter und leichter ...
2 ... und der Ellbogen beugt sich ... sehr schön ...
3 ... die Hand steigt höher und höher ... sehr gut ...
4 ... leichter und leichter ...
im inneren Erleben oder sogar in Wirklichkeit ...
5 ... sehr gut ... und höher und höher ... sehr gut ... sehr schön ...
6 ... sehr gut ... und höher und höher ... und höher und höher ...
und eine leichte Brise, die gerade über die Felder streift ...
gibt der Hand noch einen leichten Stups ... genau ...
ganz leicht ist die Hand ...
und bleibt ganz leicht in der Luft stehen ... bei *7* ... gut ... *7*!

7 Von jetzt an wird sich Ihre Aufmerksamkeit nur noch auf Positives
konzentrieren:
Denn das ist der magische Moment ... in dem Sie zaubern
können ...
während Sie da so gemütlich sitzen ... auf Ihrer Terrasse ...
zwischen Rosen, Oleander, Hibiskus und Jasmin ...

In Ihrer Nase Duft von Lavendel ...
in Ihrer Seele das kraftvolle Rot des Hibiskus ...
das zarte Rosa des Oleanders ...
das klare Weiß der frischen Zitronenblüte ... und ...
das geheimnisvolle Blau des Lavendels ...

Und so lassen Sie einen Teil von sich leicht dahinschweben ...
und zwar einfach dorthin ...
zu Ihrem Zahnarzt ... in seine Praxis ...
zu ihm, der Ihre Zähne so schön macht ...

Sie dagegen faulenzen gemütlich auf Ihrer Terrasse ...
nur Ihr Mund ist dort auf dem Behandlungsstuhl ...
zurückgelehnt auf der Kopflehne ...
und dort ... auf dem Behandlungsstuhl öffnet er sich ...
zeigt seine Zähne ...

Sie aber sind hier auf Ihrer Terrasse ... Ihr Atem fließt frei ...
die Luft kommt und geht ... alles weit und offen ... leicht und frei ...

8 Und die Behandlung ... die geht da zügig voran ...
denn zu den nützlichen Hypnosephänomenen gehört die
veränderte Zeitwahrnehmung ...
denn wie so oft ... nehmen Sie Zeit gar nicht wahr ...
und ein ganzer Tag ist auf einmal vergangen ...
manchmal ist es sogar eine Woche ...
und schon wieder ist Wochenende ... und das nutzen Sie jetzt ...
denn ...
beim Zahnarzt vergeht die Zeit oft noch viel schneller ...
kaum hat man sich hingesetzt ... ist man schon wieder fertig ...
kaum fängt die Behandlung an ... ist sie schon getan ...

9 Warum? Weil Sie auf Ihrer Terrasse sind ...
und sich dort nützlich machen ...
die Pflanzen ordnen ... den Terrakottaboden putzen ... schrubben ...

säubern ... klappern ... Unkraut rausziehen ...
was wegkratzen ... was auffüllen ...

Und das macht Ihnen auch noch richtig Spaß ...

Und Sie bleiben ganz in dem Bild und dem Gefühl ...
denn Sie wissen, das ist das Beste, was Sie jetzt für sich tun können:

So erleben Sie intensiv die Gerüche der Natur ...
Sie schwitzen ...
und Ihre Hände wühlen geradezu lustvoll in der Erde ...

Während auf der anderen Ebene ...
wie von selbst ... die Behandlung abläuft ...
es ist Ihnen vollkommen egal ... Abdrücke werden gemacht ...
und da kommt etwas rein in den Mund ...
das geht wieder raus aus dem Mund ...
da gibt es Geräusche ... die fangen an ... die hören wieder auf ...
der Zahnarzt spricht zu Ihnen ...
›weiter auf, mehr schließen, mehr nach rechts ... mehr nach links, ausspülen‹.

Sie hören das ... aus weiter Ferne ... und ...
ferngesteuert spielt der Mund dort ganz folgsam mit ...
macht alles brav ...
soll mal klappern, ob das richtig passt ... dann klappert er ...
mal zubeißen ... ob alles stimmt ... beißt zu ... und es stimmt ...

Und dann wird noch ein bisschen nachgeschliffen ...
alles mit einer Selbstverständlichkeit ...
während Sie in der Erde wühlen ...
Neues pflanzen ... polieren ... zurechtrücken ...
für Ihre schöne Terrasse ...
am Pont du Gard ... in Südfrankreich ... wo der Lavendel blüht ...
und die Rosen.

10 Sie wundern sich vielleicht ...
aber Ihre gute Stimmung und ruhige Ausstrahlung ...
wirken sich sogar auf den Zahnarzt und seine Helferin aus:
Ja, der Zahnarzt ... behandelt Sie mit Freude ...
er ist total entspannt und weiß gar nicht, warum er sich so gerade wohlfühlt ...

auch die Zahnarzthelferin ... die guckt ganz verklärt ...
und weiß gar nicht, wieso sie dauernd an ihren letzten Urlaub denken muss ...
eine Zeit, in der es ihr so gut gegangen ist ...
und ihre Entspannung überträgt sich direkt wieder auf die anderen ...

Der Zahnarzt arbeitet besonnen und zügig vor sich hin ...
alles richtig ... alles passt ...
die Arbeit geht gut voran ... kaum begonnen, ist sie getan ...

11 Schon kommt der Blick in die Zukunft:
Es ist alles grundlegend saniert ... die neuen Platten auf der Terrasse ...
die neue Keramik ... und alles schon aufgeräumt ... Mörtel ... Handwerkszeug ...

Sie sind wirklich erstaunt ... ja fast enttäuscht ...
dass diese schöne Zeit auf Ihrer Terrasse schon zu Ende sein soll ...
und Sie sind ganz verdutzt, als Sie hören: ›Sie können aufstehen!‹

12 Ja, und für den nächsten Termin ... da bleibt Ihnen Folgendes im Sinn:
Immer atmen Sie ruhig und frei ... die Kehle ruhig und frei ...
Ihre Gedanken heiter und leicht ... auch Ihr Gefühl heiter und leicht ...

Je näher der Termin kommt ... umso ruhiger fühlen Sie sich ...
weil Sie wissen, Sie werden automatisch auf Ihrer Terrasse sein ...
und das können Sie immer wieder ausprobieren, bis es Routine für Sie ist ...

Und wenn Sie diese Hypnose wieder hören ...
ist auf Ihrer Terrasse wahrscheinlich eine andere Blüte aufgeblüht ...
oder eine verblüht ... und entwickelt schon eine kleine Frucht ...
und mit Neugierde werden Sie alles betrachten ...
werden wieder ein bisschen putzen und polieren und zurechtrücken ...
die verblühten, verwelkten Blätter entfernen ...
damit alles prächtig aussieht ...
und Sie sich wohlfühlen ...
und herrlich frühstücken können ... oder zu Abend essen ...
Freunde zum Wein einladen ... diskutieren ... lachen ... und leben ...

13 Über sieben ruhige Atemzüge sinken Sie jetzt noch mal tiefer in
Trance ...
damit sich alles gut einspeichert ... und Sie sich wohlfühlen ...
und Ihrem Termin gelassen entgegensehen ...

14 Danach können Sie dann die Hypnose ausleiten ...
und zählen Sie dafür von sieben bis ein ...
und kommen erfrischt ... und aufgeräumt ...
ins Hier und Jetzt zurück ...

Lavendelduft in der Nase ... Lavendelblau im Gemüt ...«

Didaktische Erläuterung

1) Pacing und Aufnehmen des Themas »Zahnarztangst und die damit verbundene Belastungssituation« sowie das Angebot, in Hypnose zu sinken
2) Einstimmung auf die Hypnose
3) Erwecken von Hoffnung
4) Therapeutische Assoziation an einen Ressourcenort
5) Einleiten der Handlevitation zur Vertiefung der Trance
6) Vertiefen der Trance durch Zählen
7) Zaubern als Metapher für die unbewusste Leistung, Aufmerksamkeit ins Positive zu lenken
8) Nutzen des Hypnosephänomens Zeitverzerrung, um Zeit während der Behandlung subjektiv zu beschleunigen
9) Aufrechterhaltung der Dissoziation weg von der zahnärztlichen Behandlung
10) Weitere Dissoziationsebene: Selbst Zahnarzt und Helferin sind erstaunlich entspannt
11) Therapeutische Zukunftsvision
12) Posthypnotische Suggestionen
13) Zeit für Integration
14) Hypnoseausleitung

70 »Wer seiner Kraft vertraut, braucht nicht verbissen zu sein« – Schlafen ohne Knirschen

»›Sie brauchen nichts zu tun, und Sie brauchen nichts zu verstehen.‹
Gerade für Sie ist dieser Spruch sehr wichtig ...
denn Hypnose funktioniert von selbst ...
sehr gelassen, vollkommen entspannt, im Kopf und in jeder Muskelfaser ebenso!

Sie sind zurückgelehnt und liegen gemütlich da, die Augen geschlossen ...
Prüfen Sie trotzdem noch mal nach, ob es hundertprozentig gut ist für Sie ...
für eine Hypnose ... für Ihre Hypnose ...
um etwas Gutes zu bewirken, etwas, das für Sie wichtig ist ...
was Ihrem Körper guttut, Ihrem Kopf und auch Ihrer Seele ...

So sind Sie einfach da und atmen ... gemütlich, schwer und warm ...
der Wind draußen weht sachte durch die Bäume ...
ihre Blätter bewegen sich leicht ...
sie fühlen sich wie von Wohlwollen getragen ...
und können gelassen nachgeben ...
absinken ... ablassen ... mit jedem Ausatmen mehr ...

Und wenn Sie mögen,
sagen Sie sich beim Einatmen innerlich im Stillen:
›Ich bin willkommen.‹
Und beim Ausatmen: ›Willkommen hier ... willkommen in mir!‹

Beim Einatmen: ›Ich bin willkommen.‹
Und beim Ausatmen: ›Willkommen hier ... willkommen in mir!‹

›Ich bin willkommen ... willkommen hier ... willkommen in mir!‹

Und Sie hören im Inneren Ihre klare Stimme:
›Ich bin willkommen ... willkommen hier ... willkommen in mir ...‹
und mit jedem ›Willkommen‹ finden Sie näher und näher zu sich hin ...

Und bald spüren Sie es: ›Ich bin willkommen hier ...
und im Einklang mit mir ...‹
›Ich bin willkommen hier ... und im Einklang mit mir ...‹

Sehr gut! ... ... und sinken tiefer und tiefer ... sehr angenehm ...
ruhig und gelassen ... ins Zentrum Ihres Seins ...

Und während ich nun von eins bis sieben zähle ...
und Sie einfach weiter atmen und in vollkommene Ruhe gleiten ...
wird Ihre Hypnose wunderbar tief ... und die Entspannung intensiv ...
und am tiefsten, wenn Sie eine feine Berührung, vielleicht wie den Atem des Windes,
auf der Mitte Ihrer Stirn verspüren ...

1 ... mit sich ...
2 ... ganz dabei ...
3 ... leicht und frei ...
4 ... öffnet sich die Tür ...
5 ... gemächliche Schritte noch ... und bei ...
6 ... sind Sie vielleicht perplex ... denn wenn Sie irgendwann bei
7 ... durch die Tür schreiten, werden Sie in ungeahnte Ruhe gleiten ...
und Sie werden sich wundern, wie tiefe Gelöstheit vom Scheitel bis in die Zehen flutet ... besonders da, wo der Körper es braucht (*der Kiefer wird absichtlich nicht erwähnt*) ...
tiefe Entspannung ... Weite ... Raum ... und Freiheit ...
7!

Spannung fließt ab ... fließt ab ... fließt ab ...
und bei jedem Ausatmen ...
und das ist sehr gut, weht der Wind da draußen dazu ...
der Mund leicht geöffnet ... vollkommen gelöst ... fließt Spannung ab ...
fließt durch den leicht geöffneten Mund hinaus ...
mit jedem Atemzug ...

Hören Sie den Wind? Manchmal schlagen Türen zu, weil sich alte Kapitel beenden ...
und die Rosen, die schaukeln im Wind ...
frei und gelöst ... frei und entspannt ...
breiten ihre Blütenblätter aus ...
und scheinen das richtig zu genießen ...

Und Sie blasen alle Spannung hinaus ...
so wie der Wind gegen die Blütenblätter bläst ...
der Wind, der die Blätter bewegt ... und die Rosen schaukeln lässt ...
alle Spannung hinaus!

So eine Person wie Sie kann sich doch wirklich darauf verlassen,
dass ihr immer etwas einfällt ... sie immer die richtige Kraft findet ...
zur richtigen Zeit ... in der richtigen Situation ... sehr gut ...
und manchmal tut sich was, rein aus unbewusster Regung ...
es ereignet sich einfach, das kennen Sie auch ...
der Kopf schaltet aus ...
die Dinge laufen von selbst ... leicht und frei ...

Tiefe Gelöstheit im Bereich der Augen ...
die Augen liegen entspannt in ihren Höhlen ...
die Augenbraue umrahmt das Auge von oben ... völlig entspannt ...
die Schläfen entspannt ... die Stirn glatt ...
die Wangen entspannt und gelöst ...
die Muskulatur gelöst und entspannt ... elastisch und frei ...
die Nerven erholen sich ... senden stimmige Impulse ...
tags ... und nachts im Schlaf ... Ruheimpulse ...

Entspannung fließt übers Kinn den Hals entlang ...
übers Hinterhaupt den Nacken hinunter ...
tiefer und tiefer über die Schultern in die Arme ...
tiefe Gelöstheit überall ... Ruhe ... Stille ...

Und wieder erklingt: ›Ich bin willkommen hier ... willkommen in mir!‹

Alles wird gut ... Ihr Körper wird in tief gelösten Schlaf zurückfinden ...
Ihre Zähne werden gesund und schön bleiben ...
und einfach glücklich sein ...

Und tags und nachts ... und immer wieder ...
werden Sie automatisch zurückgreifen auf die tiefe Kraft in sich ...
auf Ihre Energie ... und tiefes Selbstvertrauen ...

(längere Pause)

Und je mehr Ihre Kraft zum Tragen kommt, desto mehr nimmt die Gelöstheit zu ...
und das große Vertrauen in sich, das Sie trägt und zuversichtlich macht ...

zuversichtlich, sich behaupten zu können, leichter, als Sie meinen ...
und Sie behaupten sich leichthändig, mit entspannten Gesichtszügen ...
auf Ihre eigene, besondere, schöne und kreative Art und Weise ...

Sie sinken tiefer und tiefer ... sehr angenehm ...
ruhig und gelassen ...
sind im Zentrum Ihres Seins ...
und Ihr Unbewusstes löst die letzten Knoten ... glättet das Gewebe ...
sorgt für entspanntes Handeln ... und für tief entspannten Schlaf ...
gelöst und friedlich ...

Vollkommen gelöst und friedlich ...
im Besitz Ihrer Kraft und im Vertrauen auf Ihre Kompetenz ...«

XIV Träum dich schön!
Hypnoseschlaf für gesunde Haut

71 »Nofretete« –
Einführung in Hypnose und erste Heilsuggestionen

»Sie schließen die Augen ... wunderbar.

Sie haben genug Zeit, alles ist friedlich, alles in Ordnung ...
Sie brauchen nichts zu tun ... Sie brauchen nichts zu verstehen ...
Hypnose geht nur ohne Anstrengung ...
und vielleicht ist die Hypnose, die wir jetzt machen, so ganz anders, als Sie sich vorgestellt haben ...

Aber Sie sind aufgeschlossen ...
und Sie wünschen sich eine schöne, gesunde Haut.

Sie hören meine Stimme ... und Sie können einfach beobachten,
wie Sie sich zunehmend wohler fühlen ...
und nach und nach in süßes Nichtstun sinken ... und dabei etwas Neues für sich entdecken:
mehr Ruhe ... mehr Gelassenheit ... mehr Gesundheit ...
Hautgesundheit ...

Achten Sie doch mal auf Ihre Atmung ... und spüren, wie der Brustkorb
sich hebt und weitet beim Einatmen ...
und wie er wieder zurücksinkt beim Ausatmen ...

Sie fühlen, wie die Luft zur Nase hereinstreicht ...
und wieder hinausbläst ... beim Einatmen ist sie kühler und trockener ...

... beim Ausatmen wärmer und leicht angefeuchtet ...

... und alles um Sie herum kann langsam unwichtig werden.

Der Bereich um die Augen wird sich nun vollkommen entspannen ...
die Augeninnenwinkel vollkommen gelöst ...
auch die Augenaußenwinkel ... gelöst und entspannt ...
die Augenlider liegen zart wie Blütenblätter auf den Augen ...
ruhig entspannt ...
und die Augenbrauen umrahmen das Auge in feinem Bogen ...
und die Augen, eben noch so lebendig ...
die ruhen ... ruhen tief ...

Und diese Ruhe strahlt aus ...
in konzentrischen Kreisen vom Auge ausgehend ... über die Stirn ...
über den Scheitel hinweg zum Hinterkopf ...

... über die Schläfen ... zu den Ohren ... dann nach hinten ...

... über Nase und Wangen ... über Mundpartie und Kinn ...
den Hals hinunter ...

... aber auch den Nacken hinab ... eine tiefe ... tiefe ... besänftigende Ruhe,
die mit jedem Ausatmen ... tiefer im Körper hinuntergleitet ...
und ihn bald völlig ausfüllen wird.

Da kann leicht das Gefühl aufkommen ... Sie sind ganz woanders ...
auch wenn Sie wissen, dass Sie hier sind und meine Stimme hören ...
können Sie gleichzeitig da sein ... wo Sie besonders gerne sind,
mag sein, wo die Sonne angenehm scheint ... und
kleine Wellen des Meeres an den Strand spülen ...
ein lauer Wind Sie umfächelt ... und feinster Sand die Haut
verwöhnt ...

Positionieren Sie sich doch so in Licht und Luft und Sonne ... wie es sich
gut anfühlt ... und hören mir einfach nur noch mit einem ... oder
einem halben Ohr zu!

Licht ... Luft ... Luftfeuchte ... Sonne ... Ruhe ... Wohlbefinden ...
feiner, weißer Sand ... Schönheit ... Heilung ... Hautheilung ...

Und vielleicht entdecken Sie jetzt schon etwas Nettes ...
und das sind farbfrohe Luftballons, wie Kunstwerke aus
venezianischem Glas, aber luftig-leicht ... schwerelos schwebend ...
größere ... kleinere ...
in unterschiedlichen Farben ... Formen ...
Sehen Sie die?

Und mir ist wirklich auch ein Rätsel, wo die gerade herkommen ...

Ein paar Ballons lassen Bändchen herunter, die sich vorsichtig um Ihr Handgelenk schlingen ... rechts oder links, zwei oder drei ... und die nehmen Ihr Handgelenk ganz zart ... und heben es etwas an ... um Ihre Hand in ihr Luftgefilde zu entführen ...

Ob Sie das wohl fühlen?

... und die Hand, sei es die linke Hand oder die rechte ... wird somit leichter und leichter ... und Sie beobachten amüsiert ... wie die Hand leichter wird ... und beginnt, sich ein wenig abzuheben ... und ... in die Höhe zu schweben ... mmh ...

Und Sie spielen einfach mit!

Denn das macht es leicht ... in eine gute, aufmerksame Hypnose zu gehen, was für Heilung so wirksam ist ...

Ganz leicht ... ganz leicht ... ganz leicht ... die Hand steigt höher ...

Und das ist interessant: Es macht Sie lächeln ... ja ... schmunzeln ... und Sie sinken leicht noch tiefer ... genau so, wie es für Sie richtig ist ...

Sie müssen nicht wissen, wie das geht ... es geschieht von allein ...

Sehr schön ... und Sie lassen die Kraft des lauen Windes wirken ... das sachte Schmirgeln des feinen Sandes ... und das Strahlen der Sonne ... das Rauschen des Meeres ... und das Fluten des Wassers ...

Götterspeise für die Haut ...

Entzündung klingt ab ... Gewebe heilt aus ... Talgproduktion regelt sich ein ... Hautfeuchte polstert sich auf ... alles beruhigt sich ... Heilung breitet sich aus ... und diese schöne ... strahlend-gesunde Haut ... wird in der kommenden Zeit mehr und mehr Ihr Eigen ... und breitet sich aus ... von winzigen Stellen ausgehend ... klein wie ein Marienkäfer ... dann größer wie ein Kleeblatt ... glatt ... von schöner Textur und gesund ...

Und Ihr Organismus weiß ... wie er das zuwege bringt ... natürlich!

Alles heilt nebenbei ... und das Unbewusste kann Sie begleiten ... heute ... heute Nacht ... morgen ... morgen Nacht ... übermorgen, übermorgen Nacht ... und Ihnen weiter und weiter helfen ... neues gesundes Verhalten zu erproben ... und Heilung zu gewähren ... Stück für Stück ... damit die Haut sich erholt ... sich erfrischt ... und mit der Zeit vollkommen ausheilt.

Und wenn die Hand nun bald wieder absinkt, wird sie sich gemütlich, fast liebevoll auf den Bauch legen ...
und das beruhigende Wiegen der Atmung spüren ...

Sehr schön! Zunehmende Ruhe füllt Sie aus ... und während ich von eins bis sieben zähle, sinken Sie einfach noch tiefer in heilsame Hypnose ... optimal für Hautheilung ...
und das Unbewusste leistet Arbeit, ohne dass Sie etwas davon bemerken werden:
... *1* ... *2* ... und *3* ... *4* ... *5* ... *6* ... *7*

... erwachsen ... kompetent ... und schön ...

Sie dürfen gesund sein und gesund aussehen und sich gesund verhalten!

Selbst Nofretete nutzte Schminke ... und sonnte sich in ihrer Attraktivität.

Ihre Haut ... immer verwöhnt ...

Und ich bin jetzt still ... damit Sie in Ruhe noch Ihre eigenen Dinge erledigen können ... beim Strandspaziergang ... und dabei noch mal ins Wasser tauchen ... mit diesem feinen Sand spielen ...

(Pause)

Sehr schön!

Lassen Sie alles gut setzen ... und vergessen, was zu vergessen ist ... und erinnern, was zu erinnern ist ... und die Hände können sich immer ganz bequem auf den Bauch legen, ganz entspannt ...

Und in Zukunft werden Sie Ihre Hände mit Wohlgefallen betrachten, wie sie da so friedvoll liegen.

Und nun zählen Sie gemächlich von sieben, über sechs und so weiter, zurück bis eins ... wobei Sie sich bei zwei ein bisschen recken und strecken ... und dann bei eins ... wach ... die Augen aufschlagen, frisch und erholt, und darauf vertrauen, dass Sie sich von nun an jede Nacht im Schlaf schön gesund träumen.«

72 »Träum dich schön!« – Hypnoseschlaf für gesunde Haut

»Warum nicht ... sich so richtig pudelwohl fühlen in seiner Haut?

Warum nicht ... sich dafür eine gute Hypnose gönnen?

Also, fangen wir an! Schließen Sie einfach die Augen!

Alles um Sie herum wird langsam unwichtig.

Wichtig ist meine Stimme ... wichtig ist das feine Geräusch Ihrer
Atmung ... das Strömen in Ihnen ...
und die nach innen gelenkte Konzentration ...

Wichtig ist: Sie sind bei sich, mit sich, in sich ...
und somit für Ihre Heilung da.

So lehnen Sie sich zurück und spüren Ihre Atmung:

... ein wohliges Sinken beim Ausatmen ...

... ein angenehmes Schweben beim Einatmen ...

und der Körper – von allein – beginnt sich zu erinnern ...
an träumerische Trancezustände ... gelöst ... wohltuend ...
sinkend schweben ... schwebend sinken ...
zeitlos ... in der Mitte von Nirgendwo ... mit einem Ziel:

hinausfinden aus dem Symptom ... hineinfinden in Gesundheit ... in vitales
Leben ... mit Spiel ... Spaß und Freude ... Energie ... Kraft ... Bewegung ...
Ausstrahlung und Schönheit ... und allem, was Ihnen lieb und wichtig
ist ... guttut ... und Ihnen entspricht ...

Und während ich von eins bis sieben zähle, erlauben Sie, dass sich die
Hypnose einleitet ... um unbewusste Vorgänge zu nutzen ...
für Klärung ... Bereinigung ... Beruhigung ... Gesundung ...

So wird das Symptom irgendwann Vergangenheit ...

... 1 ... 2 ... 3 ... 4 ... 5 ... 6 ... 7 ...

Vielleicht fühlt sich eine Hand leichter an ... oder auch beide Hände ...
oder eine schwerer und die andere leichter ...

Alles ist erlaubt ... alles ist richtig ... jetzt in der Hypnose ...

Nichts wollen ... nichts bemühen ... einfach nur sein ... den unbewussten Fähigkeiten vertrauen, die inneren Angelegenheiten auf kluge Art betrachten ... Rückschlüsse ziehen und dann eine neue, gesunde und zeitgemäße Anordnung entwerfen.

Und während Ihr Unbewusstes im Stillen ordnet und neue Wege entdeckt ... und die Zukunft präpariert für eine Bewegungsfreiheit im Leben ... finden Sie sich – zu Ihrer großen Überraschung – an einem besonders schönen Ort wieder: eine wundervolle Landschaft, anders als gewohnt ... üppiges Grün ... farbenfrohe Blumen ... azurblauer Himmel ... sonnengetränkte Luft ... Vogelgesang ... Blütenduft.

Wie im Traum schreiten Sie einen romantisch geschwungenen Weg entlang ... ja, die Füße tragen Sie von allein, genau da hin ...

... Ihr Ohr hört schon ein Strömen und Plätschern ...
man riecht die Frische von klarem, natürlichem Wasser ...
und auch die Augen erspähen nun diesen ganz besonderen Wasserfall ...

Nein, kein pladdernder Wasserfall, angenehm strömendes Wasser ... klares Wasser ... eine Szene wie im Märchen ...

Sie kommen näher: ein ausgewaschener, heller Fels, auf dem es sich sicher steht, sehr angenehm ... wie ein kunstvoll gearbeitetes Badebecken, in das man hineinsteigen kann, mit klarem, festen, sauberen Grund ...

Berühren Sie doch mal vorsichtig den glitzernden Vorhang aus Wasser mit den Fingerspitzen! ... Betasten Sie das sprühende Nass!

Gleiten die Finger durch das fallende Wasser nicht wie durch feine Seide?

Und ... spielen sie nicht wie verträumt mit den Wasserperlen ... ?

So schön ... so weich ... diese wassergetränkten Perlen, die in der Sonne funkeln ... wie verzaubert ... ?

Und schon, wenn das Wasser die Finger entlangrinnt, in die Handfläche hinein, dann den Handrücken benetzt, dann den Unterarm,
... merkt man eine wohltuende Wirkung: erfrischend, klärend, reinigend ... nicht wahr?

Und die Sonne scheint zwischen den Wolken hervor, wärmend und angenehm ... alles so sicher und abgeschirmt und nur für Sie da ... ...
und Sie mögen sich vielleicht entkleiden.

So probieren Sie doch vorsichtig mehr von dem heilsamen Wasser!

Vielleicht erst mal mit dem Fuß ... mag sein, das Gesicht erhoben, fallen vereinzelte Wasserperlen direkt auf Ihre Stirn ... Spüren Sie das?

Sie kühlen die Augenlider, benetzen dann die Nase, befeuchten die Wangen, treffen auf die Lippen und – köstlich – rinnen ein wenig in den leicht geöffneten Mund ... ... dann, Tropfen für Tropfen ... den Körper hinunter ... besänftigend ... lindernd ... besänftigend ...

Und so stellen Sie sich ganz unter den Wasserfall ... genussvoll versunken ... dem Zauber des Spiels mit dem Wasser hingegeben ...

Ich erinnere mich gerne an ein Erlebnis in den Tropen. Es regnete. Ich war im Meer. Das Wasser in türkisfarbenen Schattierungen, glasklar und herrlich warm. Üppige Tropfen hüpften auf die Wasserfläche wie auf ein Trampolin, lösten dabei winzige konzentrische Wellen aus ... sprangen wieder munter elastisch in die Höhe ... um danach endgültig herunterzuplatschen und sich fröhlich vom mineralischen Wasser des Meeres auffangen zu lassen.

Die Tropfen, die auf mich weich herunterfielen – die ich reglos auf dem Wasser lag und in den Himmel mit seinen aufgetürmten Wolken blinzelte – zogen es vor, sich auszubreiten wie ein duftiger Film ... und mich vollkommen einzuhüllen ... Regentrance ... Wasserperlentrance ...

Ein Vogel fliegt vorbei ... das Gefieder schimmert im Sonnenlicht ...

Eine Libelle wiegt sich auf einem Blatt, die Flügel schillern im Sonnenlicht ...

Pure Gesundheit ...

Und die Haut reinigt und klärt sich ... mit jedem Tropfen ... mit jedem Herunterrinnen ... aber auch die Geschichte, die Gedanken und Bilder, das, was damit zusammenhängt, rinnen herab und spülen sich weg ... und Sie genießen das ... eine geraume Weile

(längere Pause)

Und in dem Moment, in dem Sie das Gefühl haben, es ist genug – und das ist erstaunlich ... und auch nicht wirklich erklärbar – versiegt der Wasserfall, tröpfelt nur noch kurz, beruhigt sich ... hört auf zu fließen.

Die gegenüberliegende Felswand aber reflektiert dank ihrer Feuchtigkeit wie ein Spiegel. Und ... sehen Sie mal genauer hin! Es spiegelt sich darin eine Gestalt, die der Ihren sehr ähnelt ... ja, von Kopf bis Fuß ganz Sie, mit allem dran: Ohren, Beine, Arme, Zehen ...

Sie sehen eine gesunde Person, von Ihrer Statur, mit Ihren Haaren, Ihrem Lächeln im Gesicht und ... eine gesunde Haut von oben bis unten ... eine angenehme, gesunde Farbe ... und frische Textur ... gesunde Hautfeuchte ... Elastizität ... eben ... wie die Natur es vorsieht.

Und Sie schauen nicht nur von vorne, nein, auch von der Seite in den Spiegel ... und von rückwärts ... und über die Schulter ...
und sind vielleicht gar nicht mal überrascht?

Aber jetzt vielleicht doch? Denn unverhofft, wie von Zauberhand, kommt nach und nach dieses gesunde Abbild in allerfeinsten Partikeln auf Ihre Haut ... auf all Ihre Körperpartien ...

... fein und umsichtig, wie der Künstler beim Vergolden Gold auflegt, legen sich schmiegsam feine, hauchdünne Blättchen wunderbar frischer, gesunder Haut überall auf ...
zart, fein, samtig, weich und gut, passgenau:

Stirn ... Schläfen ... Nase ... Wangen ... Kinn ... Hals ... Schulter... Oberarme ... Armbeugen ... Unterarme ... Hände ... Oberkörper ... Rücken ... Brust ... Bauch ... Po ... Oberschenkel ... Knie ... Kniekehlen ... Unterschenkel ... Fußrücken, alles wird ausgebessert, ausnahmslos ...

Wie fühlt sich das wohl an ... ?

Und schauen Sie! Da ist ein Tiegel aus weißem Marmor mit einem verwöhnenden Body-Gel, befeuchtend, klärend, beruhigend, erfrischend und aufbauend.

Schöpfen Sie doch mit vollen Händen aus dem Tiegel und balsamieren die frische, junge Haut verschwenderisch ein, sodass es in die Tiefe wirkt, bis in die Tiefenschichten, um richtig zu gesunden, überall ...

... und lassen Sie dieses köstliche Gel einwirken, weil es alles hat, was die Haut braucht, alle Substanzen, fein abgestimmt, duftend und sich herrlich anfühlend!

Tiefer und tiefer in Hypnose sinkend erlauben Sie sich, dass die Haut gesund wird, überall ... und machen mit der frischen, gesunden, jungen Haut einfach ein paar Schritte, dort, bei dem Wasserfall, strecken und bewegen sich und merken erst jetzt so richtig, wie wohl sich das anfühlt.

Lassen Sie sich Zeit, all das wirken zu lassen und sich einfach nur wohlzufühlen. Und jedes Mal, wenn Sie diese Hypnose wieder ausführen, werden Sie es noch intensiver empfinden und noch mehr Effekt verspüren.

Die Haut beruhigt sich, klärt sich, heilt ab ... und nach und nach löst sich die Symptomatik in ein wunderbares Nichts auf ... schön!

Und jetzt rundet auch das Unbewusste seine Arbeit ab und ruht ... Sie ruhen ... die Haut ruht ... Und alles wird gut.

Und ich bin jetzt einfach still, weil das in der Stille am besten passiert ... Und nach 7 Minuten äußerer Zeit ... anderer innerer Zeit ... werden Sie von sieben zurückzählen bis eins.

Und bei eins werden Sie wach und frisch und klar – und ein bisschen verändert – wieder ins Hier und Jetzt zurückkommen ...

Aber die Haut ... die lassen Sie ruhig noch etwas in Hypnose schlummern und flüstern ihr zu: ›Träum dich schön!‹«

73 »Die Insel der Selbstklarheit« – Klares Selbstgefühl, reine Haut

»Schön! Sie haben sich gemütlich zurückgelehnt. Sie können inzwischen Hypnose. Sie brauchen nur die Augen zu schließen, ein paar ruhige Atemzüge zu machen und bei sich zu sein.

Und Sie ahnen: Wenn Hypnose hilft, dann hilft sie sofort!

Und das trifft genau auf Sie zu. Sie kommen immer ein Stück weiter, mit jeder Hypnose, die Sie machen ... und auch mit dieser. Es gibt jedes Mal neue Ideen, neue Bilder, neue Gefühle, neue Einwirkungen ...

Und was besser geworden ist, kann auch gut werden ...

Sie sind eine lebendige, tätige Person ... in vielen Bereichen aktiv ... alles anspruchsvoll ... und jetzt sind Sie dran ...

So sinken Sie mit jedem Atemzug tiefer ...
... mit jedem Ausatmen fließen Unruhe und Strapaze hinaus ...

... mit jedem Einatmen atmen sich Licht und Luft herein ...
... ein Kreislauf ... der entlastet ... harmonisiert ... und klärt ...
... Licht und Luft ...
... ein Gefühl des Sinkens beim Ausatmen ...
... ein Gefühl des Schwebens beim Einatmen ...
... bei jedem Ausatmen leichter ...
... bei jedem Einatmen lichter ...

Gut! ... Sehr schön!

Und ganz von allein ... können Sie sich wiederfinden? ... Wo? ...

Ja! ... Auf der ›Insel der Selbstklarheit‹ ...

Eine Insel ... die so vollkommen anders ist als alle schönen Inseln, die Sie kennen ... eine Insel, ganz für Sie ... einzigartig ... wo Sie mit Ihrer Person ... mit all Ihren Gefühlen ... Gedanken ... Plänen ... zu Hause sind.

Und ich weiß nicht, wie Ihre ›Insel der Selbstklarheit‹ aussieht ... aber Sie finden sie wie selbstverständlich ... nehmen vielleicht erst mal vage die Umrisse wahr ... so, wie wir uns im Morgennebel auf einem Boot sachte einer Insel nähern ... diese allmählich deutlicher erkennen ... weil die Silhouette sich immer klarer abzeichnet ...

Wir betreten Land ... und fühlen uns sofort heimisch, vertraut ...

Und ein Gefühl überkommt Sie spontan, und das ist einfach umwerfend.

Ein Gefühl von: ›So bin ich! ... Das ist meine Natur! ... So bin ich einfach!‹

Die ›Insel der Selbstklarheit‹ ... Ihr eigener kleiner Planet ... genau so, wie Sie es brauchen ... um sich im Lot zu fühlen ...

Und das Gefühl, im Lot zu sein ... richtig zu sein ... spüren Sie schon jetzt ... und sei's in einem Zeh ... oder im Bauch ... und es wird sich bei jedem Einatmen mehr ausbreiten ...

... während andere Gefühle, die nicht mehr ins Heute gehören und nicht ins Hier ... mit dem Ausatmen hinausgleiten und sich verflüchtigen ... wie Wind ...

Dieses ›Im-Lot-Sein‹ aber breitet sich unerschütterlich in harmonischen Wellen aus ... und wird zum schönen, tiefen, stabilen Gefühl ...

In den Apotheken alter Zeiten wurden die Heilmittel mit zierlichen Balkenwaagen dosiert, in winzigen Schalen akribisch ausgewogen ... in Gramm und Milligramm ... exakt die gewünschte Menge ...

Aber auch der Körper wiegt in seiner hauseigenen Apotheke haarfein die Substanzen aus ...
um den Körper gesund zu versorgen ...

Alles kommt in Balance ... das endokrine System ... das humorale System ... in tiefer Ruhe auf feinste Art und Weise gesteuert ... ausgeglichen ... gesunde Impulse in exakter Reihenfolge für angemessene Dosierung der richtigen Substanzen ...
und ein stabiles Nervenkostüm sorgt für harmonische Abläufe ...

Das System stabilisiert sich ... aufrecht im Lot ...
mit großer Selbstklarheit ... völlig im Takt.

Und aus dieser Balance heraus erfolgt von innen ...
für unser größtes Organ ... die beste Durchblutung ... und Ernährung ...
wenn sich die Schleusen öffnen ... angefangen bei der Zentralschleuse ... weitergeleitet über das ganze Schleusensystem, das sich öffnet, so wie Dominosteine fallen ...

Die Schleusen offen ... strömt mit dem Pulsschlag des Herzens wellenartig immer wieder frisches Blut heran ... und nährt und erquickt die strapazierte Haut ... die dankbar annimmt, was sie bekommt.

Und Sie fühlen es strömen ... aus der Körpermitte zur Haut hin ...
überall hin ... und das Blut ist angereichert mit allen Substanzen ...
um die Haut gut zu versorgen ... zu nähren ... zu erfrischen ...
und zu verjüngen ... von innen heraus ...

Und die Haut tankt auf, polstert sich auf, wie ausgedürstetes Land, auf das endlich Regen fällt ... nimmt dankbar an ... trinkt die Nährstoffe ... und fühlt sich zunehmend wohl und gesättigt ... und froh über die Sicherheit, immer wieder, jetzt und in Zukunft, genug zu bekommen ... um sich satt zu trinken und sich aufzupolstern ... sich zu erfrischen und zu verjüngen ... um samtig und glatt zu werden ... und eine schöne Textur zu bekommen ... ausgeglichen ... fein und ebenmäßig ...

Und auf der ›Insel der Selbstklarheit‹ ... ist die Atmosphäre ein einziges Fluidum aus Licht und angenehmer Luftfeuchte ... heilenden Düften und fliegenden Lüften ... und einem besonderen Element, das gar nicht in Worte zu fassen ist; etwas Besonderes, das Ihre gesamte Haut von oben bis unten einhüllt ... wie eine seidige, luftig-laue Tunika ... die lindert und hilft, abzuheilen und zu regenerieren ... bis in die Tiefe ...

Und so geschieht Heilung:

... aus der Tiefe ... an die Oberfläche ...

... aus der Oberfläche ... in die Tiefe ...
in wunderbarem Austausch und Wechsel ... mit dem die Haut sich langsam abschuppt und abwirft, was nicht gesund ist ...
schön und frisch und lebendig ...

Die Haut freut sich über Klarheit und das Gefühl, bei sich zu sein ...
zu sich zu stehen ... und Ziele zu verfolgen mit dem Gefühl ...
›Ich bin richtig!‹ ... ›So bin ich!‹ ...

Und ... immer wieder, wenn Sie auf Ihrer ›Insel der Selbstklarheit‹ sind ...
werden Sie weitere Fortschritte machen ... und die Haut wird es vergnügt verfolgen ... weil sie weiß, dass sie dadurch profitiert ...
und sie wird – fast gierig – darauf warten, alles zu bekommen ...
alle Köstlichkeiten, die sie braucht ...
um sich zu erfrischen und zu erneuern.

Aber nicht nur in Hypnose, auch nachts im Schlaf wird sie sich ›schönschlafen‹.

Und das wird so sein, weil Sie so sind, wie Sie sind und weil Sie das können! Wenn nicht Sie, wer dann?

Und jetzt lassen Sie sich ein paar Minuten Zeit ... um vielleicht sogar noch mal tiefer in Hypnose zu sinken und Ihr Erlebnis auf der Insel intensiv zu genießen ... bis das Gefühl kommt, es ist genug für heute ...

Dann lassen sie die Hypnose ausklingen ...
und kommen frisch und munter ... sehr klar hierher zurück ...

... wie von einer Traumreise zu einer Trauminsel ...

74 »Spaziergang in warmen Herbstfarben« – Guter Umgang mit der Haut

»Lehnen Sie sich nun gemütlich zurück und schließen die Augen.

Legen Sie Ihre Hände flach und entspannt auf Ihren Brustkorb ... – oder auf Ihren Bauch, ganz wie Sie mögen – ... und zwar so, dass die Fingerspitzen sich berühren ...
aber nur zart ... und dies nur, wenn Sie ausgeatmet haben ...

Beim Einatmen werden sich die Fingerspitzen nun leicht voneinander entfernen ... beim Ausatmen werden sie sich wieder zart berühren ... ... beim Einatmen entfernen sich die Fingerspitzen wieder leicht voneinander ... beim Ausatmen berühren sie sich wieder zart ... ... beim Einatmen entfernen sich die Fingerspitzen leicht voneinander ... beim Ausatmen berühren sie sich wieder ...

Lenken Sie Ihre Aufmerksamkeit weiterhin eine kleine Weile darauf, wie die Fingerspitzen sich beim Ausatmen nähern und berühren ... und beim Einatmen wieder entfernen ...

Die Atmung wird sich dabei langsam vertiefen ... ... und Ihr Geist wird sich beruhigen ... weil die Gedanken wie Wolken am Himmel verwehen ... und der Köper leicht ins Schweben kommt ...

So beginnt die Hypnose ... und es mag sein, Sie finden sich – in Ihrem inneren Erleben – auf einem Spaziergang wieder ... an einem sonnigen Herbsttag ... ein Spaziergang in warmen Herbstfarben ... die Luft so klar und rein ... die Natur farbig ... lebendig ... tankt Sonne auf ... es duftet ... die Kornscheunen sind gefüllt ... ... aus rotbackigen Äpfeln wird Most gepresst ... aus glutfarbenen Trauben Wein gekeltert ... die Mühe des Jahres hat sich gelohnt ... der Herbst bringt die Ernte ein ... die Zeit der Erntedankfeste ... eine schöne Jahreszeit ... und Sie ... Sie beobachten erfreut die Ausheilung Ihrer Haut ...
Sie haben dafür gesorgt, dass ... in wunderbarer Abstimmung mit dem Körper ... bis in feine hormonelle Vorgänge ... endlich Ruhe einkehrt ... und die Haut sich ausheilen und regenerieren kann ... besänftigen und ausgleichen ... und sich frisch und neu nachbilden ...

Man kann auch sagen ... Ihre Haut heilte Sie aus ...
ein schönes Gemeinschaftswerk ... ein Gesamtkunstwerk ...
ein wunderschönes Gefühl ... denn auch in der Tiefe ...
wächst neue Stabilität ...
Klarheit ... und eine neue Definition Ihrer selbst.

Und das kann so ein überglückliches Gefühl auslösen ... ähnlich wie
damals, auf dieser phänomenalen Herbstwanderung ...
unbelastet ... unbeschwert ...
befreit von allem ... und nur sich zugehörig ...

Und so nehmen Sie sich alle Zeit der Welt ... um sich wohlzufühlen ...
und ein dankbares Dankeschön durch den Körper fließen zu lassen
... durch Ihren Geist ... und Ihre Seele ... überall hin ... in jede Ritze
und jeden Winkel ... ein Dankeschön für die Möglichkeit, sich
zu verändern ... zu wachsen und zu reifen. Eine Welle von Dank
durchflutet den inneren Raum ... in warmen Herbstfarben ...
mit flirrendem Licht ... erleichternd ... wohltuend ...

Und die zunehmende Ruhe und Ausgeglichenheit fließt in die Hände ...
die tatkräftigen Hände, die sich gerne bewegen ... formen ... spielen ...
berühren ... tasten ... alles Mögliche machen ... beim Sport ...
in der Küche ... am PC ... ein Instrument zum Klingen bringen ...
... wahre Akrobaten ...

Sie können aber auch eins ... sie können auch Ruhe geben ... sie können
sanft über die Arme streichen ... oder über die Schenkel ... sie können
den Körper mit einer köstlichen Milch einbalsamieren ... sie können
das Gesicht eincremen ... Haare kämmen ... die Finger können
miteinander spielen ... und ... auch ineinander ruhen.

Und das ist neu und wird immer so bleiben:
Die Finger lassen die Haut in Ruhe!

Wo die Finger früher die Haut drangsaliert und strapaziert haben ...
ist jetzt was vollkommen anderes: ... liebevolles Streicheln ...
ausgleichendes Darüberfahren ... sanftes Massieren ... Eincremen ...
Einölen ... was auch immer guttut ...

Alles andere bleibt weg! Ist für immer und ewig gelöscht!

Nur angenehme, gesunde Pflege ... in Maßen ... genug ... und nie zu viel ...
das machen die Hände wie von selbst ...
man braucht sich nicht zu kümmern ...

Wie der Lavendel in den weiten Ebenen der Provence werden auch die wunderbaren Blumen in den Bergen erst gepflückt, wenn sie erblüht sind ... und dann vorsichtig behandelt ... damit sie ihren Duft immer verströmen ... und ihre Schönheit behalten. ... Vorher werden sie vollkommen in Ruhe gelassen ... nur der Regen tränkt sie, während sie noch wachsen und Knospen bilden, dann Blüten ... und die Sonne berührt sie sanft mit ihrer Wärme ... die Nachtkühle erfrischt sie ... Morgennebel befeuchtet sie ... der Wind streichelt sie ... der Tau benetzt sie ... ihre zarte Blütenhaut atmet auf, überall ... im Gesicht, am Kopf, am Körper ... und fühlt sich wohl ...

Zunehmende Beruhigung und stabile Heilung ...
und Vergessen, dass es jemals anders war ...

Die Haut stärkt und stabilisiert sich, wird robust ...
und ist das, was sie sein soll:

Halt nach innen ... und Schutz gegen außen ... und Austausch ... und ...
... etwas Schönes ... schön zum Ansehen ... schön zum Berühren ...
schön zum Fühlen ... samten ... erotisch ... verzaubernd ...
alles eins mit einer angenehmen, bewussten Klarheit ...
die in alle Lebensaspekte hineinspielt ...

Und Sie werden sich richtig und gesund ernähren ...
um in Form zu bleiben ... attraktiv ... stabil und gesund ...

So nimmt der Körper von allein die gesunde Gestalt an ... wohlgeformt ... kraftvoll ... aufgerichtet ... ... weil Sie auf sich achten ... mit Wertschätzung und Bewusstheit ... im Einklang mit der gesunden Haut ... der schönen Haut ... denn was unseren Körper ausmacht ... hat auch mit dem zu tun, was wir ihm zuführen ... gesunde Speisen, in gesundem Maß, zu gesunden Zeiten ...
immer genug ... und nie zu viel ...

Ein gesunder Körper ... in einer schönen Figur ... gesund ... in guter Form ...
in gesundem Hautkleid ... mit stabilem Nervenkostüm ...
welch kraftvolles Bild!

Und dieses Bild wirkt auf Sie ... und leitet Sie ... so bleiben Sie sich selbst treu ... und Ziele gehen schneller in Erfüllung ... schneller als erwartet ... in schönen Herbstfarben ...
befreit und glücklich ... sehr gut ...

Ich bin nun einfach still ...
und Sie schließen die Hypnose auf Ihre eigene Art und Weise ab ...
so wie es für Sie richtig ist ... und das beste Ergebnis erzielt.«

75 »Die Energiehaut« – Geschützt, stark, widerstandsfähig

»Ein paar tiefe Atemzüge ... bringen Sie jetzt in die richtige Verfassung ... um sich wunderbar einzuhüllen in Ihren Schutz ... und zu lernen, wie man ›Krallen ausfährt‹ ... wenn es denn nötig ist ...

Atmen Sie jetzt ruhig und tief ... und spüren Sie mal Ihre Haut ... die Haut, die Sie ›hauteng‹ einkleidet ... vom Scheitel bis zur Sohle ...

Die Haut ... dieser phänomenale Halt für unsere Innenwelt ... diese absolute Abdichtung gegen das Außen ... bei der Haut sind wir ja sozusagen zu Ende ...

Fühlen Sie doch mal aufmerksamer hin ... wie Ihre Haut Sie so schön einpackt ... Ihnen Halt gibt ... und Form ... weich, samtig, geschmeidig auf Ihnen aufliegt ... schön aussieht ... und Sie widerspiegelt ... !

Wenn Sie nun ein bisschen die Fantasie spielen lassen, können Sie sich sicher vorstellen, dass diese Haut von einer weiteren Haut umgeben ist, die sich flexibel an Ihre Körperhaut anschmiegt ... eine Haut aus Luft und Duft ... Energie und Strahlung ... Wärme ... und Farbspiegelung ...

Sie umrahmt Sie ... unsichtbar ... aber ... fühlbar ...

Und wenn Sie jetzt tiefer atmen ... können Sie in diese – nennen wir sie mal ›Energiehaut‹ – hineinatmen und sie etwas aufblähen ... und stärken ...

... und wenn Sie den nächsten Atemzug nehmen ... atmen Sie wieder in diese Energiehaut ...

Damit können Sie sie noch mehr aufblähen und kräftigen ... stärken ... und solider werden lassen ...

Achten Sie nun einfach über die nächsten zwölf Atemzüge darauf, wie mit jedem Einatmen Ihre Energiehülle dichter und robuster wird ... 1 ... ja, gut ... *2* ... *3* ... gut, weiter so ... *4* ...

(Pause)

Allmählich werden Sie fühlen ... dass Ihre ›Energiehaut‹ bei jedem Einatmen sich noch mehr aufbläht ... noch kräftiger ... noch stärker wird ... noch lichtvoller ... noch deutlicher und klarer ... Sehr gut!

Und während Sie weiter ruhig vor sich hin atmen ... mag es sein, dass diese Energiehaut gar nicht mehr zurücksinkt und so auch nicht mehr exakt Ihre Körperkontur umschreibt ... sondern einfach ein bisschen weiter aufgebläht bleibt ... und mit jedem Einatmen ... noch dichter und kräftiger ...
... hülliger und fülliger wird ... und somit schützender ...

Und Sie sitzen da ... in Ihrer Energiehaut ...
geborgen wie ein Küken in seinem Ei ... und atmen ruhig ...

Bei jedem Einatmen ... kräftigt sich die feinstoffliche Energiehülle ...
aus Farbspiel und purem Licht ... aus Kraft ... aus Wärme ...
eine große, schützende Eierschale um Sie herum ...

So sitzen Sie ... ganz gemütlich ... in Ihrem Ei ... aus Luft ... und Licht ...
und Energie ... in Ihrer Kraft ... in Ihrem Schutz ...

... und wenn Sie die Hülle von innen mit der Hand berühren, fühlt sie sich samtig-zart an ...wie das Blütenblatt einer Rose ...

Von außen aber ist sie robust und stark ... und alles prallt ab ...
was Sie belästigen und auf Sie einhämmern will ...
es prallt ab ... prallt zurück ...

Diese Energiehaut ist dicht ... und lässt nur herein ... was Ihnen wirklich guttut ... da öffnet sie sich geschmeidig ... für Sonnenschein ... und köstlichen Regen ... Duft ... und Liebe ... gute Energie ... alles, was Ihnen guttut ... gesund ist ... Sie nährt und fördert ...

Aber sonst ist sie robust und stark ...
und kämpferisch, wenn Sie es brauchen.

Blitzartig kann sie Krallen ausfahren... wie eine wütende Katze ... Krallen aus Licht ... Miniblitze ... kleine Stromschläge ... die weisen zurück ... und halten ab. ... So ist diese Energiehülle wirklich wehrhaft ...

Und während ich gleich von eins bis drei zähle, probieren Sie das jetzt zum Spaß mal aus! Los geht's! 1 ... 2 ...3 ... Bravo!

Aber die Krallen können sich sofort wieder einziehen ...
wenn es friedlich ist ... harmlos und ungefährlich ...

... und auch die Energiehülle kann wieder elastisch zurücksinken ...
und sich dicht anschmiegen ... und über Ihre Haut legen ...
unsichtbar für andere ... aber fühlbar für Sie ...

Sie fühlen, Sie stehen in Ihrem Schutz ... in Ihrer Kraft ... in Ihrer Stärke ...

In Sekundenschnelle kann die Energiehaut sich wieder aufblähen ...
drei tiefe Atemzüge reichen ...
und sie kann Krallen ausfahren, wenn es notwendig ist ...

... und Sie wissen, Sie haben diesen Schutz immer bei sich ...

... und Sie wissen, Sie können sich ... jederzeit ... zugewandt abgrenzen!

Und weil Sie das wissen ... können Sie die Hypnose abschließen ...
und frisch ... und froh ... und munter –
samt Ihrer Energiehaut, versteht sich –
wieder hierher zurückkommen.«

76 »Die heilende Haut« – Hypnosefantasie für Abheilung der Mundschleimhaut nach Chemotherapie

»Jetzt kommt der Frühling, die Sonne scheint kräftiger, die ersten grünen Blättchen zeigen sich, die Vögel zwitschern und fangen an, ihre Nester zu bauen. Es riecht nach frischer Erde, und da ist es doch nur folgerichtig, dass es Ihnen besser gehen sollte, wo Sie doch so viel überwunden haben und das Erwachen des neuen Lebens mehr und mehr wahrnehmen können.

So schließen Sie nun einfach die Augen, falls Sie sie nicht schon geschlossen haben, und machen ein paar ruhige und wirklich schön tiefe Atemzüge. Gut so!

Ich weiß nicht, wie unwohl oder wie wohl Sie sich gerade in Ihrer Haut fühlen, aber ich habe verstanden, es könnte besser sein.

Um nachher festzustellen wie weit Ihnen diese kleine Übung geholfen haben wird, stellen Sie sich bitte eine Skala mit einem Zeiger vor. Diese Skala hat eine Anzeige von null bis zehn:

Null steht für normales Befinden, zehn für sehr unangenehmes Befinden.

Spüren Sie jetzt bitte aufmerksam zu der Stelle Ihrer Haut hin, die sich besonders unwohl fühlt, und geben Sie auf der Skala von null bis zehn an, wo gerade der Zeiger steht.

Gut! Merken Sie sich bitte diese Zahl.

Bleiben Sie bitte mit Ihrer Aufmerksamkeit noch einen kurzen Moment an dieser Stelle Ihres Körpers, wo sich Ihre Haut oder Schleimhaut am unwohlsten anfühlt.

Sie spüren in diese Stelle hinein, wie um sie zu erforschen ...

Nun bitte ich Sie, einen Bereich in Ihrem Körper aufzufinden, der sich sehr wohl, ja vollkommen normal anfühlt. Und Sie gehen mit Ihrer vollen Aufmerksamkeit zu dem Ort in Ihrem Körper, der sich am wohlsten anfühlt, vollkommen frei, richtig cool, entspannt und gut.

Und jetzt machen Sie etwas Besonderes:

Sie lenken bitte beim Einatmen die Aufmerksamkeit zu dem Ort im Körper, der sich einfach nur wohlfühlt ...
und beim Ausatmen zu dem Ort im Körper, der sich unwohl anfühlt ...

Bitte machen Sie das in aller Ruhe und mit Wohlwollen für sich selbst ... in aller Regelmäßigkeit und inneren Gelassenheit ...

Sie lenken bitte beim Einatmen die Aufmerksamkeit zu dem Ort im Körper, der sich vollkommen wohlfühlt ...
und beim Ausatmen zu dem Ort im Körper, der sich unwohl anfühlt ...

Machen Sie das nun über mehrere, ruhige Atemzüge und atmen dabei das Unwohlsein mehr und mehr hinaus ...

Sehr gut! Sehr schön! Weiter so!

Ja, da verändert sich schon etwas ...

Nun ist es genug.

Und jetzt atmen Sie einfach ruhig und regelmäßig weiter ...

Beim Einatmen wölbt sich der Bauch nach oben,
und beim Ausatmen sinkt er von ganz allein wieder hinab ...
nach oben ... und wieder hinab ... nach oben ... und wieder hinab ...

Ich weiß nicht, wo Sie besonders gerne sind ...

Vielleicht sind Sie gerne im Wald, wo es so schön riecht und die Sonne ihre Strahlen sanft durch das Grün der Bäume sendet ...

Vielleicht sind Sie gerne auf dem Berg mit weitem Ausblick und lieben die frische Bergluft, die Ihnen um die Nase weht ...

Vielleicht sind Sie gerne am Meer, wohl in einer Bucht mit feinem, weichem Sand, und lassen sich an einem frühen Morgen von der milden Sonne und dem lauen Lüftchen verwöhnen.

Der Tag liegt noch vor Ihnen, ein ganzer Tag, an dem Sie sich erfreuen können.

Sie wissen am besten, was Ihnen am liebsten ist, und jetzt gehen Sie innerlich genau da hin, fühlen sich hier ein und fühlen sich hier wohl.

Sie riechen, was es zu riechen gibt, spüren die angenehme Temperatur auf Ihren Wangen und an Ihren Augenlidern, und hören die Töne, die ihnen vertraut sind.

Die besänftigen Ihre Seele und stärken Ihren Mut.

Zu Ihrem Erstaunen wird Ihr Körper nun beginnen, mit jedem Ausatmen ein wenig mehr zu schweben ... Sie brauchen nicht zu wissen, wie das geht ... und auch nicht zu verstehen, wieso er schwebt ... Sie können es sich auch nur denken: ›Ich lasse meinen Körper schweben‹, ... und er schwebt einfach auf Ihrem Atemstrom dahin ... sehr gut ... sehr gut ... sehr schön ...

Er schwebt dahin ... und Sie mit ihm ...

Er schwebt dahin ... und Sie mit ihm ...

Er schwebt dahin ... und Sie mit ihm ...

Und ohne besondere Wünsche und ohne besonderes Wollen sinken Sie mit jedem Dahinschweben tiefer und tiefer in heilsame Trance ...

Die Schultern sinken zurück ... die Brust weitet sich ...
und die Atmung fließt frei ...

Und der Körper schwebt dahin ... und Sie mit ihm ...

Tiefe Ruhe erfüllt Sie ... sehr schön ... sehr gut.

Und während ich von eins bis sieben zähle, sinken Sie noch tiefer immer höher schwebend dahin ... einfach nur sein ... einfach nur schön ...

... *1* ... *2* ... *3* ... *4* ... *5* ... und *6* ...

In Hypnose ist alles erlaubt ... in Hypnose ist alles richtig ...
alle Gefühle sind willkommen ... alle Gedanken ... alle Bilder ...
alles ist gut ...

Und Sie sinken nicht in tiefe Hypnose, bevor nicht die Zahl sieben erklungen ist ...

Es ist ganz einfach ... ganz in Ruhe, sehr leicht, sehr ruhig und ... *7*!

Alle Muskeln sind wunderbar entspannt.

Sie spüren, wie ruhig Ihr Atem fließt ... wir hervorragend Ihr Zwerchfell die Lunge bewegt ... entspannt und regelmäßig ...

Sehr gut. Wunderbar tiefe Atemzüge. Sehr schön.

Und Sie sind in vollkommener Ruhe bei sich ... tief entspannt.

Und während Sie einfach nur ruhig atmen ... und meiner Stimme lauschen ... und Ihr schöner innerer Ort immer lebendiger in Ihnen ist ... können Sie langsam beginnen, sich wohler und wohler zu fühlen.

Gut. Und das ist genau der Zeitraum, in dem der Körper sich erholt ...
und der Geist sich regeneriert ... und die Seele auftankt.

(Pause)

Ich weiß nicht, ob Sie einen Garten haben, und ob in diesem Garten Maulwürfe, die ihre berühmten Erdhaufen machen, leben oder ob sogar manchmal Wildschweine hereintoben. Diese wilden Kerle, die die Grasnarbe hochheben, alles durchpflügen und unansehnlich machen, weil sie nach etwas Bestimmtem suchen, was sie vielleicht gar nicht finden. Und nachher sieht das ganze Grundstück zerfurcht aus, abgedeckt, bloßgelegt, die empfindlichen Wurzeln dem Frost ausgesetzt ...

Aber dann, von selbst, wohl gemäß einem natürlichen Urprinzip, beruhigen sich die Maulwürfe. Die Wildschweine ziehen sich wieder an ihren angestammten Platz im Wald zurück, dahin, wo sie eigentlich wirklich zu Hause sind, denn sie merken, dass sie im Garten gar nichts zu suchen haben, und im Wald ja all das zu finden ist, was sie mögen.

Ja, und es ist wirklich erstaunlich. Sobald der erste Regen fällt, sobald die Natur wieder gesunde Regie übernimmt, ebnet sich das Gelände. Alles heilt aus. Wir können noch ein wenig nachhelfen, mit dem Rechen oder der Harke, neue Grassamen sähen, Wasser sprengen und auch den Gartenzaun dichter machen, damit die wilden Tiere draußen bleiben und unser Garten geschützt ist, sich beruhigt und gesundet. So werden die Beete sich ebnen und wieder schön glatt werden, und dichter Rasen wachsen, der die Wurzeln der Bäume bedeckt und die der duftenden Rosen.

Und es geschehen überraschende Dinge in der Tiefe, denn ... Sie haben auf einmal ein Bild von sich vor Augen, ein Bild von früher. Sie sehen sich mit dieser herrlich jugendfrischen Haut. Und je länger Sie dieses Bild betrachten, umso mehr scheint es, als ob sich diese jugendfrische Haut jetzt auf Ihre heutige Haut transplantiert.

Stückchenweise, fein, wie feine, frische Hautpailletten, die sich auflegen und die strapazierte Haut ablösen, in Urlaub schicken, ja vielleicht auch auf Heilkur.

Und die gesunden Hautpailletten ersetzen geschmeidig die jetzige Haut und verbinden sich mit der Unterhaut und dem Gewebe unter der Haut.

Fühlen Sie das vielleicht? Oder mag es sein, dass Sie sehen, wie es vor sich geht?

Oder wissen Sie einfach darum?

Aber eines ist klar: Sie lassen es geschehen.

Und so heilt Ihre Haut.

Und es ist überraschend, wo genau diese Heilung beginnt.

Vielleicht erst, ganz unbemerkt, ein kleines, verborgenes Stückchen Haut, das sich klärt.

Vermutlich weil eine wunderbare Durchblutung gute Nährstoffe in die angestrengten Zellen bringt, wohl auch weil das Immunsystem in der Tiefe gesunde Signale sendet und ausbalanciert die Funktion übernimmt, so wie es die Natur vorschreibt.

Und vielleicht erleben Sie das sogar vor Ihrem inneren Auge, wie die Stellen abheilen, wie überflüssige Haut sich ablöst und darunter schon die junge Haut gesund hervorlugt.

Schrunden heilen ab ... Wunden heilen aus ... und Ihr Mundinnenraum fühlt sich zunehmend wohler. Der Speichel umschmeichelt angenehm die Schleimhaut, feuchtet sie an und entspannt sie dadurch. So wird die Schleimhaut glatt, gesund durchblutet, geschmeidig und rosig schimmernd wie Perlmutt. Und der Mundraum wird kühl und geschmackssicher.

Das Körpergedächtnis erinnert sich an gesunde Harmonie, und der Körper versteht die Signale und begreift, dass die schwere Zeit überwunden ist und dass Normalität Einzug hält.
Die Aufregung ist vorbei, und Ruhe kann folgen.

Und während Sie diese Ruhe immer deutlicher spüren, werden Sie sich vermutlich noch angenehmer und angenehmer fühlen, in einem friedlichen Sein.
Und diese ruhige Gelöstheit hält über sehr lange Zeitdauer an!

Und während Sie so ruhig und gelöst sind, sehen Sie bitte vor ihrem inneren Auge noch mal auf die Skala und prüfen, auf welche Zahl der Zeiger gesunken ist.

Und wenn er tatsächlich einen niedrigeren Wert von Unwohlsein angibt und demzufolge einen höheren Wert von Wohlsein, haben das nur Sie selbst bewirkt.

Und jedes Mal, wenn Sie diese Hypnose wieder praktizieren, wird sie eine noch tiefere und somit bessere Wirkung haben.

Vielleicht nach ein paar Minuten äußerer Zeit, ganz anderer innerer Zeit, werden Sie merken, dass es genug ist. Und ein tiefes Aufatmen wird ankündigen, dass alles Wichtige für heute geschehen ist und Sie sich wieder zurückorientieren möchten in das äußere Hier und Jetzt.

Sie zählen dann im Stillen von sieben bis eins zurück und ...
obwohl Ihr gesamter Körper tief entspannt bleibt ...

werden Sie beginnen, sich zu recken und zu strecken
und kommen mit einem Lächeln wieder hierher.

Die Füße bewegen sich ... die Arme strecken sich ...
die Augen öffnen sich ... und Sie sind wieder hier ... wach und frisch ...
und fühlen sich erstaunlich wohl ...

Willkommen!«

XV Seele und Bauch auf wundervoller Reise – Erholung für den Darm

77 »Die Hypnosewunderpille« – Tiefe Hypnose, Wohlbefinden, heilsame Vorgänge im Darm

»Sie haben sich mit Hypnose für eine Methode entschieden, von
der Sie etwas Besonderes erwarten ... Sie wollen sich selbst positiv
beeinflussen ... und unbewusste Kräfte wirken lassen ...
in hypnotischer Trance ... in therapeutischer Hypnose ...
und tiefe Hypnose ist per se heilsam ...

Ihr Leben ist vielseitig ... Sie sind engagiert ... Sie besitzen Qualitäten ...
Sie bewirken viel ... und sehnen sich gleichzeitig danach, es möge
Ihnen besser gelingen ... weniger zu tun ... sich besser abzugrenzen ...
abzugeben ... und sich mehr von allein ereignen zu lassen ...
und genau dafür ist der hypnotische Zustand ideal: nichts tun ...
nichts verstehen ... nichts bemühen ... einfach sein ...

Die Hypnose wird etwa 25 Minuten dauern, und es mag Ihnen ganz
anders erscheinen ... kürzer ... oder länger ...
vielleicht lang wie ein ganzer Ferientag ...

Ihre erste Hypnose ... Ihre Wunschhypnose ... Ihre Wunderhypnose ... Ihre, wie Sie es sich vielleicht sogar wünschen, Hypnosewunderpille, wird womöglich anders sein, als Sie es sich ausmalen ... denn Sie werden immer wissen, wo Sie sind ... Sie werden immer hören, dass ich zu Ihnen spreche ... Sie werden sicher meinen, alles zu hören, und hören jedes Mal doch etwas anderes ... ... und ... vielleicht ... nach geraumer Zeit ... hören Sie mir nur noch mit einem Ohr zu ... oder schalten einfach ab ... und sind an einem wunderschönen Ort und dabei sich immer bewusst darüber, wo Sie sind ...

Sie werden Gedanken haben und Bilder sehen ...
die können vorüberziehen wie die Wolken am Himmel ...
und Sie kommen ins Träumen ...

Sie fühlen sich einfach wohl ... ganz natürlich wohl ... und bemerken vielleicht gar nicht, wie tief Sie schon in Hypnose sind ...

Ihr Körper wird seine ersehnte Ruhe finden ...
und Sie finden zu Ihren verborgenen Stärken ...
ein Vorgeschmack von dem, was Sie wünschen.

Alles ist erlaubt ... und alles ist richtig so, wie es geschieht ... und alles geschieht aus gesunden inneren Impulsen und innerem Wissen heraus ...

Und jetzt lenken Sie bitte Ihre Aufmerksamkeit ein wenig auf ihre Atmung ... wie die Luft hereinfließt ... und wieder hinausströmt ... herein und wieder hinaus ... ohne ihr Zutun ... ganz von selbst ... beruhigend und zuverlässig ... ›ein und aus‹ ...
beruhigend und zuverlässig ... ›ein und aus‹ ...

Sie begleiten Ihre Atemzüge mit Gleichmut ... und kommen in leichtes Schwingen ... ein Schwingen von ›ein und aus‹ ... sehr schön so!

Und nun schauen Sie bitte beim Einatmen unter den geschlossenen Augenlidern nach oben ... zur Stirn ... und beim Ausatmen nach unten, zu Ihren Füßen ... nach oben ... ein ... nach unten ... aus ... nach oben ... ein ... nach unten ... aus ... sehr schön!

Sehr gut so!

Machen Sie das einfach ein paar Atemzüge lang ...

Das beruhigt ... und zentriert ... ein ... und ... aus ... das beruhigt und klärt ... ein ... und ... aus ... und macht den Kopf frei ... und leicht ...

Und irgendwann finden die Augen ihre Mitte und ruhen ... und Sie genießen tiefe Gelöstheit ... und vielleicht wissen Sie gar nicht warum, aber es kann leichte Freude in Ihnen aufsteigen ...
Hand in Hand mit einer gewissen Zuversicht, dass es bald besser wird ...

Und während ich von eins bis sieben zähle ... und Sie ruhiger und ruhiger werden ... sinken Sie in einen sehr schönen Trancezustand ... ein Befinden, das Ihnen rundum gut tut ... ein schöner Trancezustand ... in dem Ihr Körper sich erinnert, wie es sich anfühlt ... in einer wunderschönen Landschaft zu sein ... vielleicht in den sonnendurchströmten Gefilden des Südens ... sanfte Hügel ... weite, fruchtbare Ebenen ... warm ... wohlig ... und lebendig ...

1 ... und Ihre Nase erinnert sich an Blumenduft ... Parfum von Rosen ... Jasmin ... Kamelien ... die Süße von Oleanderblüten ... und aromatische Kräuter ... Oregano und Thymian, Basilikum und Rosmarin ...

2 ... Ihre Ohren hören die feinen Geräusche, wenn der Wind durch Pinienzweige haucht ... das Zwitschern der Vögel ... und Singen von Zikaden ...

3 ... Ihr Auge gleitet wohlgefällig über warme Terrakottafarben ... und das dunkle Grün der aufrechten Zypressen, die wie Ausrufezeichen die Schönheit der Landschaft betonen ... über das trockene, goldgelbe Gras ... und ein Glitzern von Wasser in der Ferne ...

4 ... und der Körper entspannt sich ... mit einem leichten Seufzer holt er tief Luft ... er atmet auf ... und fühlt sich einfach heimisch ... geerdet ... und mit jedem Schritt erspüren die Füße, wie sie auf stabiler Erde gehen ... getragen von Mutter Natur ...

5 ... und Sie erfahren, wie Ihnen das auch in der Seele guttut ... denn Sie fühlen sich mehr und mehr friedlich entspannt ... nichts wollen ... einfach sein ...

6 ... und das fühlt sich so leicht an ... schwerelos ... leichtes Schweben ... leichter als leicht ... wunderbar gelöst ... und im Frieden mit sich selbst ... leichter als leicht in der lauen Luft einer schönen Landschaft ... im tonisierenden Atem des Meeres, das in der Ferne schimmert ... getragen wie eine Feder im Wind ... geschützt im inneren Sein ... frei ... weit und gelöst ...

7 ...

Sie fühlen sich leicht und frei ... und Sie genießen den Moment im Moment ... und während Sie das so intensiv verspüren und sich so wundervoll erholen ... lernen Sie ...

Sie lernen tief in Hypnose ... und intensiv in Hypnose ... lernen, sich zu erholen ... und sich zu heilen ...

Genau jetzt bilden sich Heilstoffe ... ausgewählte Substanzen ... handverlesen ... fein gewählt ... und wohldosiert ... und verdichten sich in Ihrer Hypnosewunderpille ... der besten Wunderpille der Welt ... um Sie zu gesunden ...

In der Nase Parfum von Rosen ... Jasmin ... Kamelien ... die Süße von Oleanderblüten ... und ätherische Düfte von Oregano und Thymian ... Basilikum und Rosmarin ...

Geruch von erdigem Boden und sonnenverwöhnten, alten Steinmauern, die ihre gespeicherte Wärme wohltuend abstrahlen ...

Und Sie mögen sich daran erfreuen ... daran erwärmen ...
und fühlen sich tief wohl ... tief entspannt ... tief gelöst ...
bis tief in Ihre Mitte ... warm und gelöst ...

Die heilsamen Substanzen fluten durch Ihren inneren Raum ...
gleichen aus ... regenerieren ... bringen ins Gleichgewicht ...
bewirken kleine Wunder ... und lösen tiefe Ruhe aus ...

... und ein ruhiger Darm beruhigt uns ... ein gesunder Darm nährt uns ...
er kräftigt, stärkt und reinigt uns ...
damit wir all die Dinge tun können, die wir tun wollen ...

Und Ihr guter Darm wird jetzt selbst beruhigt ... genährt ... gekräftigt ...
gestärkt und gereinigt ... damit er alles für Sie tun kann ...
damit Sie alles tun können, was Sie tun möchten ...

Verständnis wächst ... Vertrauen nimmt zu ... organisches Miteinander ... Hand in Hand ... und das verspüren Sie jetzt ganz intensiv ... Sie stehen auf festem Boden ... Sie fühlen sich geerdet ... Sie schauen in die Weite ... Sie sehen in die Zukunft ... frei und selbstbestimmt ... und Sie wissen, Sie werden sich in Hypnose jedes Mal von Neuem tief erholen ... wohler und wohler fühlen ... aufatmen und gesunden ...

Verbleiben Sie noch für eine geraume Weile in Hypnose ... und erholen sich tiefer als tief ... Ihr Körper setzt die Hypnosewunderpille frei ... fein dosiert ... hochwirksam ... abgestimmt auf Sie ...

Nach einigen Minuten äußerer Zeit ... ganz anderer innerer Zeit ... gleich einem ganzen Ferientag ... werden Sie sich rundum tonisiert fühlen ... und ganz in Ihrer Mitte ...

Dann werden Sie langsam zurückkehren, indem Sie von sieben bis eins zählen ... und bei eins ganz wach und erholt wieder hierher zurückkommen ... Klarheit im Kopf ... und Ruhe in Ihrer Mitte ...«

78 »Wie im Märchen« – Wohlbefinden in Bauch und Seele

»Es ist an der Zeit, dass sich etwas Besonderes ereignet ...
für Harmonisierung und Heilung ... Kräftigung und Stabilität ...
in Körper und Seele ...

Und die hypnotherapeutische Trance bietet die beste Voraussetzung
dafür, dass das geschehen kann ... leichter als erwartet ...
und schneller als erhofft ...

Sie sind offen für neue Wege ... offen für Veränderung ... denn Sie haben
Pläne ... Sie haben Ziele ... Sie möchten gesund werden ...
Sie wollen leben!

Sie liegen ruhig da ... die Augen geschlossen ... und die Atmung wird
langsamer und langsamer ... ruhiger und ruhiger ... tiefer und tiefer ...
sehr schön!

Und es ist weder das Flugzeug hoch oben am Himmel noch die U-Bahn
tief unter der Erde ... es sind Ihre ebenmäßigen Atemzüge, die die
friedvolle Stimmung fördern ... und Sie an einen besonderen Ort
führen ...

Und während meine Stimme Sie sicher in Hypnose geleitet, wird
allmählich alles um Sie herum unwichtiger und unwichtiger ...
und Sie beginnen, leicht zu schweben ...
mit einem Gefühl von leichtem Sinken ...

Sie entfernen sich von allem Äußerlichen ... getragen von innerem
Wohlwollen ... segeln einfach dahin ... mit überraschendem
Gleichmut ... einer Feder gleich ... und wie in einem schönen Märchen
... Märchen ...?

Kennen Sie vielleicht das ›Dschungelbuch‹?

›Schließe die Augen und sag einmal ... Indien!‹

So beginnt das Urwaldmärchen ... und, die Augen kaum geschlossen ...
das magische Wort kaum gesprochen ... wirkt ein Zauber:

Üppiges Grün ... Äffchen turnen munter von Ast zu Ast ... Papageien segeln
durch die Lüfte ... kleine Wasserläufe schillern im Sonnenlicht ...

Urige Geräusche ... erdige Gerüche ...
reine Natur ... natürlich, in Reinkultur ...

Oder warum in die weite Ferne schweifen?

Schließe die Augen und sag einmal ... Sardinien!

Weitläufige, weiße Strände ... türkisfarbenes Meer in voller Pracht ...
Sonnenlicht spiegelt sich auf glatter Wasserfläche ... malerische Palmen ... heitere Klänge ... jodhaltige Luft in Nase und Lungen ...

Die sonnenwarme Bucht breitet sich einladend vor Ihnen aus ...
Wellen plätschern sanft ... feiner, weicher Sand an nackten Füßen ...
zarte Brise an den Wangen ... warme Stimmung des Südens ...

Wählen Sie Ihren eigenen Märchenort ...
flüstern Ihr eigenes magisches Wort: ... Jetzt!

(Pause)

Und ... hier, an Ihrem Märchenort ... fließt in kontinuierlichem Strömen bei jedem Ausatmen Schwere hinaus ...

Und mit jedem Einatmen Leichtigkeit herein ...

Ungutes hinaus ... Gutes herein ... Ungutes hinaus ... Gutes herein ...

Krankheitsstoffe werden aufgespürt ... eingefangen ...
abtransportiert und ausgeschieden ...
Schlackenstoffe werden herausgefiltert und ausgeleitet ...

Zugeführt aber wird mit Nährstoffen angereichertes Blut ...
es fließt zu allen Organen ...
und versorgt die Zellen großzügig mit allem, was sie brauchen ...

Und während Sie in Ihrer märchenhaften Landschaft sind, bewandern Sie wie träumend Ihren inneren Raum ... begehen das innere Gelände ... beobachten aufmerksam ... und sind von den Vorgängen fasziniert ... denn Ihr Körpergedächtnis erinnert sich an seine natürlichen Aufgaben ... aus tiefem innerem Körperwissen heraus erfolgen gesunde Impulse ... und vitalisieren heilsame Vorgänge ...

Wo zu viel Bewegung ist, erfolgt Beruhigung ...
wo Stagnation herrscht, beginnt vorsichtige Bewegung ...

Wo Enge ist, weitet es sich ... nimmt normale Form an ...
ein gesunder Tonus sorgt für dynamischen Halt ...

Entzündung klingt ab ... Gewebe glättet sich ... Schleimhäute schwellen ab und schimmern bald rosig gesund wie Perlmutt ...

Zurück in gesunde Kontur ... in gesunder Statur ...
in gesunder Matrix der Natur ...

Die zarte Brise kühlt den heiß gelaufenen Motor ...

Der sonnenwarme Sand belebt die unterkühlten Gebiete ...

Mit Verwunderung schauen Sie auf das gesunde Pulsieren des nährstoffreichen Blutes ... auf die gesunde Arbeit der Organe:

... der Magen ... in gutem Austausch mit der Bauchspeicheldrüse ... in Kooperation mit der Leber ... und im Zusammenspiel mit den Nieren ...
die Milz sorgt gut für gutes Blut ... und dann dieses Wunderwerk
von Darm ... mit Fähigkeiten, die niemand anderes als er einbringen
kann ... und Ihr Darm beherrscht alles ganz wunderbar ...
in gesunder Bewegung ...
mit abgestimmter Peristaltik,
die ihn durchläuft wie ein Tanz ...

Im Vorübergehen streichen Sie achtsam liebevoll über Ihre Organe ...
beruhigen und werden selbst beruhigt ... gleichen aus
und werden selbst ausgeglichen ... heilen ... und werden selbst
geheilt ... und wissen intuitiv, das alles ist möglich ...
in diesem märchenhaften Moment ...

Alle Bauchorgane finden ihren stimmigen Takt wieder ... ihren harmonisch-gesunden Urzustand ... den gesunden Rhythmus einer gesunden Verdauung ... in organischem Zusammenspiel geht der Magen friedlich seiner Arbeit nach ... die Bauchspeicheldrüse produziert angemessen fein dosiert ihre Säfte ... die Leber widmet sich tatkräftig ihrer großen Aufgabe ... und der Darm ...
ja, der vielseitige Darm:

Ihr Darm, der für Sie so großartig arbeitet, damit Sie Kraft bekommen,
um all die schönen Dinge zu tun, die Sie tun wollen ...
und die Sie bald wie selbstverständlich wieder tun werden ...

Und Sie lehnen sich zurück ... die Händen hinterm Kopf verschränkt ... die Beine angestellt ... im Rücken die wohltuende Wärme des Sandes, der während des Tages von der Sonne verwöhnt wurde ...

Ihr Kopf vergisst zu erinnern ... und erinnert zu vergessen ... ja, er entspannt sich ... wird frei und leicht, um Neues zu denken, Neues zu planen, Neues zu erfahren ... offen und frei für neue Pläne ...

Bald blinkt der Abendstern ... dann grüßt die ganze Sternenschar vom Himmel herab ...

Sie schauen in die Sterne hinauf ... und wenn eine Sternschnuppe vorbeisaust und Ihnen einen Wunsch freigibt ... werden Sie nicht versäumen, ihn zu äußern ... und Sie sprechen diesen jetzt, Sie sprechen, was Sie sich wünschen, ganz für sich ... in der Stille! Jetzt!

(längere Pause)

Sie fühlen sich einfach wohl ... und wissen genau, dass Sie heilen und Ihre Seele ins Gleichgewicht findet ...

Und wie Sie da so liegen, die Beine leicht angestellt ... der Rücken warm angelehnt ... erholen Sie sich tief ... so tief ... an Ihrem Märchenkurort ... Sie genießen einfach ... und lassen Heilung geschehen ... und das schöne Gefühl prägt sich tief in Ihnen ein ...

Und immer wieder, wenn Sie wünschen, in märchenhafte Heilung zu tauchen, schließen Sie einfach Ihre Augen und rufen Ihren Märchenort beim Namen ... das ›Sesam-öffne-dich!‹ für Ihre persönliche, heilende Hypnose ...

Verbleiben Sie doch noch ein Weilchen in diesem wohligen Sein ... und schlafen vielleicht sogar ein wenig ein ...

Ruhe und Heilung verbleiben in den Organen, die allesamt gesunden, und Sie kehren als Person frisch und erholt wieder ins Hier und Jetzt zurück ...«

79 »Einfach mal chillen ...« – Auflösen von Schmerz; heilsamer Abstand zwischen Kopf und Darm

»Eine wundervolle Hypnose für Sie ... für Ihren Kopf ...
Ihren Bauch ... und im Besonderen für Ihren Darm ...

Überprüfen Sie noch mal, ob Sie bequem liegen ... ob alles in Ordnung ist ... die Unterlage, auf der Sie liegen ...
das Kissen, auf dem Ihr Kopf ruht ...

Und Sie spüren Ihre Atmung ... fühlen, wie die Luft die Lungen füllt ...
der Brustkorb sich hebt ...
und wie die Luft wieder abfließt ... und der Brustkorb sich senkt ...

Sie atmen ruhig ein ... langsam ... tief ...
und atmen ruhig aus ... langsam ... tief ...

Gehen Sie nun bitte mit der Aufmerksamkeit zu dem Bereich in Ihrem Bauch, der sich unwohl fühlt. Nehmen Sie das Gefühl dort für einen Moment ganz nüchtern wahr.

Finden Sie nun bitte ganz woanders in Ihrem Körper eine Region, die nichts mit dem Symptom zu tun hat und die sich gesund und gut anfühlt. Nennen wir diese Region Ihren ›Wohlfühlort‹.

Gefunden?

Schön! Dann wandern Sie nun in aller Ruhe mit Ihrer Aufmerksamkeit zwischen Ihrem Wohlfühlort und dem Bereich im Bauch ...
hin und her ... und hin und her ...

Kombinieren Sie das nun bitte mit der Atmung:

Gehen Sie mit der Aufmerksamkeit zu Ihrem Wohlfühlort und atmen ein ...

Und nun gehen Sie mit der Aufmerksamkeit zu dem Bereich im Bauch, der sich unwohl fühlt, und atmen aus ...

... mit der Aufmerksamkeit zu Ihrem Wohlfühlort gehen und einatmen ...

... mit der Aufmerksamkeit zu dem Bereich im Bauch gehen, der sich unwohl fühlt, und ausatmen ...

Machen Sie das bitte für die nächsten Atemzüge ...
hin ... ein ... und her ... aus ...

Ihre Atmung löst Unwohlgefühle auf ... und setzt Wohlbefinden frei ...

Und Sie beobachten das mit Erleichterung ... und bleiben so lange dabei,
wie es Ihnen gefällt ... auch während ich zu Ihnen spreche ...

Sie brauchen nichts zu tun ... nichts zu verstehen ... Hypnose gelingt
einfach von selbst ... und alles, was in Hypnose geschieht, ist richtig ...
alle Bilder sind willkommen ... alle Gefühle sind
wichtig ... alle Reaktionen hilfreich ... und Sie haben jetzt einen
wunderbaren Zeitraum ... lang wie ein ganzer Urlaubstag ...

Ihr Herz arbeitet ruhig vor sich hin ... es pumpt entspanntes Blut durch
Ihre Adern ... so kommt Entspannung in den Bauch ...
und weht Entspannung in den Kopf ...
und Bauch und Kopf beginnen zu träumen ...

... vielleicht von einem Tag in Barcelona ...
oder in einer anderen vitalen Stadt ...

Sinnbild für die Leichtigkeit des Seins ...

Die Ohren hören fröhliche Kinderstimmen ...
Kinder singen und lachen im Innenhof ...

Die Haut fühlt warme Sonnenstrahlen ... sie flirren durch die Luft ...

Die Nase riecht die Düfte des Südens ... sie tankt lustvoll auf ...

Das Auge erfreut sich an heiteren Farben ... sie beleben sich ...

... und es scheint, die Sonnenstrahlen leuchten direkt in Sie rein ...

... herein in den Kopf ... es wird heller ... und lichter ...

... herein in den Körper ... es pulsiert warm und harmonisch ...

Der Bauch geht auf die Terrasse hinaus ...
und schaut dem bunten Treiben von oben her zu ... er hört die Rufe ...
aber er ist beruhigt, denn sie gelten anderen ...

Wie heilsam, so entfernt von allem zu sein ...

Luftballons schweben in der Luft ... es sind wohl die Kinder, die sie in
die Luft steigen lassen ... luftig und leicht ... farbig und frei ... einige

Luftballons schweben nah heran ... leicht und frei ... näher und näher ... die Sonne spiegelt sich in ihnen ...

Die Luftballons lassen lustige Bändchen hinunter ... die binden sich um Ihr Handgelenk ... und während Sie die Farben betrachten ... steigen sie luftig auf ... und nehmen ganz leicht und sacht Ihre Hand mit ... mit jedem Einatmen wird die Hand leichter ... und leichter ... und leichter ... und leichter ... und die Hand beginnt sich abzuheben ... mit den Luftballons ... die Hand steigt höher und höher ... während Sie tiefer und tiefer in Trance sinken ...

Ihre Hand zeigt Ihnen, wie man loslässt und schwebt ... sie fühlt sich vollkommen sicher ... leicht und frei ... sie ruht in der Luft ... fühlt sich sicher gehalten ... das Luftkissen reicht ihr, um völlig sicher in der Luft zu schweben ... und Sie schweben mit ihr ... !

Sie genießen das ... und ... lächeln ... die Stirn glatt ... der Blick ruhig ... die Atmung fließend ... der Körper entspannt ... Sie fühlen sich einfach gut ... und die Luftballons steigen geradezu fröhlich und heiter immer weiter auf ... immer leichter und leichter ... während Sie tiefer und tiefer in angenehme Trance sinken ... heilsam und wohlig ... sehr schön!

Sie vertrauen Ihrem unbewussten Wissen ... sich selbst treu ... und kommen in erstaunliche Gelassenheit ... vergessen, was zu vergessen ist ... erinnern, was zu erinnern ist ... vergessen zu erinnern ... und erinnern zu vergessen ... und behalten nur das Gute für sich ...

Intuitiv schreiten Sie voran ...

Sie streifen umher ... wo immer es Ihnen gefällt ...
und vielleicht flaniert der Kopf ganz woanders als der Bauch ...
der Bauch ganz woanders als der Kopf ...
der Kopf chillet in romantischen Gärten ...
der Bauch spaziert in lebendigen Gassen ...
oder andersrum ...
der Kopf schlendert abenteuerlustig auf der Promenade am Strand ...
und der Bauch relaxt, faul wie ein Hund, im Sand ...

Wie auch immer:

Der Kopf hat Ruhe vor dem Bauch ... der Bauch hat Ruhe vor dem Kopf ... beide lassen sich gegenseitig herrlich in Frieden ...

lassen sich einfach treiben ... und erholen sich super voneinander ... bis ...

... bis der Bauch tief seufzt ...

... und ... ... sich schüttelt wie ein Hund, der aus dem Wasser kommt ...

Tropfen sprühen ... fliegen hinweg ... der Bauch schüttelt sich ... und schüttelt sich ... und schüttelt all das ab, was ihm nicht gefällt ...

... und er schüttelt sich ein ... in gesundes Sein ...

Der Kopf wundert sich ... aber auch ...

... und das ist neu:

Er vertraut dem Bauch ...

Nach ausgiebigem Chillen, Relaxen, Entdecken, Erkennen und Lernen kehren die beiden irgendwann, Hand in Hand, sehr einträchtig von ihrer Reise zurück ...
heilsame Trance im Bauch ... gelassene Ruhe im Kopf ...

Und mit der Zeit wird sich die Symptomatik in ein wunderbares Nichts auflösen ...«

80 »Das rote Telefon stilllegen« – Loslassen innerer Dialoge, Bilder und Gefühle, die die Symptomatik auslösen, und Neuorientierung

»Wählen Sie bitte einen Punkt, den Sie nun für eine Weile anschauen werden ... die klassische Methode, um in Hypnose zu gehen.

Atmen Sie einfach gleichmäßig ... tief ...
und schauen auf diesen Punkt ...

Sie können, auch wenn Sie nur auf diesen Punkt schauen, alles im Raum wahrnehmen, alles vor Ihnen ... neben Ihnen ...
über Ihnen ... zu Ihren Füßen ...

Atmen Sie weiterhin gleichmäßig ... tief ... und schauen auf diesen Punkt.

Nach einigen regelmäßigen Atemzügen wird sich Ihre Wahrnehmung fokussieren ... der Punkt wird deutlicher ...

Sie sehen weiterhin klar, unverwandt und mit offenem Blick auf diesen Punkt ...

Allmählich verändert sich der Punkt ... wird dunkler ... oder heller ...
und immer noch können Sie ...
Konturen sehen ... Strukturen wahrnehmen ... Muster erkennen ...

Mit der Zeit werden die Augenlider müde und schwer ...

Der Punkt verliert an Schärfe, bekommt eine weiche Kontur ...

Und irgendwann haben die Augen das Bedürfnis, sich zu schließen. Sie haben einfach genug.

Dann schließen Sie die Augen ...

Ihre Atemzüge werden jetzt tiefer ... und tiefer ...
und Sie beobachten, wie Sie beginnen, sich zu entspannen ...

Gedanken können kommen und vorüberziehen wie die Wolken am Himmel ... der Wind fegt die Wolken hinweg, bis der Himmel ganz klar ist, wie der blaue Sommerhimmel ... klar und tiefblau ...
der Kopf leicht und frei ...

Alles um Sie herum wird unwichtig ... wichtig ist nur noch Ihr Ziel ... das Wohlbefinden wie damals, an dem schönen Tag, an dem Sie sich so gut gefühlt haben ... und Sie erinnern sich daran!

Und während Sie sich daran erinnern ... können Sie eine Veränderung von Konturen sehen ... eine Veränderung von Strukturen beobachten ...
eine Veränderung von Mustern erkennen ...

Und Sie können sogar eine Veränderung von Empfindungen wahrnehmen ... und ... Sie kommen Ihrem Ziel näher ...

Wo bislang aufreibende Anrufe zwischen Kopf und Bauch – und besonders dem Darm – hin- und herjagten ... Geklingel von oben nach unten und unten nach oben ... hektische Telefonate, die die Angst vor der Symptomatik immer wieder von Neuem wachriefen ...
die Symptomatik auslösten, die Symptomatik bestätigten, die Nervenleitungen strapazierten und das System überlasteten ...

wird bald erholsame Ruhe einkehren ... Funkstille eintreten ... um ein ›Reset‹ zu ermöglichen, das seinerseits Gesundung ermöglicht ... ein Zurücksetzen in den natürlichen Urzustand ...

Und dafür legen Sie jetzt bitte die Arme neben Ihren Körper, und drehen Sie sie nach außen, sodass Ihre Hände auf dem Handrücken liegen, mit den Handflächen nach oben!

Gut so ... Ihre Hände liegen jetzt da wie zwei Schalen, in die etwas hineingefüllt werden kann ... schön! Und nun sinken Sie wieder tiefer ... tiefer in Hypnose ... wohl tiefer als vorher ...

Und ... bewusst ... oder mehr unbewusst ... lassen Sie nun das, was zur Symptomatik gehört, in die Hände wandern:
die Anspannung ... die Sorgen ... das Gluckern ... das Übelsein ... die Blähungen ... die Krämpfe ...

Verstopfung ... Durchfall ... Schmerzen ...

All die Puzzlesteine der Symptomatik wandern ... Stück für Stück ... Stück für Stück ... hinein in die Hände ...

Sie brauchen nicht zu wissen, wie das geht ... es geschieht einfach, weil Sie in hypnotischer Trance sind ... und Ihr Unbewusstes ist es, das entscheidet, was und wie viel heute in die Hände wandert ...
was und wie viel heute schon erledigt werden soll ... und Sie werden diese Hypnose so oft wiederholen, bis Sie deutlich merken, es ist genug ...

Einmal kommen die Gedanken dran ... vielleicht auch die unglücklich gewählten Worte der Ärzte ... die Worte der eigenen inneren Dialoge, die sich um die Symptomatik drehen ... all diese Gedankengebilde und Wörter wandern ... Stück für Stück ... Stück für Stück ...
hinein in die Hände ...

Dann fügen sich die Bilder hinzu ... auch diejenigen der unangenehmen Untersuchungen ... die rutschen in die Schalen der geöffneten Hände ... Sie lassen sie aus dem Herzen hinaus ... aus der Seele hinaus ... Stück für Stück ... Stück für Stück ... hinein in die Hände ...

Bald sind es die seelischen Gefühle ... die Angst ... die Scham ...
die Verzweiflung ... die in die Hände fließen ...

Und irgendwann werden auch die ursächlichen Erfahrungen, bei denen Sie gelernt haben, so zu reagieren, so zu verkrampfen, in die Hände fließen ...

Jedes Mal anders ... und jedes Mal richtig ...

Und immer fühlen Sie nach einiger Zeit, wie voll und schwer die Hände sind fast am Überlaufen ...

Doch vorsichtig werfen Sie noch mal einen Blick auf diesen Haufen ...

Und es ist eine unbewusste Entscheidung, wann die Hände beginnen werden, sich zu bewegen, um nach und nach den heute gesammelten Inhalt auszuleeren ... mit diesen kleinen, ruckartigen Bewegungen, die typisch sind für Trance ... denn nicht Sie machen das ... es geschieht vollkommen von selbst ... und das ist wirklich interessant!

Vielleicht beginnen sich jetzt erst mal ein paar Finger vorsichtig zu regen ... als ob sie noch mal tasten wollen, bevor sie loslassen ... gleich bewegen sich aber auch die Hände ... sie richten sich auf ... die Unterarme beginnen sich nach innen zu drehen ... wohl jetzt! ... es drehen sich ganz, ganz langsam die Hände ... in zeitlosem Raum ... kontinuierlich und zeitlupenartig... In aller Freiheit ... selbsttätig ...

Der Inhalt fängt an herauszurutschen ... der Schwerkraft nach ... herauszusickern ... die Schalen der Hände entleeren sich ... leeren allmählich all die Puzzlesteine aus ... in aller Ruhe ... die Hände entleeren sich ... entleeren sich vollkommen, mit unbewusstem Einverständnis ... drehen und drehen sich ... leeren sich ... drehen und drehen sich ... leeren sich ... selbsterfüllend ... selbstwirksam ... hinaus damit! ... bis sie ganz entleert sind ... und sehr entspannt einfach daliegen ...

Und ein tiefer Atemzug wird die Entlastung anzeigen.

Atemgleiche Ruhe ... traumhafte Stille ... warum sollten Sie das nicht genießen?

(längere Pause)

Das nervige ›rote Telefon‹ hat ausgedient... es wird stillgelegt ... ausgetauscht gegen heilendes Licht, das durch den Körper flutet, und eine liebevolle Stimme, die zum Bauch spricht: ›Ich bin für dich da. Vergib mir und entspann dich, lass nach. Und wenn du mir etwas sagen willst, bin ich jetzt vollkommen offen dafür und höre dir aufmerksam zu!‹

Und es kommen immer mehr von diesen Tagen, an denen Sie sich gesund und kräftig fühlen ... an freien Tagen ... und auch an Werktagen, wenn Sie Ihrer Arbeit nachgehen.

Mehr von den guten und gesunden Zeiten. Immer mehr und mehr!

Ihre Bauchorgane fühlen sich wunderbar wohl ... die Atmung fließt bis tief ins Becken hinein! Und das macht Sie überraschend leicht ... und frei ... so leicht und frei, dass Ihre Hände anfangen, leicht zu schweben ...

Und während Sie tiefer und tiefer in Hypnose gleiten, schweben die Hände höher und höher ... heben sich die Unterarme und vielleicht sogar die gesamten Arme ab.

Zuerst unsichtbar ... dann sichtbar ...
erst unfühlbar ... dann fühlbar ...
mit kleinen, ruckartigen Bewegungen, die typisch sind für Trance.
Wie schön!

Die Hände schweben höher und höher ... die eine Hand ... die andere ... und Sie beobachten mit Erstaunen, was da vor sich geht ...

Und nach geraumer Weile werden sich beide Hände dann sehr sacht auf Ihren Bauch legen, genau dahin, wo es ihm guttut ...
und dafür gibt es alle Zeit der Welt ...

Genau da, sehr schön! Ja, beide Hände.

Und sonnenwarme Energie fließt durch die Hände in den Bauchraum ... und Sie spüren, wie es da licht und warm wird ...

Vergessen legt sich über das Gewesene ...
stattdessen fließen liebevolle Ströme ...

Gewebe beruhigt sich ... Nerven erholen sich ... Zellen atmen auf ... Heilung vollzieht sich.

Vertrauen baut sich auf ... zwischen Kopf und Bauch!

Bald recken und strecken Sie sich und kehren klar, frisch, wach und voller Lebensmut ins Hier und Jetzt zurück ...«

XVI Arthrose? Hypnose!

81 »Sonnenwarmes Moorbad für Rücken und Gelenke« – Schmerzentlastung und Erholung pur in Mutter Natur

»Das ist nun deine Hypnose ... um schmerzfrei wieder sicher auf deinen Beinen zu stehen ... zu gehen ... zu radeln ... schwimmen ... tanzen und vieles andere zu tun, was das Leben schön macht ... und du liegst gemütlich ... atmest gerade noch mal tief durch ... und beginnst dich zurückzulehnen ... genau, und noch mal ein guter Atemzug ... ein guter Atemzug von einer aktiven, engagierten Person ... die sich erlaubt, jetzt nachzulassen ...

Und das ist doch herrlich, Zeit nur für dich zu haben ... ein Raum, der nur dir gehört ... und auch meine Aufmerksamkeit gilt nur dir ... und vielleicht schlägt draußen eine Kirchturmuhr ... und es ist wie der Eingangsklang für deine Hypnose ... um mit dir selbst in Einklang zu kommen ... um etwas Besonderes zu bewirken: Heilung ... Regeneration ... Wohlbefinden ...

Und du weißt um viele Techniken, wie du in tiefe Hypnose kommst ... und tiefe Hypnose ist hier sehr wohl angemessen und heilsam ... und eine Möglichkeit, in tiefe Hypnose zu kommen, ist, sich von meiner Stimme tragen zu lassen ... die zweite Möglichkeit ist, schön ruhig und tief einzuatmen und dabei leicht zu werden ... und sich beim Ausatmen schweben zu lassen ... einatmen ... mit Luft füllen ... ausatmen und sich schweben lassen ...

Und du kannst auch beides gleichzeitig nutzen, dich von meiner Stimme tragen lassen ... und zugleich beim Einatmen leichter werden ... so wie ein Luftballon, der mit Luft leichter wird ... und an Höhe gewinnt und beim Ausatmen einfach davonschwebt ... sehr schön!

Und ganz nach deinen Wünschen kannst du dich irgendwo wiederfinden, wo es für dich besonders schön ist ... vielleicht ein Ort, an dem du nach einer Fahrradtour Pause machtest ... wunderschöne Natur ... auf einer Anhöhe mit Blick über das Voralpenland ... und vielleicht magst du ... nach dieser geruhsamen Pause heute von dort einen heilenden Moorsee aufsuchen ...

Er lädt dich ein zum Bade ... duftend nach Natur ... urig wie Natur ...
von der Sonne kuschlig-warm ... wie flüssige, dunkle Schokolade ...
zum genussvollen Eintauchen ... in reinstes Wohlbefinden ...
ein herrliches Element ... buchstäblich im Schoß von Mutter Natur ... durchblutungsfördernd ... entzündungshemmend ...
schmerzstillend ... entschlackend ... muskelaktivierend ...

Und du steigst voller Lust hinein ... lässt dich umhüllen ... dein Körper bis zum Hals bedeckt in dieser urigen, organischen Soße ...
der beste Mix von Mutter Natur ... nur für dich ...

Das Moorwasser mit seinen Mineralien trägt dich ...
meine Stimme trägt dich ... dein Atem trägt dich ...
und du bewegst dich in weichen Bewegungen durch die schokoladige Masse ...
fühlst die feinen Substanzen der Natur direkt auf deinem Körper ...
die feinen Fasern des Torfs streifen dich ... streicheln dich ...
und du weißt:
›Hier im Schoß von Mutter Erde bin ich für meine Heilung richtig!‹

Und gleich werde ich dich ganz leicht mit zwei Fingern an deiner Stirne berühren und dabei bis fünf zählen ... die Hypnose wird sich dabei sehr angenehm vertiefen und in ihrer Wirkung verfünffachen ...
so tief, wie immer es für dich richtig ist ... wie immer es für deinen Rücken ... deine Gelenke ... und die Nervenbahnen gut ist ... damit sich dein Körper erholt und entspannt ... *1* ... *2* ... *3* ... *4* ... *5* ...

Wahrscheinlich kannst du bald nicht mehr unterscheiden, ob es dein Körper selbst ist, der als Erster die Heilung beginnt ... oder die leichte Strömung des warmen Moorbades mit seinen heilsamen Substanzen ... oder ob es die kleinen Blasen sind, die jetzt von unten an deinem Rücken hochsteigen ... ihn leicht kitzeln und massieren, so zart und so fein, wie es nur feine Luftblasen mit ihren mineralischen Gasen können ... sie berühren den Rücken ... streichen an der Haut entlang und geben ihre Wirkstoffe in homöopathischen Dosen ab ... stimulieren tief ... wirken durch die Haut hindurch in das Gewebe darunter ... und in den Körper hinein ... in die Faszien ...

in die Muskelfasern ... bis in die kleinste Zelleinheit ...
und das Gewebe atmet auf ... lässt nach ... gibt frei ...
die Gelenke fühle sich wie neugeboren ...

Und das verspürst du jetzt sehr intensiv ... und mag sein und das ist witzig ... es bewegt sich in deinem Rücken ganz leicht ... in dieser Tiefenentspannung ... gibt Raum ... Licht flutet herein ... Wärme breitet sich aus ... und die Blutbahnen bringen pulsierend rotes Blut mit den einzigartigen Nährstoffen ... und ausgeklügelten Botenstoffen heran ...

So können auch diese kleinen Kissen zwischen den Wirbelkörpern aufatmen und bald wieder so wunderbar abfedern ... aufgeschüttelt wie die Kissen von Frau Holle ... die schüttelt seit Märchenzeiten lachend die Kissen auf, dass die Federn fliegen ... so leicht und frei ... und die Kissen sind wieder luftig und aufgeplustert und federn elastisch ab ... mit genau der gewissen Portion Flüssigkeit und nötigen Portion Halt gebender Strukturen ...

Die Muskelfasern recken und strecken sich ... vielleicht mit kleinen Seufzern ... und entspannen sich ... das gesamte Muskelkorsett wird elastisch und bekommt eine neue Dynamik ... und die Wirbelkörper haben mehr Raum ... die Gelenke bewegen sich frei ...

Der Körper hat schon längst damit begonnen, sich gesund einzurichten ... in harmonisches Gefüge ... exakte Position ... im angestammten Raum, der von der Natur vorgesehen ist ...

Die Bandscheiben rutschen exakt auf ihren Stammplatz zurück ... und die Ligamente, die haltenden Bänder, legen sich umsichtig um die Teile, die sie stabilisieren sollen ... und die Nerven atmen auf ... die Nerven, die das Rückenmark hinunterlaufen, treten ungehindert aus ihren Toren heraus, finden freie Bahn bis hinunter in die Zehen, frei und leicht, und senden munter gesunde Impulse ...

Gesunde Impulse von oben nach unten und von unten nach oben zurück ... das Rückenmark hinauf ... durch den Hals hindurch ... bis ins Gehirn ... alles gut gebettet ... und in freier Bahn ... gut genährt ... und in gutem Verlauf ... einwandfrei koordiniert ... hundert Prozent kompatibel ...

Und du bist einfach zurückgelehnt ... achtsam aufmerksam ... das Muskelkorsett stabilisiert dich ... gibt deiner Wirbelsäule Halt und

Aufrichtung ... von der Fußsohle aufwärts ... über das Becken ...
die Wirbelsäule hoch zum Hals ... bis zum Kopf ... in leichter Schwingung ... in gesundem Tonus ...

Das Vertrauen in deinen Körper wächst ... das macht dich stabil und stark ...
und du lässt alles geschehen, was dein Körper jetzt in der Hypnose für sinnvoll hält ...
gibst ihm Zeit und Raum und sinkst noch tiefer in angenehmes Sein ...

Und träumst dich in eine frohe Zukunft ...
und kommst danach angenehm gestärkt und wunderbar gepflegt ins Hier und Jetzt zurück ...
ein Hauch von samtig-dunkler Schokolade auf der Haut ...«

XVII Seifenblasen – Gesunden und gesund bleiben

82 »Lichtersee« – Heilendes Licht, Wohltat für den Körper

»Mit unserem bewussten Wollen können wir oftmals nicht
beeinflussen, dass wir uns wohler fühlen.
Lehnen Sie sich deshalb zurück, senken die Lider ...
schließen die Augen ... und tun gar nichts mehr.

Ja, Sie brauchen sich nicht einmal zu fragen,
wie Sie jetzt wohl am leichtesten zu Ruhe und Entspannung finden.

Verlassen Sie sich einfach auf Ihr Körpergedächtnis,
ein eigenes Gedächtnis, über das der Körper verfügt.

Er kann Erfahrungen speichern und diese spontan wiederbeleben.

Was mögen Sie wohl verspüren, wenn Sie hören:
›Der Hauch eines lauen Sommernachtwindes ...
Rascheln von Herbstlaub, das man als Kind durchwatete ...
Prickeln einer Schneeflocke auf der Wange ...
Wärme der ersten Frühlingssonne ...‹

Eindrücke aus jeder der vier Jahreszeiten, plötzlich gegenwärtig ...

Überlassen Sie sich doch einer guten Erinnerung und beobachten einfach,
was von allein geschieht ...

So werden Sie bald schon erleben,
wie der Körper von allein geschmeidig in Ruhe und Entspannung gleitet.

Nach und nach und vollkommen ungewollt
kann jedes Ausatmen eine Welle des Loslassens auslösen.

In alle Himmelsrichtungen breitet sich Wohl-Befinden aus. Gut.

Und Ihr Körper beginnt sich wohlzufühlen wie ein See in seinem Seebett.

Was für ein Bild: Ein See in der Form Ihres Körpers,
gemütlich in seinem Seebett ausgestreckt.

Und dort, wo der Körper endet, hat er sein Ufer und beginnt Land.

Mancherorts ist das Wasser eher seicht und der Untergrund trägt
schwebend,
andernorts hält Felsgestein verlässlich in der Tiefe.

Ein See, der sich mit den klaren Bächen aus den Bergen füllt.

Im Frühjahr prall rauschend, im Sommer nur glucksend, ergießen sie sich
zu Tal.

Durch diese Zuflüsse und auch unterirdische Quellen
finden sich immer leichte Strömungen im Wasser,
die man von der Oberfläche aus nicht erkennen kann.

Sie sorgen für Austausch, für Reinigung, Klärung und Sauerstoff.

In Ihrem Inneren kann sich alles natürlich und stimmig abbilden.

Ganz auf Ihre eigene Art und Weise, und alles ist völlig in Ordnung.

Mit jedem Atemzug sinken Sie behaglich tiefer.

Mag sein, ein feiner Regen setzt ein und benetzt den See erfrischend mit
kühlenden Tropfen.

Der trinkt genussvoll das himmlische Nass, trinkt, bis der Durst gestillt.

Die Wolke zieht vorüber, der Himmel blaut auf,
die Sonne sendet wieder ihre wärmenden Strahlen.

Ihre Aufmerksamkeit aber – schon weitergewandert – entdeckt ein
kleines Ruderboot.

Es verlockt Sie einzusteigen.

So nehmen Sie Platz und lassen sich Ihren See befahren:

Vielleicht bei einer Schulter anfangen und dort in die Kurve gehen,
dann den Arm hinunter, in die Hand hinein und in die Enge des
kleinen Fingers?

Aber da geht's nicht weiter, ist auch ein wenig schilfig.

Das Wasser schwappt und beruhigt sich gleich wieder.

Sie drehen um und fahren Ihre Strecken, sehr behutsam, sehr liebevoll …

Und jetzt erst bemerken Sie in dem Boot lauter Kerzen, Schwimmkerzen.

Vielleicht haben Sie schon einmal von dem indischen Lichterfest ›Divali‹ gehört:

Das Wasser in den Flüssen und Seen ist übersäht mit Lichtern.

Dergleichen setzen nun Sie überall Lichter aus.

Ein Stück fahren, ein Licht zu Wasser lassen …
schön vorsichtig, dass im Wellengang des Bootes keines verlösche …

Ein kleines Licht ins Wasser, weiterfahren und wieder ein Licht zu Wasser lassen,
ein Einzelnes, im Gesamt eine Kette, später ein ganzer Lichtersee …

So fahren Sie weiter und weiter und wissen intuitiv, welche Wege zu nehmen sind.

Dunkelheit schwindet, Licht leuchtet die Dunkelheit aus.

Licht nimmt zu, glitzert und spiegelt …

Das lässt den See fühlen, dass Sie ihn in Liebe beleuchten, dass Sie für ihn sorgen.

Und überall da, wo dieses warme Licht hinstrahlt, kann er sich wohler fühlen,
sich tief erholen und heilenden Einfluss erfahren.

So fahren Sie munter Ihren Körper entlang und entdecken ihn auf neue Weise.

Mag sein, dass ein Wind über den See streicht, die Wasseroberfläche sich kräuselt,
ein angenehmer Schauer …

Es leuchtet umso mehr und sieht ganz hübsch aus.

Sie reisen weiter und weiter und erkunden mit Neugierde den gesamten See,
und das Unbewusste leitet Sie.

Licht um Licht geht auf Seereise,

und eine sanfte Brise weht die Lichter besonders an Stellen,
für die es wichtig ist, während Sie tiefer ... und tiefer ...
und tiefer ... in heilende Hypnose sinken. Je mehr der See leuchtet,
umso tiefer.

Und wenn man jetzt von Weitem schauen würde, von einem Berghang
hinunter auf den See, erschiene er einem ganz geheimnisvoll.

Und man würde es nicht genau wissen,
aber man könnte ahnen, dass dort etwas ganz Besonderes geschieht.

... Und die Fische in der Tiefe, die wundern sich stumm ...

Während alles ruht, vergeht die Zeit, und jeden Morgen bricht ein neuer
Tag an.

Steigt die Sonne höher, wird man die Lichter nicht so deutlich
wahrnehmen können,
sondern eher meinen, die Sonne spiegele sich im Wasser.

Mittags dagegen liegt der See tiefblau, leuchtend gepunktet,
wie ein überirdisch schönes Gewand hingesunken da.

Der Nachmittag schenkt den warmen Ton ...
der Abend taucht ihn in Silberlicht ...
und in der Nacht, ja, da sieht es ganz verzaubert aus:

Sterne, vom Himmel ins Wasser heruntergeschwebt.

Der See ruht mit ›*see-ligem*‹ Gefühl ... !

Wie gut, mit dieser lichten Vorstellung noch eine Weile zu verbleiben
und dabei – wie selbstverständlich – zu erledigen, was zu erledigen
ist,
um die Heilung zu unterstützen.

Und Sie versprechen dem Körper, die Aufgaben zu übernehmen, die auf
der geistigen Ebene liegen, sodass nicht mehr *er* es zu tun braucht.

Und Sie versprechen dem Körper, die Aufgaben zu übernehmen, die auf
der seelischen Ebene liegen, damit er davon ablasse.

So hat der Körper Muße, sich um sein eigenes Wohl zu kümmern ...

Nur das Unbewusste weiß, was sich in der Tiefe jetzt verändert ...
welche Wege sich eröffnen,

Wege, von denen Sie bislang nicht einmal träumten ...

Die Wärme, das Licht und die Liebe bewahrend und dem Versprechen verpflichtet,
geben Sie sich über geraume Zeit der Ruhe hin ... ganz still ...

Und egal, ob Sie in erquickenden Schlaf fallen oder die Hypnose schon bald beenden,

Sie werden – wenn es an der Zeit ist – gestärkt und erfrischt erwachen.

Der Körper aber hat die heilende Trance gespeichert.«

83 »In der Rachenhöhle« – Den Drachen bezwingen, die Höhle reinigen und ausheilen

„Also jetzt gibt es das Hypnoseabenteuer für Ihren Hals, damit Sie gesund werden und damit Sie wieder in Ihre Kraft kommen.
Das haben Sie verdient, wo Sie so gerne lebendig sind
und so aktiv und so diszipliniert und im Einsatz.

Und Sie haben die Augen geschlossen, und Sie sitzen da – hier –, und Sie können gleichzeitig an Ihrem Ort sein. Das hatten wir schon – eben. Gehen Sie einfach wieder hin, schauen sich wieder um, vielleicht sind immer noch die Luftballons da. Es ist Ihre Landschaft, Ihr Ort. Sie riechen, wie es da riecht, und Sie hören, was es da zu hören gibt, und Sie fühlen angenehm die Luft. Und fühlen sich weit und frei und geerdet, da in der Natur.

Sie brauchen nichts zu tun, und Sie brauchen nichts zu verstehen, ja Sie brauchen mir nicht einmal zuzuhören. Es ist das Unbewusste, was jetzt die Führung übernimmt. Ihr Unbewusstes, was genau weiß, worum es geht ... und weiß, wie es geht. Sie haben vieles über sich ergehen lassen, vieles ausprobiert, sich immer wieder eingesetzt. Sogar Ihren ganzen Urlaub haben Sie der Gesundheit gewidmet. Und es kann sein, dass jetzt nur ein ganz bisschen fehlt, damit die Schleimhäute sich wieder regenerieren, wieder alles normal wird und sich alles bald wieder wohl anfühlt und Sie wieder in Ihre Kraft kommen, hundertprozentig.

Und jetzt sinken Sie einfach noch ein bisschen tiefer ein, in dieses ruhige Sein.

Und ich zähle mal dafür von eins bis sieben, damit Sie einen genügenden Zeitraum haben, um nachzugeben und ganz für sich da zu sein, um dann nach innen zu kommen und sich zu heilen …
1 und 2 und 3 und 4 und 5 und 6 und 7.

Und während Sie hier sitzen und gleichzeitig in Ihrer schönen Landschaft sind, die Ihnen so vertraut ist, können Sie einfach mal hineinsteigen … vielleicht durch Ihre Nase, aber vielleicht auch durch Ihren Mund … einfach hineinsteigen in Ihren Rachenraum und sich da mal umsehen.

Sie haben wahrscheinlich öfter Bilder davon gesehen, bei den unterschiedlichen Ärzten. Und Sie wandern so, als ein kleines Ich von Ihnen, ein ›kleiner Johnny‹, mit seinen Wanderschuhen, auf der Zunge entlang. Hier guckt er sich mal um, was da eigentlich so los ist im Rachen, aber auch an der Rachenwand, wo mal die Mandeln waren. Und er sieht, wie das Gewebe so aufgeregt ist und unruhig, empfindlich und gerötet, und schaut sich das in aller Ruhe an. Und er bemerkt, da ist einfach zu viel Action, und versteht, dass der Körper dafür viel zu viel Kraft und Energie braucht.

Und er denkt sich: ›Was kann man machen, dass das in Ordnung kommt?‹

Und so lässt der kleine Johnny sich nieder, da auf der Zunge, und überlegt:

›Wie kann man das beruhigen?
Wie kann das wieder so werden, wie es mal war?

Die Schleimhäute rosa und von gesunder Textur, glatt und ganz normal empfindlich … so, wie es von Natur vorgesehen ist, und dass nicht alle Energie im Hals verschwendet wird, sondern dem großen John zur Verfügung steht?‹

Da kommt ihm eine Idee: Wie von Zauberhand fährt er ganz sacht über die geröteten Schleimhäute, und die beruhigen sich. Erst eine kleine Stelle, wo das Geschwollene abschwillt, und über das Gerötete, bis es wieder eine normale, rosa schimmernde Farbe annimmt.

Und dann geht er zur nächsten Stelle und fährt da wieder ganz sanft mit der Hand drüber. Und auch da schwillt es ab. Und die Schleimhaut nimmt die normale, rosa schimmernde Farbe an
und die gesunde Textur. Und so geht er Stück für Stück in der Rachenhöhle an der Rachenwand entlang und streicht glatt und heilt.

Der Körper erinnert sich, wie es war bis zum 19. Lebensjahr. 19 Jahre lang, so gesund und glatt die Schleimhäute, der Rachen, vollkommen symptomfrei, normal, die Stimmbänder, schön glatt und gelöst, und die Stimme mit schönem Klang. Der Körper erinnert sich und unterstützt den kleinen Johnny und schickt gesunde Energie hin und heilendes Licht.

Und Stückchen für Stückchen ... bei jedem Einatmen dieser gesunden Landluft, die nach Blüten duftet und nach Harz, nach Gras, nach gesunder Erde ... heilt die Schleimhaut in Ruhe ab, wird glatt und gesund, als ob es nie anders war.

Und die große Action, die übermäßige Hitze, die übermäßige Schwellung und das Zuviel an Energie dort ziehen sich zurück.

Und der Körper versteht, dass er gesund ist.

Es gab einmal eine Zeit der großen Aufregungen. Und diese Aufregungen sind normal in einem Leben. Man wird krank, vielleicht schwer krank, und man wird wieder gesund, ganz gesund, als ob nie was war.

Die Zunge liegt glatt und gelöst im Zungenraum ... das Gemüt ist im Gleichgewicht.

Und bei jedem Ausatmen fließt Rötung hinaus, auch Schwellung und Reizung, und dieses unangenehme Gefühl, kratzigen, krustigen Toast zu essen.

Beim Einatmen fließt die gesunde Luft herein ... heilsam und glättend.

Beim Ausatmen strömt all das Schmerzhafte, all das Zuviel, all die Enge hinaus ... bis es weiter und weiter wird und gutes, heilsames Licht hereinstrahlt ... und diese Ruhe wiederkehrt ...
und mit der Ruhe die tiefe Sicherheit, dass alles in Ordnung ist.

Es gibt Erkrankungen, die machen den Körper danach immun.
Das heißt, er ist stärker als je zuvor. Er ist widerstandsfähig.
Er widersteht neuen Erkrankungen.

Und der Körper begreift: Er ist gesund, während der kleine Johnny weiterhin, Stück für Stück, mit seinen kleinen Händen heilt, und immer da, wo er die Hand auflegt, seine heilende Hand, bildet sich die Haut, die Schleimhaut, geheilt zurück, nimmt eine gesunde Oberfläche an ... eine rosa schimmernde Farbe. Sie ist empfindungslos empfindsam, angenehm gesund und fühlt sich vollkommen wohl.

Der Speichel wird gesund produziert von Speicheldrüsen, immer in der richtigen Dosierung. Und der Speichel hält die Schleimhäute schön feucht und gesund.

Und auch da guckt der kleine Johnny gleich nach, ob alle Speicheldrüsen gut arbeiten. Und wenn nicht, dann streicht er auch darüber und klopft ein bisschen an und sagt: ›Hallo, aufwachen! Schönen gesunden Speichel produzieren!‹

Und die Energie generiert sich neu. Der Körper sammelt sein überschüssiges Engagement in der Kehle wieder in den Körpermittelpunkt, um von dort Energie großzügig überall hin fließen zu lassen. Und er sagt zu Johnny: ›Je mehr Heilung du brauchst, desto mehr Heilung ist für dich da. Je mehr Gesundheit du brauchst, desto mehr Gesundheit ist für dich da.
Denn es ist erlaubt, vollkommen gesund zu sein. Und je mehr Energie du brauchst, desto mehr Energie ist für dich da ...
und nach tief erholsamem, heilsamem Schlaf auch schon früh am Morgen.‹

Und es heilt ein Bereich nach dem anderen ab ... der kleine Johnny, der da in der Rachenhöhle herumläuft, kann das richtig sehen ... und hören, wie die Schleimhaut seufzt, mmh, und sich erholt und wie die Röte schwindet und das schöne, gesunde Rosa sich bildet, die Schwellung abnimmt und die Schleimhaut diese gesunde Straffheit bekommt, sich wohlfühlt, glatt und ruhig.

Und die Speicheldrüsen produzieren ganz fein dosiert genügend Flüssigkeit, diesen gesunden, heilsamen Speichel, der die Schleimhaut umspielt und immer schön feucht hält.

Wohlbefinden breitet sich aus. Mit jedem Einatmen ... mit jedem Ausatmen. Sehr gut. Sehr schön. Und die Ruhe wird tiefer und tiefer. Mmh. Und es ist so, wie wenn es auch innerlich klingt:
›Je mehr Ruhe ich brauche, desto mehr Ruhe ist für mich da.‹

Denn die Ruhe ist wichtig, um wieder Kraft zu generieren. Und so ist es sichtbar und spürbar, wie sich etwas innerlich ins Gleichgewicht bringt, und das fühlen Sie jetzt ganz intensiv.

Wie ein Pendel, das zu weit ausschlug, sich wieder kalibriert, so wie es schon immer schwang, sich so viele Jahre vorher im richtigen Takt, im richtigen Rhythmus bewegte ... und die Hormone regeln sich ein, und die ganzen körperlichen Vorgänge kommen ins Lot, weil Sie gesund sind.

Und dann kann auch der kleine Johnny sich ausruhen. Entweder legt er sich einfach auf der Zunge ein bisschen nieder und ruht sich aus, wie auf einer großen Wiese. Vielleicht wandert er auch aus dem Mund heraus und guckt sich mal alles von außen an ...
und sieht den großen Johnny da so vollkommen entspannt und gelöst.

Und da schmunzelt er.

(Pause)

Und Sie begegnen sich selber in der Zukunft. Nicht heute, nicht morgen, auch nicht übermorgen, vielleicht dann, wenn Sie zu den Geysiren fahren und diese unglaubliche Kraft der Natur erleben und dieses Überraschende, Beeindruckende.

John bewegt sich auf neuem Land. Und Sie sehen sich dort, gesund. Sie sehen, dass John sich gut fühlt. Wenn er spricht, hat seine schöne, männliche Stimme den Klang von früher. Klar und rein. Er hat Energie. Er freut sich des Lebens. Er ist lebendig. Er weiß, er ist gesund. Und er weiß, das Leben hält noch viele schöne Überraschungen für ihn bereit. Und er kann voller Zuversicht in die Zukunft schauen.
Das sieht man ihm richtig an.

Und dann können Sie verschmelzen mit dem John und sind schon dort, auf Island, in dieser besonderen Welt. Und Sie fühlen sich gesund. Die Atemwege frei. Der Rachen ganz normal. Der Hals ganz wunderbar. Ihre Stimme gelöst. Und Ihr Gemüt befreit.

Sie sind bei den Geysiren und lassen sich von ihnen verzaubern und nehmen die Kraft der Natur tief in sich auf. Und Heilung geht voran. Und was besser geworden ist, kann auch gut werden.

Und jetzt geben Sie Ihrem Unbewussten die Erlaubnis, dass es die Symptomatik auf einer Skala von zehn bis eins herunterschaltet:
9½ Ruhe im Halsbereich, ausgeglichen, kühl, Wohlgefühl.
9 Noch besser und ruhiger, ausgeglichener.
8½ Das ganze System im Einklang, ausgeglichen, und mittig.
8 Wohler, wohler. Gut und angenehm. Wohlbefinden im Hals.
7½ Mmh, angenehm, ruhig und ausgeglichen.
7 Besser, ruhig, heilend und im Gleichgewicht.
6½ Angenehmer, wohliger, und Sie wissen, Sie sind gesund.
6½ Sie brauchen es nicht zu verstehen, brauchen es bloß anzunehmen und zu vergessen, was zu vergessen ist.

6 Sie fühlen sich wohl und frei.
Und *5½* ... Energievoll und ruhig zugleich.
5 Und wieder im Einklang mit sich.
4½ ... Ruhe im Hals und Wohlbefinden.
3½ ... Angenehm, angenehm normal. Und die Energie steigt.
3 ... Geht ganz gut. Die Ruhe bleibt.
2½ ... Das empfinden Sie jetzt und speichern es tief in sich ab.
2 ... So geht Heilung vonstatten. Angenehm, ruhig.
1½ ... Immer wieder, auch nachts im Schlaf, kann etwas geschehen, sich ereignen, und heilen und sich verändern und sich entwickeln. Was immer notwendig ist, dass Sie gesund bleiben. Und sich wohlfühlen. Und Ihr junges Leben genießen.
1½ und *1*.

Und so kann es vorerst bleiben und irgendwann wird das Symptom auf 0 zurückgehen. Sie werden es vergessen ... vergessen, vielleicht schon bei den Geysiren ... diese Zeit hinter sich lassen, wie eine Wolke, die wegzieht und die einfach verschwindet und in Vergessenheit gerät.

Und jetzt ist noch ein ganz bisschen da, minimal, das darf so bleiben und morgen weiter verschwinden und sich bessern, sodass Sie sich zunehmend wohler und gesünder fühlen. Und jetzt bin ich einfach still, und vielleicht ist noch irgendeine innere Arbeit notwendig, dann lassen Sie das einfach geschehen, bis Sie das Gefühl haben, es ist für heute genug getan, genug verändert, genug geheilt.

Dann schließen Sie die Hypnose ab und machen sie rund und stimmig und kommen wach und klar und munter wieder hierher zurück.«

84 »Die kleine Sanitäterin« – Hypnosefantasie für Jugendliche mit entzündlicher Darmerkrankung

»Du kannst die Augen schließen und durchatmen und aufatmen, und es hat schon ganz gut angefangen eben ... gut und vielversprechend ... und du hast mir erzählt von der Aufgabe als Sanitäterin in der Schule ...

Du warst schon an dem Strand mit dem feinen, weichen Sand. Du hast das schon erlebt, und mit den Luftballons ist dein Arm leichter geworden, und deine Finger haben angezeigt, wie kooperativ dein Unbewusstes ist, um dir zu helfen, damit es besser und besser wird und irgendwann auch gut werden kann.
Und das weißt du, ja, daran glaubst du fest!

Und jetzt, während du hier liegst und einfach ruhig atmest, kannst du wieder innerlich an deinen Strand gehen, dahin, wo es dir gut geht, wo die Sonne scheint, das Meer in der Sonne glitzert, wo es so schön warm ist und du innerlich so frei bist und voller Freude, Ferienfreude. Nichts wird dir abverlangt ... du hast einfach frei, du brauchst nichts zu tun, du brauchst nichts zu verstehen ...

Du weißt, du bist hier, du liegst hier gemütlich, du hörst, wie meine Stimme zu dir spricht, und bist gleichzeitig am Strand mit dem feinen, weichen Sand ...
deine Zehen graben vergnügt in dem feinen, weichen Sand,
deine Finger spielen mit dem feinen, weichen Sand ...
finden eine kleine Muschel ...

Es riecht so gut, Meer riecht immer schön, riecht nach Weite, nach Ferien ...

Und du siehst die schönen Farben, erkennst die Küstenlinie, die Häuser am Strand, die Vegetation und alles, was dein Herz so froh macht ...

... und du darfst ganz verspielt sein ...denn wieder schweben die Luftballons zu dir hin, und wieder binden sie sich um dein Handgelenk ... und noch hast du die Hände verschränkt ... aber sie werden sich nach und nach lösen ... wenn die Luftballons ihr Bändchen um ein Handgelenk binden und dieses ganz sachte hochziehen, um alles leichter werden zu lassen, um die Hypnose zu vertiefen und um zu ermöglichen, was nur in Hypnose möglich ist: erkennen, erleben, lernen und heilen ...

Und eine weiße Möwe fliegt über das weite Meer ... und am Horizont zieht ein Segelschiff mit strahlend weißen Segeln vorüber ...
und gemeinsam wirken sie wie ein Versprechen ...

Und deine Hand wird leichter in dem Maße, wie du tiefer sinkst in deine Heilhypnose ... tiefer und tiefer ... sehr schön ... und die Hand wird leichter und leichter ... genau ... leichter und leichter ...

Und du beobachtest das, und es amüsierst dich vielleicht ...
und je leichter die Hand wird, umso wohler fühlt sich dein Körper ...

Deine Atmung fließt ruhig, sehr schön, alle Vorgänge im Körper sind ausgeglichen und harmonisch, weil du an deinem Strand bist, am Strand mit dem feinen, weichen Heilsand, sehr gut, sehr schön ...

Und es gab eine Zeit, in der du vollkommen gesund warst, alles war normal, selbstverständlich, gesund ... und der Körper erinnert sich jetzt daran, wie es war damals, vor fünf Jahren oder mehr als fünf Jahren, als dein Körper gesund gearbeitet hat, alle Organe in bester Verfassung ... und der Darm einfach gemütlich ... genussvoll ... zuverlässig ... vor sich hingearbeitet hat ...
im Zusammenspiel mit den anderen Bauchorganen ...

Und wenn das Körpergedächtnis sich erinnert an diese vollkommen normale Situation damals,
kann der ›Ja-Finger‹ ein Zeichen geben, kann sich heben.
Genau, da hebt er sich ... gut ... sehr schön ...

Und das Körpergedächtnis erinnert ich an vollkommen gesunde Funktion, an gesundes Sein ...
und diese Erinnerung an Heilung kehrt jetzt zurück!

Und wenn diese Erinnerung über drei Schritte deutlich wird, kann der ›Ja-Finger‹ sich dreimal heben ... Entspannung kann sich im gesamten Bauchraum ausbreiten ... auch Ruhe ... Wohlbefinden ... Heilung ...

1 ... sehr gut ... sehr gut ... sehr schön ... ein tiefer Atemzug ... sehr schön!

2 ... sehr gut ... das fühlt sich so schön an, das ist richtig Ferienstimmung ... Italiengefühl ... wie schön!

3 ... sehr gut! Das ist die heilsamste Situation ... die heilsamste Umgebung, die es für dich gibt ...
und das spürst du jetzt ganz intensiv ...

Und dann machst du eine kleine Wanderung ...
von dem Ort am Strand, wo du gerade bist ...
intuitiv gehen deine Füße ein Stück den Strand entlang ... du wanderst einfach vor dich hin ... und kommst an einen Ort, wo es etwas felsig ist und ein kleiner Weg zwischen die Felsen führt ...

Und du hörst Wasser gluckern ...

Du nimmst das Gluckern immer deutlicher wahr, und tatsächlich, gar nicht weit von dir entspringt zu deinem Erstaunen eine kleine Quelle ...

Und du denkst dir
›Das hab ich ja noch nie gesehen dort, das hab ich ja noch nie entdeckt.‹
Aber tatsächlich, das gibt es nur für dich ... jetzt ... für niemand anderen, nur für dich ist dieser kleine, besonderer Ort mit der Quelle, die entspringt nur für dich ... und du näherst dich ...

Ganz klares, sauberes Wasser sprudelt aus dem Fels, und du hältst deine Hände darunter und spürst das frische, klare Prickeln ... und du lässt die Hände volllaufen mit diesem klaren, prickelnden, frischen Quellwasser ... und du schaust in deine Hände, und du spiegelst dich im Wasser und du siehst ... was siehst du?
Es ist eine kleine Sanitäterin!

Und schau mal, ob sie besonders angezogen ist, die kleine Sanitäterin ... und schau mal, was sie dabeihat. Sie hat wohl Verbandszeug dabei, bestimmt hat sie Salben dabei, sie hat aber sicher auch eine Lupe dabei, um genau hinzuschauen, vielleicht hat sie ein kleines Hörrohr dabei, um genau hinzuhören, und natürlich hat sie ihre heilende Hand dabei oder vielleicht sogar zwei heilende Hände.

Und als du das erkannt hast, trinkst du das Wasser, und die kleine Sanitäterin, die kann dadurch einfach in dich hineinwandern, durch den Mund hindurch, durch den Schlund hindurch, schon rutscht sie durch die Speiseröhre hinunter wie auf einer Rutsche ... *jippie!* ... und das macht ihr so richtig Spaß.

Sie kommt im Magen an, guckt sich da mal schnell um und denkt sich: ›Alles o. k. Da habe ich nichts zu tun.‹ Und so flutscht sie weiter hinunter in den Darm. Da spaziert sie munter und guter Dinge, sehr optimistisch und zuversichtlich mit ihren Utensilien weiter ...

Und bei der ersten Stelle, die sie entdeckt und die nicht so ist, wie sie sein sollte, macht sie halt. Und der ›Ja-Finger‹ zeigt es an, wenn sie an der ersten Stelle angekommen ist.

(Pause)

Da hebt sich der ›Ja-Finger‹, genau, sehr schön so!

Sie ist bei der ersten Stelle angekommen, wo der Darm Heilung braucht.

Und ich weiß nicht, ob du das fühlst oder ob du einfach darum weißt, aber sie macht genau das Richtige. Sie schaut sich zuerst alles genau an, wie eine kleine Wissenschaftlerin.

Was ist los? Und was ist zu tun? Was ist das Wirksamste?
Und was mache ich da?

Und sie holt ihre Utensilien heraus und pustet vielleicht ... puh ... puh ... puh .... wie um Staub oder Dreck wegzupusten ... einfach wegpusten ... das macht sauber ... sie cremt ein und fährt jetzt mit ihrer heilenden Hand drüber ... das lindert die Entzündung ...

Und zu deinem großen Erstaunen glättet sich das Gewebe, polstert sich auf ... nimmt eine bessere Farbe an ...
eine gesündere Oberfläche ... schimmert perlmuttartig...
und der Defekt wird kleiner und kleiner ...

Und wenn das beginnt, kann ein neuer Finger sich heben, um anzuzeigen, dass etwas Neues geschieht ... dass sich Heilung vollzieht ... und dafür sind zwei Finger noch übrig an deiner Hand.

Und es hebt sich ein Finger von allein, super, das ist ja ganz wunderbar!

Heilung beginnt. Beruhigung. Glättung. Ausheilung, Aufatmen, Erleichterung.

Und wenn die kleine Sanitäterin merkt, da ist genug getan – die fühlt das sofort, die ist ja wie geschaffen dafür, ja, die ist geboren dafür, zu heilen und gesund zu machen – dann geht sie von diesem Fleck zum nächsten, um wieder ganz selbstverständlich genau das Richtige zu tun. Und jedes Mal, wenn sie bei einer Stelle heilsam gewirkt hat, kann der ›Finger für das Neue‹ das wieder anzeigen.

(Pause)

Und du vertraust in deine innere kleine Sanitäterin, die liebevoll und unermüdlich Gutes tut.

Gut ... und gleich wird der ›Finger für das Neue‹ wieder anzeigen, dass das nächste Stück Darmwand ausgebessert worden ist ...

Die kleine Sanitäterin, es ist unglaublich, was sie kann ...

Und sie geht im Darm die ganze Strecke ab, voller Liebe, voller Zuversicht und voller Potenzial für Heilung ...

Sie pustet die Entzündung weg ...

Sie streicht liebevoll über die Wundränder, sie trägt die Cremes auf und die Heilpasten ...
sie verbindet ... und tut genau das Richtige ...
so geht sie von Wundstelle zu Wundstelle ...
und der Darm fühlt sich so gut versorgt und beginnt zu heilen!

Und das Körpergedächtnis erinnert sich an gesunde Funktion, an den gesunden Urzustand!
Botenstoffe senden sich natürlich aus ...
Immunkräfte kommen ins Gleichgewicht ...
Entzündung klingt ab ... klingt aus.
Der Stoffwechsel regelt sich harmonisch ein ...

Und in der Tiefe glättet das Unbewusste die Wogen, räumt auf, klärt noch die Reste der Erschütterungen, durch was auch immer, in der letzten Zeit.
Und das wird Vergangenheit.

Dein junger, kraftvoller Körper aber überwindet alles mit großartiger Kompetenz.
Und die kleine Sanitäterin läuft die ganze Strecke durch, ohne müde zu werden, sie hat genügend Kraft und Ausdauer. Und was heute nicht getan wird, vollendet sie morgen und übermorgen.

Und immer wieder wird die kleine Sanitäterin durch diese inneren Gefilde laufen und pusten und glätten und salben und cremen, verbinden und heilen.
Und die Wunden werden kleiner und kleiner, sie heilen immer mehr ab.
Der Darm gesundet und regelt sich natürlich ein.

Und manchmal kommt die kleine Sanitäterin, auch wenn du es gar nicht merkst, vielleicht in der Nacht im Schlaf, und geht den Darm in einer ganz anderen Richtung entlang, und fängt von unten an und geht nach oben, oder fängt immer in der Mitte an und geht in die eine Richtung und dann in die andere Richtung.

Sie heilt, das sagt ja schon in ihr Name Sanitäterin, Gesundmacherin.
Sie weiß, was sie tut, während du, immer wenn es turbulenter um

dich herum wird oder wenn die Aufgaben größer werden, innerlich an den schönen Strand mit dem feinen, weichen Sand gehst. Dein Kopf kann sich ruhig ein bisschen anstrengen, der hat Herausforderung gerne, aber dein Bauch bleibt in vollkommener Ruhe.
Dein Bauch ist die Gelassenheit in Person.

Und wenn du ab und zu noch einmal das Symptom hast, dann ist das ganz normal, auch da gehst du an deinen Strand ...
lehnst dich zurück ... schmunzelst ein bisschen ...
weil du wieder die Luftballons siehst ...

Und abends vorm Einschlafen sagst du:
›Liebe kleine Sanitäterin, jetzt geh mal an die Arbeit, tu was für mich, damit ich gesund und glücklich werde!‹

Und dein Bauch verbleibt in dieser heilsamen Hypnose, auch wenn du gleich munter und quietschfidel in den Tag zurückkommen wirst.«

85 »Die Blaue Grotte« – Hypnosefantasie für Jugendliche

»Gleich gehst du auf Reisen ... mit einer Luftmatratze ...
auf azurblauem Wasser ... an einen verwunschenen Ort ...
es geht dir schon besser ...
und was besser geworden ist, kann auch gut werden ...
Das kann eine Weile dauern ...
es darf auch mal wieder bergab gehen ...
dann wieder bergauf ... bergab ... und dann aber richtig bergauf!

(Im Originaltext für Valentina wird in dieser Sitzung hier Bezug genommen auf die drei vorhergehenden Hypnoseeinheiten:

Und wenn es mal bergab geht, weißt du, was du für dein Wohlbefinden tun kannst:
Du kannst diese schöne Hypnose mit den Fingern machen ...[6]
oder das schnelle Durchwandern durch den Körper beim ›Body-Scan‹ ...

6 Fingerinduktion.

Und schon geht es wieder bergauf!
Du kannst auch alles Unangenehme in die Hände fließen lassen ...
damit deine Hände es dann ganz von selbst ausleeren können ...[7]
und schon geht es wieder bergauf!)

Aber jetzt findest du dich erst mal, wie schon als kleine Sanitäterin,
wieder an deinem Strand ein ...
und, während du meiner Stimme lauschst ...
kannst du schon bemerken ...
wie du dich mehr und mehr entspannst ...
und wohler und wohler fühlst ... alles um dich herum unwichtig ...
wichtig nur noch du!

Du brauchst nichts zu tun ... du brauchst nichts zu verstehen ...
in Hypnose ereignen sich die Dinge von selbst ...
weil dein Unbewusstes so klug mitarbeitet und wunderbar die Führung übernimmt ...
damit Heilung möglich wird ... und Gesundheit selbstverständlich ...

Du bist hier ... supergemütlich ...
und gleichzeitig an deinem schönen Strand ...
mit dem schönen, weichen ›Heilsand‹ ... es ist wunderbares Wetter ...
einfach ein herrlicher Tag ... warmes Licht ... fröhliche Stimmung ...
und du hast ein Lachen im Herzen ...
nur an dem Strand zu sein macht dich glücklich ...
denn ... du hörst ... das Plätschern der Wellen ... Lachen ... Musik ...
in der Ferne das Knattern eines kleinen Motorbootes ...
Rufe eines Händlers, der Eiscreme und Kokosnussstückchen verkauft ...
und du wanderst vor dich hin ... am Saum des Wassers ...
das platscht dir mit jeder kleinen Welle munter über deine Füße ...

Vielleicht siehst du weiter vorne schon die Luftmatratzen ...
Luftmatratzen in den verschiedensten Farben und Formen ...
die einen schauen aus wie Scheiben von Wassermelonen ...
die anderen wie Pizzastücke ...
wieder andere sind große Seerosen ...
die sind eigentlich auch hübsch...

---

7 Sammeln und Ausleeren.

es gibt aber auch Tiere ...
edle Schwäne ... verspielte Delfine ... lustige Meeresschildkröten ...
und eine scheint echt bequem zu sein ...
es ist eine Hängemattenluftmatratze ...
die meisten allerdings sind einfach Luftmatratzen ...
mit kleinen Sonnenschirmen ...
und du schaust in Ruhe, welche dir gefällt ...

Die nimmst du dir ... legst sie aufs Wasser und setzt du dich drauf ...
wohlig streckst du dich nun auf ihr aus ... himmlisch!
Superlässig liegst du auf deiner Luftmatratze im Wasser der kleinen Meeresbucht ...

Ein lauer Wind streichelt wie zärtlich deine Wangen ...
und strömt über deinen Körper ...
bläst alles hinweg, was dich noch bedrücken könnte ...
und macht dich frei und weit ...

Und du kommst ins Träumen ...
wunderschön, dieses ganz feine Schaukeln ...
und alles, was noch an Last in dir drin ist ...
wird einfach herausgeschaukelt ...
fließt ab ... das macht dich frei und leicht ...
und es kommt dir bald so vor ...
als ob du mit deiner Luftmatratze auf dem Wasser schwebst ...

Wie die Wellen in der Sonne glitzern! Wie azurblau das Wasser ist!
Wie der Himmel so klar!
Und du atmest ruhig ... langsam und tief ...

Vielleicht magst du die Hände seitlich ins Wasser halten ...
um ein bisschen zu paddeln?
Dein Paddeln und wohl auch eine sanfte Strömung ...
bewegen deine Luftmatratze ...
und damit auch dich ... weiter die Bucht entlang ...
hin bis zum Eingang einer geheimnisvollen Grotte ...
und es ist die Blaue Grotte ...

Neugierig paddelst du hinein in die Blaue Grotte ...
das Wasser ist ganz wundervoll klar ...
du erkennst jedes Steinchen am Grund ...
die Sonne sendet lichte Strahlen durchs Wasser ... die Luft so frisch ...
und deine Lungen atmen tief diese frische Luft ein ...

Schnell bemerkst du, dass es ein tolles Echo in der Grotte gibt ...
denn du hörst die Wellen, die da plätschern ...
es plätschert sie tausendfach zurück ...
wie im Chor ... und wenn man was sagt, kommt es mehrfach zurück ...
wenn du deinen Namen rufst, bringt das Echo ihn wie verzaubert wieder zu dir hin ...
in einem wunderbaren Klang ... so klar und rein ... wie ein Gesang ...

So wird dir klar, du kannst hier alle deine Wünsche aussprechen ...
laut oder auch leise ...
in dieser wundersamen Grotte ...
mit diesem wunderbaren blauen Licht ...
werden deine Worte aufgenommen ... und das Echo bringt sie ...
heilsam aufgeladen wieder zu dir hin ... etwa wenn du sagst:
›Ich möchte, dass es mir besser geht!‹ ... kommt zurück:
›... besser geht ... besser geht ... besser ... besser!‹

Und wenn du sagst: ›Ich möchte gesund werden!‹ ... kommt zurück:
›Gesund werden ... gesund werden ... gesund ... gesund ... gesund!‹

›Ich will unbeschwert und fröhlich sein! ›... unbeschwert und fröhlich ... fröhlich ...‹
besser ... gesund ... fröhlich ... und all deine eigenen Worte ...

Und in diesem Moment scheint die Sonne voll in die Grotte ...
gleißende Sonnenstrahlen erleuchten die Höhle ...
und das Echo reflektiert das Leuchten der Sonne genau in deine Mitte ...
ins Zentrum deines Seins ... und das spürst du ...
und genießt das jetzt lang und ausgiebig ...

(längere Pause)

Später kannst du auch noch mal ein bisschen rausfahren aus der Grotte ...
um sie von außen anzuschauen ...
und du kannst wieder hineinpaddeln ...
um von Neuem die Wirkung zu verspüren ...
du bestimmst, was du machst ...
du probierst einfach alles aus, was du magst ...
und tust, was du willst ...
und sagst dir im Stillen, was du dir wünschst ...

(längere Pause)

Und dein Körper bekommt ganz viel Kraft zum Heilen ...
alles wird ausgeschieden, was nicht gesund ist und nicht guttut ...
die Adern bringen aufbauende Nährstoffe überall hin ...
die Schleimhaut baut sich wieder gesund und natürlich auf ...
das Immunsystem regelt sich ein ...
das Körpergedächtnis erinnert sich ...
an gesunde Funktion ... und gute Gefühle ...
ausgeglichen ... harmonisch ... natürlich ... normal ...
und die Wogen glätten sich ...

Du aber träumst deinen schönen Traum weiter ...
du bist auf deiner Luftmatratze ...
in dem Wissen, du kannst jederzeit in deine heilsame Grotte zurückkehren ...
und kannst das aussprechen, was du dir im Positiven wünschst ...
und das Echo bringt deine Wünsche heilsam aufgeladen zu dir zurück ...
immer mit Energie für Heilung ...

Weil du das weißt, kannst du weiter dahinschweben ... solang du magst ...
und vielleicht dabei noch tiefer ... ... tiefer ... in Hypnose sinken ...
während ich von eins bis sieben zähle ... und du dich so wohl fühlst ...
1 ... mit dir ... *2* ... ganz dabei ... *3* ...
so angenehm ... *4* ... da öffnet sich die Tür ...

5 ... und du schwebst hindurch ...
6 ... hinein in vollkommenes Wohlgefühl ...
und ... wenn du bei *7* ankommst ... heilsames Schweben ...
7 ... alles im Ausgleich ... alles für dich ...

Sehr schön ... bleib so lange dabei, wie es für dich gut ist ... *(längere Pause)*

Und irgendwann ... paddelst du mit deiner Luftmatratze ...
wieder hinaus aus der Blauen Grotte ... zurück an den Strand ...
da nimmst du die Luftmatratze und watest durch das Wasser an Land ...
du legst sie da wieder hin, wo du sie geholt hast ...
und bist dir sicher, sie ist immer für dich da ...

Und wenn du genug erlebt und gelernt hast, zählst du einfach von sieben bis eins zurück ...
kommst wieder hierher ... und fühlst dich einfach gut!«

86 »Das Reh des Unbewussten« – Tiefe Hypnose und heilsame Begegnung

»Dies ist Ihre hochwirksame Doppelhypnose für Loslassen und Neuorientierung ... Wanderung durch den Körper und heilsame Begegnung ... Sie liegen da ... Sie atmen ruhig und sind offen dafür, dass sich etwas ereignet, was sich ereignen soll, weil es für Sie gut ist ... und es ist gut, weil es sich unbewusst ereignet. Und Ihr Körper erinnert sich daran, wie gut es sich anfühlt, so schön tief und ruhig zu entspannen, nachzulassen ... alles um Sie herum unwichtig ... und Sie im Zentrum Ihrer Aufmerksamkeit ...

Und Sie stellen sich ein und stimmen sich ein ... auf diese ganz besondere Veränderung, die sich nur im Trancezustand vollzieht ... sehr gut!

Vor dem Hintergrund Ihres momentanen Befindens erleben Sie Gefühle von Enttäuschung ... Wehmut ... Kränkung und Ausgrenzung ... und diese Gefühle können Sie gar nicht gebrauchen. Die Situation ist, wie sie ist, und die begleitenden Gefühle machen sie nicht besser. So ist es das Beste, die Lage verstandesmäßig zu betrachten und diese Gefühle zu entlassen und gute Gefühle zu investieren, da, wo es sinnvoll ist ...

Und um alle schmerzlichen Gefühle zu entlassen, legen Sie nun die Hände neben Ihren Körper, mit den Handflächen nach oben, dass sie zwei Schalen bilden ... schön so!

Und nun tun Sie all die Gefühle, die Ihnen nicht guttun, in Ihre Hände ... aus dem Kopf hinaus ... in Ihre Hände hinein ... aus dem Gemüt hinaus ... dem Herzen hinaus ... vor allem aus Ihrem Körper ... in Ihre Hände hinein ... Sie brauchen nicht zu wissen, wie das geht, Sie tun es einfach ... bei jedem Einatmen spürt Ihr Unbewusstes die Gefühle auf ... und bei jedem Ausatmen fließen die Gefühle in Ihre Hände hinein ...

Ihre Hände sind wie zwei Wasserschalen, die Wasser auffangen ... hier fangen sie Gefühle auf ... und Sie beobachten nur, wie es von selbst geschieht ... es fließt aus Ihnen hinaus und hinein in die Hände ... mit jedem Atemzug mehr ... bis die Hände ganz voll sind ... und aus der Ferne können Sie alles noch einmal nüchtern betrachten ...

(Pause)

Und ... wenn die Hände nun bald anfangen, sich ganz von allein, aus einem tiefen Impuls heraus, zu drehen und den Inhalt hinausfließen zu lassen, sinken Sie tiefer und tiefer in Hypnose ... und fühlen, wie es Ihnen leichter ums Herz wird ...

(Pause)

Sie brauchen nichts weiter zu tun als durch diese schöne Landschaft zu wandern ... diese schöne Landschaft, die Ihnen so gefällt ... Sie schreiten weit aus und überlassen den Inhalt Ihrer Hände dem Wind, der vorüberstreicht ... und alles hinwegweht ... sehr gut!

Und es sind diese kleinen, ruckartigen Bewegungen Ihrer Hände, die das Ausleeren anzeigen ... sie drehen sich ... drehen sich nach innen ... überlassen die Gefühle dem Wind ... bis sie ganz leer sind ... und bald werden die Hände entleert und entspannt auf den Handflächen aufliegen ...

(Pause)

Und immer, wenn entrümpelt wird, gibt es wunderbar viel Freiheit ... herrlich viel Platz ... endlich Raum für ein freizügiges Atelier ... eine schöne Schreibstube ... eine großzügige Werkstatt ... so viel Raum ... vielleicht auch einfach nur zum Träumen ... wie schön!

(Pause)

Und Sie wandern durch Ihren inneren Freiraum ... und finden eine sehr romantische Waldlichtung ... Sonnenstrahlen flirren durch Blattgrün ... Libellen stehen wie kleine Helikopter in der Luft ... weiches Moos lädt zum Niederlassen ein ... in der Nähe plätschert eine reine Quelle ... es duftet nach Harz und warmem Waldboden ... und Sie wissen sofort, es ist Ihr Ort des Wohlbefindens und der Erholung ...

(Pause)

Ein Reh tritt auf die Lichtung ... seine Decke (sein Fell) wirkt wie aus Samt ... es äugt in Ihre Richtung ... hebt sein Haupt ... wittert ... ... und kehrt seelenruhig wieder ins Dickicht zurück ...

Sie aber bewandern Ihre innere Landschaft ... gehen intuitiv geleitet ... genau dahin, wo Ihre aufmerksamen, guten Gefühle gebraucht werden ... und Sie betrachten genau ...
und nehmen auf wie ein Seismograf ...

(Pause)

Erst wenn Sie alles erfahren haben ... alle Details erforscht ... finden Sie zurück zu Ihrem Ort des Wohlbefindens und der Erholung ... der Waldlichtung ... Sie lassen sich auf dem Moos nieder ... atmen erleichtert durch ... und sinken angenehm in tiefe Hypnose ...

(Pause)

Und wieder erscheint das Reh ... tritt aus dem Wald hervor ... äugt und wittert ... es ist ganz ruhig und fühlt sich vollkommen sicher mit Ihnen ... schreitet gemächlich über die Lichtung und verschwindet wieder im Dickicht ...

Und während das Reh kommt und wittert, vorbeischreitet und wieder verschwindet, erfahren Sie wichtige Dinge ... das, was Sie wissen müssen für Ihre Heilung ...

So stehen Sie beschwingt auf, gehen an diese inneren Orte und tun, was Sie für richtig halten: massieren ... streicheln ... glätten ... säubern ... besänftigen ... schließen Frieden ... setzen Impulse ... lassen Licht hereinstrahlen und kurbeln Wundheilung an ...

Sie machen das wie selbstverständlich, und egal, wie viel Sie davon bewusst erleben, in der Tiefe vollzieht sich genau das Richtige für ein gesundes Niveau nach gesundem, organischem Bauplan ... nach gesundem Uhrprinzip ...

(lange Pause)

Und vielleicht erstaunt es Sie, dass Sie etwas tun, was Sie seltsam anmutet ... genau das Unerwartete, das Überraschende ist das Richtige. Vielleicht machen Sie etwas, was Sie sonst nie tun, und genau dann stimmt es für Sie ...

(Pause)

Und Sie spüren, es verändert sich in Ihnen, fühlt sich auf einmal gesünder, lebendiger, reiner an ... und frisches Blut pulsiert durch die Adern, transportiert emsig Schadstoffe hinweg und Nährstoffe hinzu ... achtsame Zellen schaffen Ordnung ... und die Organe arbeiten in harmonischem Miteinander ... die Nerven senden stimmige Impulse ... Vorgänge harmonisieren sich ... Botenstoffe werden fein abgestimmt und wohldosiert ausgeschüttet ... und wenn Sie an die Wände *(Rohre oder Ähnliches)* klopfen *(an das Krankheitsbild anpassen!)*, ist der Klang anders, freier, klarer, reiner ... geradezu melodisch ...

(Pause)

Und wenn es genug ist für heute, suchen Sie ein drittes magisches Mal Ihre innere Waldlichtung auf, den Ort des Wohlgefühls und der Ruhe … den Ort des Wohlbefindens und der Erholung … wo es nach Moos riecht, wo die Luft so klar und rein ist und Sie einfach nur noch aufatmen … und das Aufatmen ist dieses Mal erstaunlich tief und entlastend … es geht durch Ihren ganzen Körper …

Und wieder tritt das Reh aus dem Wald hervor, den Kopf erhoben wittert es und schaut Sie ruhig an … es streift sehr dicht und zutraulich an Ihnen vorbei … Sie können fast sein samtiges Fell berühren … seinen warmen, lebensvollen Atem spüren, der aus seinem Windfang *(seinen Nasenlöchern)* strömt … es schreitet anmutig über die Lichtung … verschwindet wieder im Dickicht … und hinterlässt im weichen Boden des Waldes nur die Trittsiegel seiner kleinen, schmalen Schalen *(Hufe)* … gleich einer Botschaft an Sie …

Sie aber verbleiben noch so lange, wie es sich gut anfühlt … und kehren erst dann gemächlich, sehr erholt und guter Stimmung ins Hier und Jetzt zurück!«

87 »Süßes Nichtstun im Park der Heilung« – Wellness für den Körper

»Sie dürfen die Augen schließen … Sie kennen meine Stimme …
Ihre Atmung fließt regelmäßig … … alles ist in Ordnung …
alle Zeit ist für Sie da … alle Aufmerksamkeit ruht auf Ihnen …

Sie möchten sich einer Last entledigen … innere Bilder austauschen und sich anders fühlen … Sie möchten netter und respektvoller mit sich umgehen … neue Ideen bekommen … Neues erfahren …
und auf der Sonnenseite des Lebens gehen …

So lehnen Sie sich gemütlich zurück … und bei jeder Zahl, die ich jetzt spreche, kommen Sie mehr und mehr zur Ruhe …

1 … sicher geführt … 2 … angenehm gehalten … 3 … gleiten Sie einfach dahin … 4 … unabhängig von bewusstem Wollen … 5 … pumpt das Herz zuverlässig und rund … 6 … pumpt entspanntes Blut durch

Ihre Adern ... 7 ... der Bauch kümmert sich um sich selbst ... 8 ... alle inneren Vorgänge laufen von selbst ab ... 9 ... und Sie bemerken die Zeichen beginnender Entspannung ... 10 ... und Sie begeben sich vertrauensvoll ... 11 ... in die ausgebreiteten Arme der Hypnose ... 12 ...

Sie wissen, es gibt ein äußeres Hier und Jetzt ... aber Sie kommen immer mehr in Ihr inneres Hier und Jetzt ... in Ihren inneren Garten ... ein traumhafter Park, den Sie kennen ... oder den Sie gerade finden ... sorgsam gehegt und gepflegt ... mit Blumen, die Sie mögen ... Bäumen, die wunderbar Schatten spenden ... und Sie schlendern auf kleinen Pfaden ... die gesäumt sind von steinernen Statuen, deren Gesichter Ihnen zulächeln ...

Mitten auf der Rasenfläche im weichen, grünen Gras ... steht eine urgemütliche Liege ... nur für Sie ... mit einem kleinen Sonnendach ...

Sie gehen auf sie zu und denken sich im Stillen: ›Wie verlockend! Mich einfach da niederlassen ... endlich mal alle Viere von mir strecken ... und alle Fünfe gerade sein lassen.‹
Und genau das tun Sie jetzt!

Tatsächlich, die Liege ist superbequem ... echt wie geschaffen für Sie ... und ... Sie fühlen sich sofort sehr wohl ... Duft von Blüten weht herüber ... Vogelgezwitscher ... die Melodie des Wassers, das in Brunnenbecken rieselt ... die Silhouette der fernen Berge, die sich sanft gegen das Himmelsblau abzeichnen ...

Wie leicht, in süßes Nichtstun zu sinken!

... nachgeben ... sein ... und atmen ... spüren, wie die Brust sich hebt beim Einatmen ... und zurücksinkt beim Ausatmen ... spüren, wie die Luft beim Einatmen kühler und trockener ist ...
beim Ausatmen wärmer und leicht angefeuchtet ... wie schön!

Tiefe Ruhe kommt in Sie ... eine Ruhe, die Sie wohl als Erstes an den Augen verspüren ... Ihre lebendigen, strahlenden Augen erleben wohltuende Ruhe ... vollkommen entspannt ... die Augeninnenwinkel ... die Augenaußenwinkel ... die Augenlider, die das Auge bedecken wie Blütenblätter ... vollkommen entspannt ...

Ihre Stirne vollkommen glatt und gelöst ... und in konzentrischen Kreisen, von den Augen ausgehend, breitet sich tiefe Entspannung aus ... über Stirn ... Schläfen ... und die Wangen hin zur Mundpartie ... in die Kaumuskulatur ... tiefe, vollkommene Gelöstheit ... angenehmes Kribbeln fährt über den Hinterkopf ... und den Nacken hinunter ...

Und als ob sich Schleusen öffnen ... fließt die Entspannung ungehindert frei ... durch den Hals ... zu den Schultern hin ... wo wiederum kleine Schleusen sich öffnen ... Gelöstheit fließt in die Arme hinein ... entspannt die Oberarme ... und die Entspannung fließt durch die geöffneten Schleusen in die Unterarme ... in die Hände hinein ...
warm ... schwer ... vollkommen entspannt ... gelöst ...
bis ... sich nach und nach auch die anderen Schleusen öffnen ...

Entspannung fließt frei flutend in den Brustraum ...

fließt warm, angenehm schwer ... und gelöst ... auch in den Bauchraum ...

fließt warm, angenehm schwer ... und gelöst ... hinab in den Unterleib ...

fließt warm, angenehm schwer ... und gelöst ... in die Oberschenkel ...
in die Unterschenkel ... in die Füße ...
warm und angenehm schwer ... entspannt und gelöst überall ...

So schön ... so angenehm ... die Wärme der Sonne ... im Bauch ...
Oberbauch ... Unterbauch ... und tief im Körper ...
Ruhe ... Wärme ... Weite ... Erholung ...

Das ist, was Sie brauchen ... diese tiefe Erholung und die Besinnung auf das, was Sie können ... was Sie haben ... was Sie sind ...
und die Natur in Ihnen, die um Gesundung weiß.

Sie liegen einfach da ... entspannt ... zurückgelehnt ... mit einem zufriedenen Schmunzeln ... das Schmunzeln geht in Lächeln über ...
das Lächeln sinkt tief in Sie ein ...
breitet sich lächelnd aus ... harmonisierend ... heiter und frei ...

Alle Organe erholen sich ... Gewebetextur findet zurück zur Natur ...
Impulse regeln sich auf natürliche Weise ... normale Funktionen stellen sich ein ...
der Darm kommt in Balance von Ruhe und Rhythmus ...
Und Ihr Bauch heilt!

Sie spüren mit jedem tiefen Atemzug, wie Sie sich besser fühlen ...
sonnige Leichtigkeit ... wohliges Befinden ... der Organismus erholt sich ... ein gesundes, natürliches Urskript erwacht und übernimmt die Führung ...

Wenn man von Weitem auf Ihre Person schaut, ist das solch ein schönes Bild:

... gelöst ... friedlich ... im Einklang mit sich ... schön und ruhig ...
wie dahingegossen ... ... im inneren Gleichgewicht ...
und Ihr Bauch, der lächelt auch ...

Wenn ein Maler Sie malte ... ein Maler der Romantik ... ein Impressionist ...
ein Kubist ... ein Maler der Antike ... oder einer der Moderne ...
wie mag das Bild von Ihnen wohl aussehen?

Und während der Künstler sein Werk vollendet, von dieser Person, die einzigartig ist, tönt sich der Himmel – vorher lückenlos blau – und taucht den Park in magisch anmutendes Licht ... und Sie träumen noch eine Weile so vor sich hin ... und wenn es Ihnen richtig dünkt, zählen Sie im Stillen von zwölf bis eins zurück ...
und erwachen dann munter und lebensfroh ...
mit einem Lächeln im Gesicht ...«

XVIII »The promise of summer«

88 »Sunbeam-shower« – Energy, support, stability

»Close your eyes and let calm, quiet, and contemplation come over you.
Every breath you exhale relaxes you more and more.
And the more relaxed you are, the better you feel.

And as soon as we begin feeling better, we can turn our thoughts to the power of healing images.

No matter what just seemed important,
it begins to fade away, to ebb, to recede into the distance ...
and ... ...
in your imagination, unrolling before your very eyes,
you see a succulent, deep green lawn.
A velvety lawn,
caressed by sunlight,
set right in the middle of a landscape you enjoy.
You notice the sweet fragrance of the grass.
Dragonflies hover in the air like tiny helicopters,
butterflies flutter from blossom to blossom.
verything is carefree, happy, filled with the promise of summer!
Isn't this inviting?

Your feet are carrying you across the meadow of their own accord.

You feel the soft tickle of the blades of grass bending elastically under your footsteps ...

And now you're right in the middle!

Surrounded by summer!

You stretch your arms up, it looks as though your fingertips could reach the sun.

You open your hands wide, turn your palms toward the sun, and catch its beams.

Can you feel the golden sunbeams trickling warmly into your body?

The sunbeams stream through your hands, through your arms, your shoulders, and fill your entire chest with their pleasant warmth.
From there they flow down to your belly with a delightful tickle, and then pour through your thighs and calves right down to your feet.
Maybe there's a tiny drain in the soles of your feet, through which the sunbeams can wash all impurities away ...

Gradually, though, all openings close and your body slowly fills up – just like a vase. The light of the golden sunbeams flows in from the top ... and from the bottom, (your) energy rises to meet it – pleasantly warm, harmoniously, and beneficially ...

Your body fills up leisurely, till it's completely lit from within with a warm golden light.

Have you noticed how your body is rising, is being uplifted, is becoming straighter and firmer?

And when your body rights itself, your soul is uplifted as well.

So there you stand, straight and tall like a palm tree, flooded with sunlight ...

and the heavens ... the heavens surround you with a protective, sky-blue cocoon,
while the green grass holds you up and keeps you firmly grounded.
The more your body senses energy, protection, and security,
the more your soul can spread its wings and find new room for itself.
The spirit, full of light and clarity, gains new insights ...
which it will be able to use.

The body regains its memories about healthy functioning and sending clear messages.

Naturally and with complete ease, it reactivates its own knowledge about the healing process. It sends this message to each and every cell ...
and its immune system tracks down every defect and knows how to repair it.
In the gold of the sun, the blue of the heavens, the green of the meadow ...
wondrous things happen ...

You might enjoy watching yourself from outside, from a slight distance ...
perhaps from the edge of the meadow ...
Completely engrossed by this beautiful sight, you integrate this image of you deep within your self.
An image which will keep working from within
to find the riddle's solution and the question's answer ...«

89 »Sea of light« – Healing light and pledge; promise to the body

»Our conscious will is often incapable of influencing ourselves to feel better.

Lie down, let your eyelids sink ... close your eyes ... and don't do anything more.

You don't even need to ask yourself
how you will most easily become calmer and more relaxed.
You can simply rely on your body's memory,
its own memory which you needn't be aware of.
It stores its experiences for itself and can recall these spontaneously when it needs them.

What images might come to you when you hear:
The breath of a summer eve's breeze ...
The rustling of leaves on the ground in fall, the leaves you crunched through as a child ...
The prickle of snowflakes on your cheek ...
The warmth of spring's first rays of sun ...
Impressions from each of the four seasons, suddenly present ...

Entrust yourself to your good memory and just observe what happens, all by itself ...
Soon you will experience your body gliding into peace and calm.
By and by, completely involuntarily,
every breath you exhale can create a wave of letting go.
Wellbeing spreads out in every direction. Good.

And your body begins to feel snug and cozy like a lake in its lakebed.
What a picture! A lake in the form of your body,
stretched out comfortably in its lakebed.
And there, where your body ends, is the shore, and the land begins.
In some places, the water is shallow and its bed holds it as if it were floating,
in other places, a strong rocky bottom supports the deep water.

A lake filled by clear streams running down from the mountains above.
In the spring, full of rushing water, in the summer, only gurgling ...
they pour down into the valley.

These inlets and underground springs cause gentle currents in the water,
currents which cannot be seen from the surface. They enable the water to purify itself, clarify itself, and they fill it with oxygen.

Your imagination creates just the picture which is natural and correct for you ...

In your own manner and fashion,

... everything is just as it should be.

With every breath you take in ... and let go ... you sink deeper (and deeper).

Maybe a fine rain begins,
refreshing the lake with its cooling droplets.
The lake savors the heavenly wetness,
drinking until its thirst is slaked.
The cloud passes, the skies turn blue again,
the sun's warmth returns again.

Your attention has turned to other things, though, and now discovers a small rowboat.
It invites you to climb in.
You take your place and begin rowing over your lake:

Maybe you begin at one of your shoulders, curve through it, down the arm, into the hand, and into the narrows of the little finger?
Hmm ... You can't keep going here ... there are rushes along the bank.
The water sloshes a little ... then calms down again.
You turn around and continue back,
gently ... lovingly ... affectionately ...
And now you notice that your boat is filled with little candles, floating candles.

Maybe you've heard of the Indian Festival of Light – «Divali«:

The water in rivers and lakes are covered with lights. You now begin your own festival of light – by launching candle after candle into the water. You row a little, set a candle into the water ... carefully, so that none of your lights is extinguished by the boat's wake ...

You set a little light on the water ...
You row a little further ...
Another little light on the water ...
Each little light is like a pearl on a string ...

And slowly, slowly, the lake fills with lights ...
You row and row, and know intuitively which is the right way to go.
The darkness fades,
Light illuminates the darkness.
The light increases, it glitters and sparkles ...

This lets the lake know that you are illuminating it in love, that you care for it.

And in every corner the luminescent warmth reaches, the lake can feel better, can renew itself, and can experience the healing influence.

You row along the contours of your body and discover it anew. Maybe a waft of wind dusts along the lake's surface, making it ripple in delight, a pleasant shower ...
It shines all the more and looks absolutely charming.
You continue onwards, exploring the entire lake, led by your unconscious.
Every little light goes on its own journey,
and a gentle breeze carries the lights especially to places
where they are needed,
while you sink deeper ...
and deeper ...
and deeper ...
into healing hypnosis.
The more the lake glitters, the deeper.

And for someone looking at the lake from afar, looking down from a mountaintop above, the lake would look quite mysterious.

One wouldn't know exactly,
but might sense that something very special was happening.
... and the fish in the deep – they marvel in surprise ...
while everything rests, the time passes,
and every dawn holds the promise of a new day.

As the sun climbs, the lights can't be so clearly perceived –
They look like the sun's reflection on the water.
At noon, the sea lies deep blue in its bed, dotted with lights,
like a beautiful celestial garment clothing the earth.
The afternoon brings warm tones ...
the evening immerses it in a silvery shimmer ...
and in the night, ohhhh ... it looks simply magical:
like stars which have danced down from the heavens ...
The lake rests with a feeling of radiance ... !

How good it is to stay with this lucid image for a while ...
and to get the things done which need to be done ...
in order to support the healing process.

And you promise your body that you will take care of all mental tasks – so that it no longer needs to worry about them.

And you promise your body that you will take care of the spiritual tasks – and it can leave them up to you.

Your body now can take care of itself and its own needs at its leisure ...
Only the unconscious knows what's going on in the depths ...
What new paths are opening,
which you haven't yet even dreamed of ...
gently caressing the warmth, the light, and the love,
and remembering your promise,
you now surrender yourself to the deep peace and calm ... completely still ...

And whether you fall into a refreshing sleep ...
or soon end your hypnosis,
you will awaken strengthened and invigorated.
Your body, however, has saved the memory of the healing trance.«

90 »The magic sponge« – Deep hypnosis, clarity, spiritual freedom, and healthy body functions

»Our inner pictures influence us more than our conscious will.

And why shouldn't we use it, the deep hypnotic trance in which healing fantasies have so much power ... completely calm ... it takes no exertion whatsoever ...

You are fully capable of hypnosis, it's a completely natural process. And the amazing thing is that this natural talent is available to us at the times we need it the most.

Are you ready? Then let's begin!

- Do you feel how your chest rises and widens when you inhale?
- Do you notice the feeling of inner spaciousness which sets in?
- Do you feel your chest relaxing again when you exhale, and how your tensions just flow away?
- And do you perceive the calm which is entering in its place with each new breath of air?

Perhaps it surprises you just how easy everything is.

One of the next things that might happen is that your shoulders begin to sink downward and relax.

- Can you imagine your shoulder blades, these flat, spade-shaped structures, as they hold you from behind as though they were a pair of hands?

You can lean back on this inner support, lean back more with every breath you exhale. And the more you rely on this inner support, the more secure you feel. And after several satisfying exhalations, you can perceive an energy field developing between the shoulder blades, light and flowing.

Good, and you will soon enjoy the feeling of sinking deeper and deeper, in twenty steps, into hypnosis. You are sinking, sinking pleasantly, sinking the way you know best, with every breath a step deeper.

One ... two ... three ... four ...

The first, second, third, and fourth steps lie behind you, the fifth, sixth, and seventh before you ... and now behind you. The eighth, ninth, tenth steps double your relaxation. You have soon reached the halfway point into deep hypnosis.

The journey continues fleet of foot ... the eleventh ..., twelfth ..., thirteenth steps ..., the fourteenth ..., fifteenth ..., and sixteenth steps.

- Are you aware how close you are to your unconscious abilities?
- And just feel what is happening right below your collarbones! Vital areas for the unity of body and soul are filling up with each breath you take.
- Can you imagine how these two areas are opening like two blossoms, opening for the interchange with life – for giving ... as well as taking ... ?

Seventeenth ..., eighteenth ..., and then the nineteenth ..., but not before you haven't completely stretched out inside, before you are ready to go into really deep hypnosis and dedicate yourself completely to a special kind of work with your complete willingness.

And it is a good sign if my voice seems farther away as you are getting nearer to yourself. My voice may already sound like the bubbling of a mountain brook. A sound from nature, which plants ideas, ideas for healing images. Images which your unconscious paints by itself and which you give your complete attention.

And soon, the inner barrier will rise, opening the gate to the inner worlds which you can only enter in hypnosis.

(And at the same time, as an unconscious confirmation of this process, one of the fingers of your right hand may want to rise, fully of its own accord.)

Very good ... perhaps just a few more calm breaths ... now ...

And you now enter your own friendly expanses, and thus gain access to your own abilities, in order to do so many things which cannot otherwise be done.

Twenty ...

And you now meet a benevolent power: a good fairy. In one hand, she holds a light to light the way, in the other hand, she holds something very special ... : a magic sponge ...

You unite with this good power and join the fairy as she slips into your body, in order to do very special work there. And your unconscious will lead you to all places where special care is necessary. You light up your way and find places which are neglected, disfigured, or dirtied ... And you wipe everything away with the magic sponge. You go through your inner house and carefully clean everything in it. The sponge soaks up everything in its magic way: crumbs, spots, unappetizing things, residues ... and all poisons, all solid or liquid substances which have done damage to your body up until now.

Some things are easy to remove, some slightly harder ...

- Take your time ... !
- Wander through all the floors of your house ...!
- Open every door ... !
- Look in every corner ... !
- Clean everywhere ... even under the carpet ... !

The sponge may seem small, but it has an inexhaustible capacity to soak things up ...

And the fairy, she doesn't look like it, but she's a stickler for cleanliness; a detective hot on the trail ...

Take all the time in the world to do the work that needs to be done; you've accomplished so much already. Your unconscious guides you to take the right action in the right place.

The windows are soon clear again, the mirror now reflects clearly ...

And while the fairy is completely absorbed in her work, other things, on other levels, can take place behind the scenes – completely undisturbed ...

Sometimes it seems that it's too late to do anything more, that one's missed the boat. But maybe that's only an illusion – or it was the wrong boat anyway. And why shouldn't there be another dock with another boat, one's very own boat, one that's really going in the right direction now – not like before?

It doesn't matter what others expect or don't expect of you. Assure yourself now: it's not your purpose in the world to fulfill other people's wishes! No! People respect you when you respect yourself!

(And maybe one of the fingers of your left hand rises of its own accord to signal unconscious affirmation of this.)

Yes, that's fine ...

And the more you take this to heart, the better the body can take care of its own interests and work on healing itself.

- And why shouldn't your body be capable of something which people often consider not to be possible ... ?

And after a while, enough has been done for today. Things don't all have to happen at once. The sponge is filled to the brim and the fairy removes it from the body. But look what she does now! She blows, she blows at the sponge with pursed lips ... ffffffffffffffffffffffffffff ...

And what happens?! The sponge has magically transformed everything it soaked up and ... out ... fly ... soap bubbles – oodles of shimmering, colorful soap bubbles ... ...

And the bubbles? They can't escape their soap bubble fate! They're still floating ... flying ... dancing in the breeze ... ... and pop now ... pop ... they're gone.

Do you feel what this means to your body ... ? It feels fine ...

Now all healthy body cells can get busy doing their job:

- Sending healthy information throughout the body ...
- Metabolizing everything in a healthy manner ...
- And recognizing clearly where help is needed, and to do what needs to be done.

It's only natural that you feel the need to rest after completing a task. So rest, rest as though taking an afternoon nap, sunk in a deep, dreamless sleep, deep like you have long wished for, so peaceful, calm, and relaxing.

The body rests, the soul rests, the mind is clear, and ... accompanied ... by ... a ... light ... flowing ... energy ... which radiates warmth to all parts of your body, you stay in hypnosis as long as you need to. Grant your body this special treat – this peace and well-being.

And if you like, press the thumb and index finger of your left hand together to make a circle. This anchors the feeling of well-being so that you can recall it when necessary.

And then, when you feel that it's enough, leisurely return through the twenty steps, completely at your own tempo, just as you like. And while you emerge again, refreshed and completely clear, the healing body can still enjoy the rest of the trance which remains.«

91 »Constellation« – Free breathing, more bodily strength, and spiritual support

»It doesn't matter what you were just thinking about ... leave it behind you.

It doesn't matter what just occupied you ... it's far away now.

Close your eyes and let peace and tranquility set in, every exhalation brings a little more ...

Your body begins to relax, all by itself,
and you become closer and closer to your inner self ...
and take a stroll within yourself as if you were in a wonderful shop full of precious treasures.

But – you can only enter this store with respect, recognition, and esteem.

Everything else must remain outside.

Only then does the door open, a silvery bell rings ...

And now you are here, all by yourself

in your own time and your own space ...

You wander around, full of curiosity, and anticipate one treasure or another ... ...
... ... (only) to head straight to capabilities which often reveal themselves first in hypnosis!
The world is now at your feet ... and everything is possible ...
as you look around, your glance falls upon a beautiful shell from the depths of the sea.

You intuitively hold it up to your ear, in order to hear the sound
of the ocean – as you did when you were a child.
You listen, listen as you take a few satisfying, slow, deep breaths ...
which transport you magically to a wide-open beach,
with blue sky and moving clouds, with foam on the waves and spray in the air ...
and the child in you has just woken up! Why?

It discovers a swingboat,
a colorful swingboat like at the carnivals of your childhood.
Anchored firmly in the ground, it invites you to get in and have the kind of fun you had when you were young.

You climb in, your face to the ocean, and begin to swing.

You swing in rhythm to your breathing,
forwards ... and backwards ...
and forwards ... and back ...
higher ... and higher ... completely safely ... !
Forwards ... and backwards ...

You lean back with your entire body, go into your knees, propel the boat forward again, exhaling everything which was bothering you, pressuring you, confining you – out, out to the ocean and the gray towers of clouds in the sky.

You lean forward,
the swingboat swings back
and you take deep breaths of the healthy, salty sea-air.
The swingboat races forward again, you exhale ... ffffffffffffffff,
backwards, you inhale...
forwards, you exhale...
backwards, inhale ...
forwards, exhale ... with all your might you blow everything bad out,
out, out – far, far away ...
until it completely disappears in the distance.

How good that feels...!
What freedom! What relief!
Your hair flutters in the wind,
your hands feel the coolness of the supports securing the boat,
your tongue licks the salt from your lips.

In love with the sight of the sea,
whose horizon dips as you swing forward,
and rises high above you as you swing back,
you revel in the wonderful swinging of the boat.

The clouds move on, the sky clears.
Is it your powerful breath which is sending the clouds away?
The clear ocean air recharges your entire body.
You swing in rhythm to your breathing,
and the regular rhythm harmonizes every cell in your body.

Everything flows in lively movements,
your heart bursts with joy.
You swing with boundless harmony,
become clear and strong,
full of your adventure,
completely in the ›here and now‹.

Your head is becoming free and clear,
forgetting everything which is best forgotten,
in order to devote itself to the really important things.
As Apollo steers his chariot across the sky,
your swinging begins to subside,
as you slowly begin to have enough.

And like a pendulum that swings from side to side
slowly, slowly finding its middle,
you slowly find your own middle, the middle within yourself.

A warm pulsation flows through your body.
Where is it centered?
From its center, it spreads in waves,
transforming itself in a feeling of calm, of peace, of good ...
as the sun, turning all shades of red and orange, sinks slowly on the horizon.

And completely unexpectedly, and much to your amazement,
the swingboat becomes wider, and bulges, and becomes a splendid, velvety bed,
a bed in which you can just sink into.
And you plop onto the comfortable pillows ...

The evening star slowly appears in the heavens above,
then more stars ... and more ... heavenly hosts of stars ...
a canopy of stars for your bed!

Marveling in amazement, you take in the beauty of the night sky with its constellations,
constellations you know intimately ... the Big Dipper ... the Little Dipper ... Cassiopeia ... the Pleiades ... the eternity of the Milky Way...

Then, amongst these well-known pictures, you discover a very special one,
a constellation which no one has ever seen before.
It sparkles and twinkles happily above you, with brighter and lesser stars in their own formation.
As if using Morse code, it blinks your name.
You understand the message – it's your very own constellation.
And only you can interpret the signals.

And while your hypnosis becomes increasingly deeper,
a very special message is being sent to you:

We are shining for you, we are leading you, we are lighting your way so that you can find it better, we are protecting you, we are helping you, we are with you, we are there only for you ... ! And now we are giving you something in our own language, pay attention ... now ... ... !

And in your depths you understand the message from the heavenly heights.

And as long as is necessary, your stars rain their fine, silvery stardust down on you at night when you are sleeping. It feels like a tender touch, a light tickle. And every time this happens, a small miracle happens. The old, the unsuitable disappears, leaving room for the new.

And whether you notice it or not,

Help comes to you in the still of the night.

You are reminded to be good to yourself, to take care of yourself,
to always remember to relax,
to pay attention to your feelings and to protect them,
and to find the clarity you need.

And every night to come, your constellation will light down on you from on high,
and connect to you within your depths.

And every morning, refreshed from your good dream, you will awake strengthened, and ready to take every step one at a time.

The sky is beginning to color in the east ... first purple ... then orange...
Then the first ray of sun lights the earth ...
red-golden, the sun slowly rises on the horizon ... a new day begins.
In peace and calm, you order what you have experienced,
and end the hypnosis with complete confidence in your own strength ...
you stretch this way and that ... you return to the present ... and devote yourself to your life again.«

XIX Eine Träumerei – Frei von Symptom, Konflikt, Angst in die Zielgerade für Heilung und Meisterung

92 »Die Nacht mit dem Wunder« – Das Ziel erleben und für die Zukunft bahnen

»In der Hypnose lernen wir, guten Einfluss auf uns auszuüben. Wir erfahren dabei, wie wir innerlich frei werden und uns wohlfühlen ... Standsicherheit erhalten ... und mit unseren Stärken in Kontakt kommen ... und heilsame Prozesse in Gang bringen. Und je deutlicher und eindrucksvoller unser hypnotisches Erleben ist, umso tiefere Auswirkung wird es haben.

Schließen Sie deshalb nun einfach Ihre Augen, kommen zur Ruhe und erinnern sich an Ihre letzte tiefe Hypnose. So stellt sich von allein dieser veränderte Bewusstseinszustand wieder ein, wird sich im Laufe der Übung sogar noch vertiefen und lässt Sie in unbewusste Arbeit eintauchen.

Stellen Sie sich nun in einer Art Zeitraffer vor, der heutige Tag ginge schon seinem Ende entgegen und es dämmert, ist Abend, wird dunkel draußen ... ist später Abend ... es ist Zeit, ins Bett zu gehen ...

So bereiten Sie sich für die Nachtruhe vor ... gut ... und entkleiden sich, tun alles, was Sie normalerweise vorm Einschlafen tun, legen ihr Nachtgewand an ... und gehen ins Bett ...
und während sich draußen der Nachthimmel über der Erdkugel wölbt ... verschwenden Sie vielleicht noch einen Gedanken an den vergangenen Tag ... nehmen dann Ihre gemütliche Einschlafstellung ein ... Schlaf übermannt Sie ...
tiefer als tief sinken Sie in den Schlaf ... Sie atmen ruhig und gleichmäßig ...

der Natur entsprechend ... wandern die Sterne übers Firmament ...
und es ist, was Sie noch nicht wissen, eine besondere Nacht ... es ist
die Nacht – und ich verrate es Ihnen jetzt – es ist die Nacht mit dem
Wunder ... die Nacht, in der sich ein Wunder vollzieht ...
und die Tram läuft in ihr Depot ein ... ... die Glocke schlägt ...
und auf dem Dach badet ein Kätzlein im Mondlicht ...
später, wenn es auf samtigen Pfoten über den Dachfirst streift,
passiert ein Wunder, ganz in der Stille der Nacht ...
... und ganz im Verborgenen.

Der Konflikt klärt sich ...
die Fessel, die die Brust einengt, löst sich ...
das Symptom fällt ab, wie eine alte Haut, die sich abpellt ...
Schmerz schwindet ... Wunden heilen ...
... auf wundervolle Weise ...
das Wunder passiert, aber ich nehme an, dass Sie es noch nicht
bemerken ...

... denn Sie schlafen tief ... mit ruhigen Atemzügen ... ruhiger denn je ...
und ... die Nacht zieht vorüber.

Während Sie ganz gelöst in tiefem Schlaf liegen, sehen Sie vielleicht
schon einen besonderen Traum ... einen Traum ... der unter neuen
Bedingungen in die Zukunft weist ... Türen öffnet ... sehr gut ... neue
Bilder in leuchtenden Farben ... andere Töne ... freie Bewegung.

Verheißungsvoll naht der junge Tag, die Vögel beginnen zu zwitschern ...
und Sie schlummern behaglich dem Morgen entgegen ...
nach der Nacht mit dem Wunder ...

Sie tauchen ein in einen besonderen Tag ...
und merken, wie Sie allmählich aufwachen ...
erstaunlich erquickt, verspüren Sie schon Veränderung.
Es ist anders ... aber wie?!

Wie fließt die Atmung? Wie kreist die Energie?
Was ist anders in Ihrem Körper?

Ist es nicht irgendwie leichter ... weiter ... wohliger ... ?

Kann es sein, dass der Körper sich gesünder ... ja, kräftiger anfühlt?

Wie geht es Ihnen damit: Das Problem ist gelöst ...
mmh, Heilung trat ein, es ist anders ... ?

Wie ist es, Vertrauen zu haben ... in Kraft, in Stärke, in Natürlichkeit ... in Beständigkeit und Ausgewogenheit?

Was ist Ihr erster Gedanke? Was geht Ihnen durch den Kopf am Morgen nach dem Wunder ... ? Eine neue Idee vielleicht ... ?

Und dann ... im inneren Geschehen, das jetzt ganz real ist, schlagen Sie die Augen auf und begegnen dem Tag. Es ist das gleiche Bett, die gleiche Umgebung, die gleiche äußere Situation, aber innerlich ist es vollkommen anders!

Neugierig gehen Sie in der inneren Vorstellung in kleinen Etappen durch den Tag. Sie stehen auf und merken, es ist anders, wenn Sie sich vom Bett erheben ...
wie der Körper sich streckt und aufrichtet!

Sie gehen ins Bad, gucken in den Spiegel. Wenn Sie nun Ihr Antlitz betrachten, an was erkennen Sie, dass das Wunder geschehen ist? Schauen Sie genau hin, seien Sie achtsam:
Was beobachten Sie an sich ... ?

Wenn Sie reden, woran merken Sie, dass das Wunder passiert ist? Hören Sie mal Ihre Stimme sprechen ... fühlen die Ruhe im Redefluss ... die Gelöstheit selbst der Stimmbänder ... die gute Resonanz ... !

Sie beginnen den Tag mit dem ... Frühstück, oder? Was frühstücken Sie ... ? Und was ist anders an diesem Frühstück heute ... anders als sonst?

Und die Kleidung, was ziehen Sie an ... ?

Wer bemerkt als Erster, dass sich in der Nacht bei Ihnen ein Wunder ereignet hat?

Woran kann er es bemerken, was stellt er Neues an Ihnen fest ... ?

Und wie reagiert er darauf?

Und wie reagieren Sie auf die positive Reaktion des anderen?

Wie füllen Sie diesen wundervollen Tag ... auf neue Art und Weise ... ein ganzer, wertvoller Tag Ihres Lebens ... ? Was ist anders als sonst?

Nehmen Sie sich nun alle Zeit, viel äußere Zeit und nochmals viel mehr innere Zeit, den Tag in seinem vollen Ablauf zu genießen ... und das Erwünschte und lang Ersehnte zu erleben ... jetzt ... ein richtiges Wunder ... das nicht ohne Auswirkung auf die Zukunft bleiben wird!

Und das Unbewusste macht dieses Wunder in Ihnen heimisch …
mit so guten hypnotischen Fähigkeiten, die Sie haben …
und ob Sie daran glauben wollen oder nicht …
dieses Erlebnis wird von besonderer Tragfähigkeit sein …

Sich wohlfühlen im Hier und Jetzt wird Sie beflügeln … gut, und ein Finger kann sich leicht heben … um das zu bestätigen …
das kann uns helfen, besser daran zu glauben, dass wir in der Tiefe die Lösung finden, des Rätsels Lösung und der Frage Antwort …
da kann es einem richtig gut gehen. Und Sie werden diesen Tag in Ihrem inneren Erleben weiter vollenden … gut, sehr schön … und dabei tiefer in Hypnose sinken, sehr schön, ganz gelassen, vertrauensvoll in sich selbst … mmh … und wirklich, das Leid war lang genug.
Es wächst die Kraft.

So vergeht der Tag nach dem Wunder auf andere Art und Weise und füllt sich mit neuen Aufgaben, Anregungen, Inhalten … mmh … und vielleicht werden Sie überrascht sein, wie leichtfüßig Sie Ihre Schritte lenken … eine Spirale von positiven Reaktionen … !

Bitte wägen Sie jetzt in aller Ruhe ab, welches Detail des Wunders morgen eintreten könnte. Nehmen Sie ein kleines Detail heraus … irgendetwas, was morgen tatsächlich passieren könnte. Und nun schätzen Sie ein, wie wahrscheinlich es ist, dass dieses Detail eintreffen wird. Und morgen Abend im Bett … da prüfen Sie einfach ganz wertfrei mal nach, ob Ihre Einschätzung gestimmt hat.

Diese Erfahrung kann in Ihnen weiterschwingen, und jedes Mal, wenn Sie Hypnose machen werden, kann sie wieder zum Tragen kommen, gut … und jede Nacht … können Sie das Buch des Lebens aufblättern und etwas Neues hineinschreiben … so können Sie Entwicklungen machen, die Sie nicht für möglich gehalten hätten.

Schließen Sie nun die Hypnose ab und orientieren sich wieder hierher, in diesen Raum und diese Zeit. Recken und strecken Sie sich und schlagen jetzt in der äußeren Realität – hier – die Augen auf, sobald Sie sicher sind, dass Sie erfolgreiche Arbeit getan haben, auch wenn es sich nicht wie Arbeit angefühlt hat.«

XX Bewältigung großer Herausforderungen – Ressourcen und Reset

93 »Rückfall? Reset in die Ressourcen!« – Umgang mit einem Rückfall

1 »Sie durchleben momentan eine Zeit der großen Belastung ...
der großen Herausforderung und der großen Gefühle ...
und da ist es wichtig, dass sich das Symptom schnell wieder auflöst ...
Ihr System sich beruhigt ... und Sie wieder stabil werden ...

2 Und dafür ist Hypnose gut ... zum Erholen ...
Krafttanken ... und Stabilisieren ...
um all das gut zu bewältigen ... denn ...
dass etwas aus dem Ruder läuft, können Sie ja gerade gar nicht gebrauchen!

In Hypnose dürfen Sie absinken ... sich erholen ... Energie aufladen ...
und vieles kann sich wieder einregeln ... wie von selbst ...

3 Und so Sie liegen da ... die Augen geschlossen ...
um in eine wirklich schöne und tiefe Trance zu kommen ...
heilsam und ausgleichend ... damit Sie all das bewältigen können ...
und dabei in Ihrer Stärke bleiben ... und in Ihrer Mitte ...
den Menschen zuliebe, die Ihnen wichtig sind ...
aber vor allem sich selbst zuliebe.

4 Und es ist wohl als Erstes gut ... einfach nur ›zu sein‹ ...
einfach zu liegen ... sich auszustrecken ...
und zu akzeptieren, dass die Zeit keine leichte ist ...
sondern eine gefühlvolle ...
eine ... die Veränderungen mit sich bringt ...
und da ist Absinken gut ... und Verschnaufen ...

mit jedem Ausatmen mehr ...
und tiefer ... und Sie lassen nach ... mit jedem Atemzug mehr ...

5 Tatsächlich halten Sie ja sonst immer die Fahne hoch ...
Sie arbeiten ... und erledigen diszipliniert Ihre Aufgaben ... Sie funktionieren ...
es läuft alles ... und jetzt in der Hypnose ist die Zeit gekommen ...
in der Sie nachgeben dürfen ... einfach nur vor sich hinatmen ...
in der selbst die Gefühle draußen bleiben ... man kann ja nicht immer Gefühle haben ...

Sie sind auch Ihr Körper ... Ihre Muskeln ... Knochen und Gewebe ...
Sie sind auch Ihre inneren Organe ... Ihr Vegetativum ...
und atmen sich regelmäßig und ruhig ...
in eine immer tiefer werdende Trance hinein ...
Sie sind ja auch Ihr Herz, das in Ihnen schlägt ...
und das Blut so umsichtig überall hinbringt ...
Sie sind Ihre Ruhe ...
Sie sind einfach mal das ... gedankenleer ... weit ... und klar ...
wie der wolkenlose Sommerhimmel ...
und ein ganz lauer Sommerwind ... weht durch Sie hindurch ...

6 Alles um Sie herum unwichtig ... wichtig nur noch Sie ...
und dieses tiefe Erholen ... Nachlassen ... und Abgeben ...
nur noch atmen ... und sein ...
Sie sinken ein in den Teich der Erholung ... tiefer ... und tiefer ...
in den Teich der Erholung ... bis Sie am Grund ankommen ...
und da, angeschmiegt an den Boden ... sich wunderbar ausstrecken ...
und nur noch erholen ... anlehnen ... und ruhen ...

Die Atemzüge werden ruhiger ... und ruhiger ...
der Herzschlag langsamer ... und langsamer ...
und das Gemüt friedlicher... und friedlicher ...

So schön ... geborgen im Teich der Erholung ...
eine kostbare Zeit ... *(lange Pause)*

7 Und während Sie sich noch tiefer erholen ...
und vielleicht sogar noch weiteres Absinken verspüren ...
gibt es schon wieder andere Strömungen ...
die Austausch bewirken ... und in natürliches Fließgleichgewicht münden ...

Und es ist doch erstaunlich ...
wie die Eigendynamik des Organismus ...
Erholung ermöglicht ... den Kräftehaushalt wieder aufbaut ...
und Energie generiert ...
nachgeben ... erholen ... tonisieren ... und Kraft gewinnen ...
sehr schön ... sehr gut

8 Und da ... im Teich der Erholung ... ganz in der Tiefe ...
sind auch die unbewussten Kräfte am Wirken ... die dafür sorgen ...
dass Sie wieder auf die Füße kommen ...
und umsichtig mit sich umgehen ...
achtsam ... und vorsichtig ... und auf sich schauen ...
und das kann sich anfühlen, als ob kleine Blasen den Rücken hochperlen ...

9 Und das, was aus dem Ruder gelaufen ist ...
weil alles viel ist ... und zu groß die Not ...
das regelt sich wieder ein ... kommt wieder ins Lot ...

10 Das alte Symptom hat ausgedient ... Sie brauchen es nicht mehr ...
es ist kontraproduktiv ... das wissen Sie ...
und das weiß Ihr Unbewusstes ...
und deshalb ...
löschen sich diese alten, eingefahrenen, unnützen Muster ...
und es eröffnet sich das weite Spektrum der Möglichkeiten ...
damit Sie die vielen Dinge ...
die Sie jetzt leisten ... aushalten und bewältigen müssen ...
auch leisten, aushalten und bewältigen können ...

11 Das Symptom hat ausgedient ... hört auf ...
es löst sich in ein wundervolles Nichts auf!

12 Es ereignet sich ein ›Reset‹ in den gesunden Urzustand ...
ein Zurückschalten in das gesunde, weite Spektrum der Möglichkeiten ...
den Menschen zuliebe, die Ihnen wichtig sind ...
aber vor allem sich selbst zuliebe ...
Ihr ganz eigenes, persönliches ›Reset‹.

13 So werden Sie nach dieser Zeit, die vieles verändert, noch sicherer im Leben stehen ... unter neuer Bedingung ... mit guter Voraussetzung und im Wissen, Sie haben es gemeistert ...«

Didaktische Erläuterung

1) Ansprechen der momentanen Situation
2) Definition der Hypnose als Zeitraum der Erholung und Stabilisierung
3) Benennen der Zielsetzung der Trance und Erwecken von Hoffnung
4) Akzeptieren der Situation und anregen abzuschalten
5) Erlauben, gefühls- und gedankenleer zu sein
6) Vertiefen der Hypnose und erholsames Ruhebild, lange Pause
7) Einspielen der Idee von Stärkung durch eine unbewusste Eigendynamik
8) Suggestives Ansprechen der der Person innewohnenden Kräfte
9) Suggestionen für Selbstwirksamkeit
10) Direkte Suggestionen bezüglich Wiedergewinn von Stabilität und Zukunftsperspektive
11) Eindeutige Suggestion
12) Installieren der Idee des »Reset« in einen gesunden, stabilen Zustand
13) Positive Suggestionen für die Meisterung der gegenwärtigen Situation

94 »Die weiße Taube« – Selbstwert und Lebenslust

»Meine Hypnose kommt leichtfüßig ...
einfach durch ein paar ruhige Atemzüge ...
... kommt leichthändig ... einfach durch ein paar ruhige Herzschläge ...
leicht und frei ...

Je ruhiger ich atme ... umso ruhiger pumpt mein Herz ruhiges Blut durch den Körper ... umso leichter fühle ich mich ... schwebend wie eine Vogelfeder in der Luft ... fließend wie feine Seide ... und mein Unbewusstes freut sich, mir zu helfen ... es klopft bei mir an und sagt: ›Du, ich bin da ... ich hab dich schon durch so viele Situationen getragen ... du hast es vielleicht gar nicht bemerkt ... und auch jetzt

werde ich dich unterstützen ...
und vielleicht merkst du es auch jetzt nicht ...‹

Und mein Unbewusstes ist froh, dass ich so offen bin ... so bereit ... und aufmerksam ... ich gleite tiefer und tiefer in Hypnose ... mit jedem Ausatmen tiefer ... und ich liebe gute Überraschungen ...

Und während ich in schöne Farben tauche ... und schöne Töne höre ... und einen angenehmen Duft wahrnehme ... geschieht etwas ganz von selbst, genau das Richtige, um den entscheidenden Schritt weitergehen zu können ...

Ich brauche nichts zu tun ... und nichts zu verstehen ... mit Leichtigkeit finde ich zu einem Platz ... in eine Situation, in der ich mich vollkommen wohlfühle ... ein Ort ... an dem ich mir sage:
›Hier ist mein Ort ... mein Platz ... mein Refugium ...
meine Mitte ... mein Zuhause.‹

Und ich gestalte diesen Ort genau so, wie es am besten für mich ist ...
ich kann das, weil ich auch mein Leben gestalte ...
ich gestalte diesen Ort, damit er genau für mich passt ...

Das Unbewusste fügt hinzu und nimmt nur das, was wirklich tragfähig ist ... und wählt nur das, was aufbaut ... und verwendet das, was eine stabile Basis bietet ... und sicheren Halt ...

Ich fühle mich willkommen und geborgen ... alles um mich herum ist unwichtig ... ich bin an meinem Ort ... sicher und stabil ...
an meinem Ort ... und mein kindliches Ich ...
das kleine Kind fühle ich in mir ...

Ganz intensiv verspüre ich Liebe ... Verbindung ... und Geborgenheit ... und das kleine Kind in mir spürt es auch ... es kann es nicht deuten, aber es empfindet Liebe ... Verbundenheit ... und Geborgenheit ...

Mein Unbewusstes hält schützend seine Hände über uns ... und strahlt Kraft herein ... umsichtig und vorsichtig ... und überaus liebevoll ...
es wird mir warm und so wohlig ...

Ich weiß, wie gut eine Blume gedeiht, wenn sie richtig genährt wird ...
wenn die Sonne auf sie scheint ... wenn der Regen die Erde mit seinem weichen Wasser tränkt ... sie blüht auf ... Kräfte kehren zurück ... Lebenslust spielt sich ein ...
und dieser unbeirrbare Glaube ist plötzlich da: ›Ich schaffe das!‹

Ich spreche zu mir selbst im Guten ... und ich sage mir im Stillen:
›Ich bin neugierig, wie mir das gelingen wird ... ich lass mich überraschen, was alles noch Schönes auf mich zukommt ...
und ich bin bereit auszuprobieren ... ich glaube an mich selbst!‹

Und während ich von eins bis sieben zähle, sinke ich so tief in Hypnose ...
tiefer als tief ... so tun sich Dinge, die mich erstaunen werden ...
... *1* ... und *2* ... und *3* ... und *4* ... und *5* ... und *6* ... und *7* ...

Schritt für Schritt bin ich vorwärtsgegangen ...
von Anbeginn des Lebens ... unbeirrt ...
mit festem Glauben an mich ... Schritt für Schritt vorwärts ...
ich habe keine Mühe gescheut ... immer weiter bergauf ...
weiter und weiter hoch ...
geleitet von einer Vision ... immer weiter ...
egal was um mich herum war ...
Schritt für Schritt hinauf ... unermüdlich ...
den Blick nach vorne gerichtet ...
mit ungeheurer Lebenskraft ... immer höher ...
... und jetzt ... endlich ... hoch auf dem Berg ...
auf dem Gipfel des Berges ... lasse ich sie endlich fliegen ...

Noch halte ich die weiße Taube in meinen Händen ...
ich fühle sie warm und lebendig ...
ihr Herz pocht ...
Nur noch ein paar ganz tiefe Atemzüge ... nur noch wenige Schritte ...
und bald werde ich meine Hände öffnen ...

Und die weiße Taube spürt die Sonne auf dem Gefieder ...
sie atmet den Wind des Frühlings ...
meine Hände sind geöffnet wie ein Sprungbrett ...
die weiße Taube steht sicher und froh auf meinen Handflächen ...
sie zittert leicht vor Erregung ... ich spüre die Vibration ihrer Freude ...

Gleich wird sie ihre schönen Flügel ausbreiten ... sie wird sich abstoßen ...
wie von einem federnden Sprungbrett ... sie wird ihre Flügel weiter und weiter ausbreiten und sich in die Luft schwingen ...
es ist eine große Freude ... und nicht nur ein Schubs ...
es ist ein Start ...

Ich spüre es, wie die weiße Taube das Getragenwerden von der Luft liebt ...
wie sie die Sonne auf dem Gefieder genießt ... auf ihrem Körper ...
und das Rauschen der Flügel im Luftstrom ...

Der Körper kräftigt sich ... er will laufen ... und lachen ... und tanzen ...
und lieben ... laufen ... und lachen ... tanzen ... lieben ...
heiter und frei ...

Und die weiße Taube begleitet mich ... und es wird einfacher und leichter sein, als ich denke ... und Freude zieht ein in mein inneres Haus ...
ich spüre es schon jetzt tief im Inneren ...
und ich spüre, wie diese Freude strömt ...
sie strömt in mein ganzes Sein ...
und ich merke, wie mich das entspannt ...
ich lehne mich zurück ... atme auf ... ich lächele ...

Mein Platz im Leben ist hier ... und auch dort ...
und ein bisschen überall ... überall, wo die weiße Taube fliegt ...
und ich mit meinem Unbewussten Hand in Hand gehe ...

Ich gehe gut mit mir um ... ich spreche liebevoll mit mir ... ich ermuntere mich ... und ich spiele in dieser fröhlichen Art, die mir eigen ist ... und meinem Temperament entspricht ...

Ich fühle mich tief verbunden in mir und mit meinem inneren kleinen Kind ... Ich spiele ... leicht und frei ... solange ich mich wohlfühle, bis ich irgendwann merke, es ist genug für heute ...
... dann zähle ich ... ganz im Stillen und ganz in Ruhe ...
von sieben bis eins ...
und kehre Schritt für Schritt wieder hierher zurück ...
heiter ... leicht und frei ...«

95 »Der innere Diamant« – Kontakt zur inneren Kraft

»Schließen Sie nun allmählich die Augen und lehnen sich gemütlich zurück ...

Ich möchte Sie jetzt einladen, eine Reise an einen besonderen Ort anzutreten ...
eine Reise ins Zentrum Ihres Seins, wo es sehr ruhig ist ...
friedvoll ... und still.

Sie brauchen dafür nichts zu tun ... nichts zu verstehen ...
Sie brauchen mir nicht einmal zuzuhören ...
oder hören mir nur mit einem Ohr zu ...
und atmen ruhig und regelmäßig ... sehr gut!

Vielleicht gefällt Ihnen als Ausgangspunkt für Ihre Reise die Fantasie,
an einem See zu sein ...

Sie liegen auf den Planken eines Bootssteges ...
unter sich das feine Plätschern des Wassers ...
vom Schilf her hören Sie das fröhliche Quaken eines Frosches ...
und aus der Ferne das Bellen spielender Hunde ...

Der Bootssteg gehört ganz Ihnen ...
das sonnenwarme Holz, auf dem Sie liegen, entspannt Ihren Körper ...
das laue Lüftchen, das Sie umfächelt, belebt Sie ...
der Geruch von Seewasser verbindet Sie mit der Natur ...
und die milde Sonne auf der Haut macht Sie leicht schläfrig ...
der Blütenduft aber, der über den See zu Ihnen herüberweht ...
bringt Sie ins Träumen ...

Und während Sie auf Ihrem Bootssteg dösen ...
und ich von eins bis fünf zähle ... fühlen Sie sich immer gelassener ...

So geschützt ... geborgen ...
und wunderbar umhüllt wie in einem Kokon aus Ruhe und Gleichmut ...
da strecken Sie sich wohlig aus ...

1 ... Sie gleiten einfach dahin ...
2 ... getragen wie auf einer Wolke ...
3 ... in sanfter Schwingung ... alles andere unwichtig ...
4 ... und während Sie sich so richtig wohlfühlen ...
entfernt sich alles Ungute ...
5 ... und Sie erholen sich tief ...

Sie gleiten dahin ... schwerelos ...
und Wohlgefühl reichert sich großzügig in Ihnen an ...

Nach einer geraumen Weile ...
werden Sie den breiten Pfad, der am Seeufer entlangführt, wie von oben betrachten ...
und ... zu Ihrer Überraschung ...
können Sie sich auf ihm laufen sehen ...

Sie schauen auf sich selbst … und sehen sich am See laufen …
Schritt für Schritt …
und wie Sie sich so betrachten, merken Sie …
wie Ihre Tritte elastisch vom Boden abfedern …
und Sie beherzt nach vorne tragen …
Sie machen einen sicheren und zielstrebigen Eindruck …
und kommen bald … allein durch die Betrachtung Ihrer selbst …
in das Gefühl, beherzt nach vorne auszuschreiten …

Sie spüren Ihre rhythmischen Bewegungen …
empfinden Ihre tiefen Atemzüge …

Lebhaft kosten Sie das schöne Gefühl in Ihrem Körper aus …
während Sie tief in Ihrem Inneren zu einem besonderen Raum gelangen …

Er ist das Zentrum Ihres Seins …
ein Ort, so ruhig und friedlich … ja, fast heilig-still.

Es ist der Ort, wo Sie einen Teil Ihrer selbst finden:
Ihren inneren Diamanten …

Ihr innerer Diamant ist schon immer da …
seit dem Moment Ihrer Geburt …
auch wenn Sie ihn manchmal vergessen haben oder ihn gar nicht spürten …
er war immer da und ist auch immer in Ihnen.

Die Kraft des Diamanten ermöglicht Ihnen, Hürden zu nehmen …
und Hindernisse zu überwinden … und Schwierigkeiten zu meistern …
er ist unverwundbar und unverletzlich …
er war immer ganz und wird Ihr Leben lang immer unversehrt bleiben.

Und es tauchen jetzt vielleicht schöne oder gar tröstliche Bilder vor Ihrem inneren Auge auf … Bilder, die Sie besinnlich stimmen …

Mag sein, Sie mögen Sie sich ein wenig Zeit nehmen,
um Ihren inneren Diamanten genauer zu erforschen …

So verweilen Sie einfach …
und achten darauf, welche Bilder … und Gefühle …
welche Gedanken …
und Körperempfindungen Sie mit Ihrer inneren Kraft verbinden …

Lassen Sie sich alle erdenkliche Zeit ...

(Pause)

Wenn Sie jetzt so tief mit sich und Ihrem inneren Diamanten in Kontakt sind,
können Sie sich ruhiger und optimistischer fühlen ...

Auch werden Sie zuversichtlicher sein ...
weil Sie sicher sind, dass Sie in sich alle Ressourcen haben, die Sie brauchen,
um Ihre Schritte in die Richtung zu lenken, in die Sie gehen wollen ...

Sie sind in der Lage, sich selbst ins Lot zu bringen ...
und das Wissen darum wird Sie schöner und sicherer machen.

In den nächsten Tagen und Wochen wird Ihnen auffallen,
wie Sie Ihrem Leben ruhiger und optimistischer gegenüberstehen ...

Und wenn Sie in Zukunft wieder mit Ihrer inneren Kraft in Kontakt treten wollen ...
schließen Sie für einen Moment die Augen ...
legen sich innerlich auf das sonnenwarme Holz des Bootssteges ...
und sinken automatisch für ein paar Minuten tiefer als tief in Trance ...

So werden in Ihnen die jetzt erlebten Bilder,
Gedanken, Gefühle und Körperempfindungen wieder lebendig ...
und ...
Sie werden sich daran erinnern,
dass Sie alle Ressourcen in sich haben, die Sie brauchen ...

Je öfter Sie mit Ihrem inneren Diamanten in Kontakt treten,
umso stärker werden Sie Ihrem Selbst,
Ihrer Intuition und Ihren Gefühlen vertrauen und sie nutzen können.

Und während Sie auf Ihrer Wolke dahinschweben ...
und noch tiefer in Trance sinken ...
wird Ihr Unbewusstes ... aus all diesen Worten ...
Bildern und Gefühlen ...
ein Bild der Zukunft entwerfen ...
und Sie damit überraschen ... ob Sie das sehen werden ... oder hören ...
oder fühlen ... oder einfach darum wissen ...

Verbleiben Sie noch eine Weile ...
um diese Erfahrung auf Ihre persönliche Art und Weise zu vervollkommnen ...
damit Sie aus dieser Trance wunderbar gestärkt hervorgehen ...
und sich einfach wohlfühlen ...

Und Sie werden fühlen, wenn es genug ist ...
dann werden Sie sich allmählich wieder mehr und mehr hierher orientieren ...
und herrlich erfrischt ... stabil und guter Dinge ... hier ankommen ...
im Bewusstsein Ihrer Kraft.«

Schluss

Gute Hypnosetexte entwerfen und die eigene Hypnosesprache finden

Vertrauen Sie Ihrer Intuition! Lassen Sie sich etwas einfallen! Seien Sie ruhig wagemutig!

Wenn Sie Freude an der Hypnose haben, wird Ihnen immer eine Idee kommen. Machen Sie sich vor der Sitzung in Ruhe ein paar Gedanken zum Thema der Stunde, aber mehr, um sich einzustimmen, als um einen Text zu produzieren. Das kann leicht steif werden, gezwungen, ungelenk. Steigen Sie ein in die Szene, gehen Sie mit an den Strand, genießen Sie auf dem Segelboot den Wind in den Haaren und hören im Kamin das Feuer knistern. So springt der Funke über. Hüpfen Sie frohgemut mit ins Thermalbad und lassen die heilsame Moorpackung auch Ihre Gelenke verwöhnen. Ich verspreche Ihnen, Sie werden sich danach super fühlen!

Weniger an Worten ist oft mehr. Die hier präsentierten Texte sind unterschiedlich lang, nehmen erfahrungsgemäß aber nie mehr als 35 Minuten in Anspruch, die kurzen Texte etwa 20 Minuten. Das heißt: Gewähren Sie der Person, die sich in Hypnose befindet, Zeit, ebenso wie auch sich selbst. Jagen Sie weder den anderen noch sich!

Sprechen Sie langsam mit guter Betonung. Es muss nicht leise sein. Manchmal ist eine anfeuernde Stimme wichtig, manchmal auch ein Flüstern, aber nur, wenn das Gehör der anderen Person in Ordnung ist.

Falls Sie immer noch der Meinung sind, dass Ihr poetisches Repertoire zu wünschen übriglässt, lesen Sie mal wieder ein bisschen, auch Gedichte oder Liedtexte, hören Opernarien, die Ihnen gefallen, oder besuchen ein Museum und nehmen alles mit wachen Sinnen auf.

Neulich war ich im *mumok,* dem »Museum für moderne Kunst« in Wien, in der Ausstellung *Vertigo – Op Art und eine Geschichte des Schwindels von 1520–1970*. Da hatte die Künstlerin Marina Apollonio auf dem Boden schwarz-weiße konzentrische Kreise aufgemalt, allerdings verzerrt und wie schlingernd: »Dinamica Circulare«. Als ich darüber lief, ging das für mein Empfinden beunruhigend bergauf – bergab. Aber es war alles nur Einbildung. Eigentlich ging ich auf vollkommen ebener Erde.[8]

Bitten Sie um Rückmeldung. Was wurde erlebt, wie war der Effekt? Und was hat sich verändert in der Zeit nach der Hypnose, vielleicht wie von selbst und erst im Nachhinein bemerkt, wie beim »Wanderer in der Nacht« in der Hypnose *Im Zauberwald bei Nacht – Licht ins Dunkel bringen*?

Wichtig ist der Glaube an die Kraft der Worte, der Glaube an die Fähigkeit zu Entwicklung und Wachstum, aber auch der Glaube an die Schönheit Ihrer eigenen Sprache mit dem einzigartigen Timbre Ihrer Stimme. Lassen Sie sich überraschen, wie leicht Sie bald selbst poetische Texte gestalten und daran immer mehr Freude entfalten …!

8 Siehe dazu https://www.mumok.at/de/events/vertigo [Zugriff: 19.06.2020].

Anhang

Zitierte Literatur

Amsler, F. (1947): Gedichte. Bern (Francke).

Bongartz, W. u. B. Bongartz (1998): Hypnosetherapie. Göttingen (Hogrefe).

Bongartz, W. u. B. Bongartz (2019): Trancesprache – die anthropologische Perspektive. *Hypnose-ZHH* 14: 9–43.

Kaiser, G. (1966): Stücke, Erzählungen, Aufsätze, Gedichte. Köln (Kiepenheuer &Witsch).

Orne, M. T. (1959): The nature of hypnosis: Artifact and essence. *Journal of Abnormal and Social Psychology* 58: 277–299. Verfügbar unter: https://www.sas.upenn.edu/psych/history/orne/orne1959jasp277299.html [Zugriff: 19.06.2020].

Zeig, J. (2015): Hypnotische Induktionen. Das Hervorrufen von Ressourcen und Potenzialen in Trance. Heidelberg (Carl-Auer).

Hypnose-CDs von Agnes Kaiser Rekkas

Alle Audio-CDs sind im Carl-Auer Verlag erschienen und lieferbar.

- **Atme mit dem Wind.** Heuschnupfen adieu – Mein Sommer wird schön! 2 CDs, ca. 103 Min., 2019.
- **Aufwind.** Stabilisierung und Vitalisierung bei depressiver Verstimmung. 6 Tranceanleitungen. 2 CDs, ca. 97 Min., 2016.
- **Das Seepferdchen.** Beim Zahnarzt – entspannt am Strand; Schlaf ohne Knirschen – glückliche Zähne. 1 CD, ca. 66 Min., 2019.
- **Der Diamant der Stärke.** Erholung und Vitalisierung bei Erschöpfung und Burnout. 7 Tranceanleitungen. 2 CDs, ca. 99 Min., 2016.
- **Der Schlafkokon.** Leicht einschlafen – erholsam durchschlafen – schön träumen – erquickt aufwachen. 3 CDs, ca. 162 Min., 2019.
- **Der tropische Wasserfall.** Zwei hypnotherapeutische Phantasiereisen. 1 CD, ca. 50 Min., 2009.
- **Die Glückspraline.** Überflüssige Pfunde zum Schmelzen bringen. 7 Tranceanleitungen. 2 CDs, ca. 107 Min., 2016.
- **Die venezianische Maske.** Weibliche Sexualität – schön, erotisch, frei, spontan. 6 Tranceanleitungen. 2 CDs, ca. 115 Min., 2016.
- **Heiße Jahre – kühle Wonne.** Körperliches Wohlbefinden und psychische Stabilität im Klimakterium. 8 Tranceanleitungen, davon 3 von Dr. med. Eberhard Hansen, FA für Gynäkologie. 3 CDs, ca. 149 Min., 2019.
- **Helenas Reise durch den Kopf.** Leicht lernen, gut behalten, klug wiedergeben. Tranceanleitungen für Jugendliche. 1 CD, ca. 21 Min., 2014.
- **Ich lebe mich gesund!** Acht Hypnoseanleitungen zur Förderung der Selbstwirksamkeit in der Psychoonkologie. 2 CDs, ca. 130 Min., 2014.
- **Mein Wunschgewicht.** Mehr Selbstfürsorge – weniger Gewicht. 3 CDs, ca. 180 Min., 2019.
- **Seele und Bauch auf wundervoller Reise.** 7 hypnotherapeutische Tranceanleitungen für Wohlbefinden und Unterstützung

der Heilung bei Reizdarm und entzündlicher Darmerkrankung. 2 CDs, ca. 131 Min., 2018.
- **Träum dich schön!** Fünf Hypnoseanleitungen für strahlend schöne, gesunde Haut und persönliche Entfaltung. 2 CDs, ca. 90 Min., 2014.
- **Wie eine Eins.** Prüfungen erfolgreich bestehen. 2 Hypnoseanleitungen. 1 CD, ca. 32 Min., 2016.

Über die Autorin

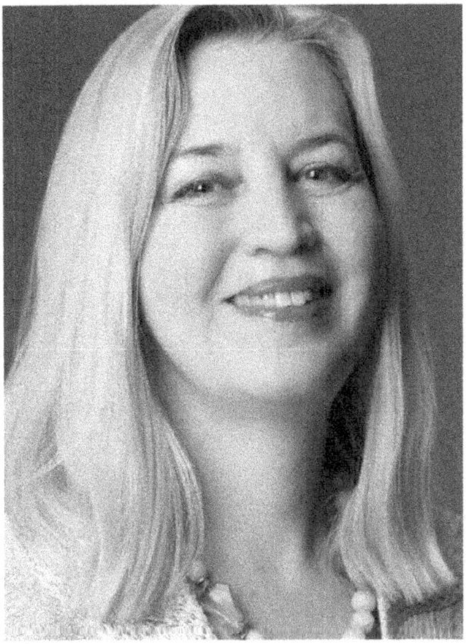

© Konrad Gös

Agnes Kaiser Rekkas, Dr. rer. biol. hum., Diplom-Psychologin, Psychologische Psychotherapeutin, Physiotherapeutin; Zertifikat in Systemischer Therapie und Klinischer Hypnose; Vizepräsidentin, Dozentin und Supervisorin der Deutschen Gesellschaft für Hypnose und Hypnotherapie (DGH), Leiterin des Ausbildungszentrums Süd. Internationale Lehr- und Forschungstätigkeit, wissenschaftliche Publikationen und mehrere Fachbücher, u. a. »Die Fee, das Tier und der Freund. Hypnotherapie in der Psychosomatik« (4. Aufl. 2014), »Im Atelier der Hypnose. Entwurf, Technik, Therapieverlauf« (4. Aufl. 2016), »Wie man ein Krokodil fängt, ohne es zu verletzen. Innovative Hypnotherapie« (als Hrsg., 3. Aufl. 2018) und »Der Bär fängt wieder Lachse. Ideomotorische Arbeit in klinischer Hypnose und Hypnotherapie« (2. Aufl. 2016) sowie »Hypnose und Hypnotherapie. Manual für Praxis, Fortbildung und Lehre« (2018). Um die Hypnosetexte hörbar und für die Selbsthypnose nutzbar zu machen, hat die Autorin eine umfangreiche Sammlung professionell produzierter CDs für Therapie und Wohlbefinden zu jeweils spezifischen Themen oder Symptomen aufgenommen, die beim Carl-Auer Verlag bestellt werden können.

Kontakt: http://www.kaiser-rekkas.de